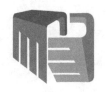

"十二五"职业教育国家规划教材
经全国职业教育教材审定委员会审定

供高专高职医药卫生类专业使用

解剖组胚学

（上册）

第四版

主 编　董　博　付世杰　魏宏志
副主编　王卒平　郑立宏　叶　明　温且木·买买提
编　者（以姓氏笔画为序）

王卒平　重庆医药高等专科学校
邓仁川　四川护理职业学院
叶　明　红河卫生职业学院
付世杰　济南护理职业学院
吴　宝　赤峰学院医学院
张　腾　滨州职业学院
张钱友　长沙卫生职业学院
郑立宏　贵阳护理职业学院
倪仕钢　淮南职业技术学院
唐兴国　承德护理职业学院
董　博　四川护理职业学院
温且木·买买提　新疆维吾尔医学专科学校
魏宏志　河套学院

U0230513

科学出版社
北　京

·版权所有，侵权必究·

举报电话：010-64030229；010-64034315；13501151303（打假办）

内 容 简 介

本教材共5篇18章。根据由浅入深、先易后难、循序渐进的原则，按运动系统、内脏学、脉管系统、感觉器、神经内分泌系统进行编写，另附护理应用解剖学、实验指导和教学大纲。本教材保留前几版教程的优势和特点，内容精炼、重点突出、图文并茂、通俗易懂，将移动数字化互动平台紧密融合于教材，为学生自主学习提供了便捷途径，使学生在学习时目的更加明确，重点内容更容易掌握，便于学生记忆。

图书在版编目（CIP）数据

解剖组胚学. 上册/董博，付世杰，魏宏志主编. —4版. —北京：科学出版社，2016.3

"十二五"职业教育国家规划教材

ISBN 978-7-03-047618-0

Ⅰ. 解… Ⅱ. ①董… ②付… ③魏… Ⅲ. ①人体解剖学－职业教育－教材 ②人体组织学－人体胚胎学－职业教育－教材 Ⅳ. R32

中国版本图书馆CIP数据核字（2016）第047354号

责任编辑：许贵强/责任校对：赵桂芬
责任印制：徐晓晨/封面设计：张佩战

科学出版社 出版
北京东黄城根北街16号
邮政编码：100717
http://www.sciencep.com

北京建宏印刷有限公司 印刷

科学出版社发行 各地新华书店经销

*

2003 年 8 月第 一 版 开本：787×1092 1/16
2016 年 3 月第 四 版 印张：16 1/4
2020 年 9 月第二十次印刷 字数：385 000

定价：58.00 元

（如有印装质量问题，我社负责调换）

前　言

为落实《国务院关于大力推进职业教育改革与发展的决定》中提出的"积极推进课程和教材改革，开发和编写反映新知识、新技术、新工艺、新方法，具有职业教育特色的课程和教材"的要求，2015 年 4 月，科学出版社在北京召开了爱医课互动教学平台建设研讨会暨全国医药高等院校规划教材主编会。会议指出，高等卫生职业教育教材要贯彻"加快发展现代职业教育"的精神，以服务为宗旨，以就业为导向，以能力为本位，为此我们修订了本教材。

在编写过程中，以新的教学计划和教学大纲为依据，强调"基础理论、基本知识和基本技能"，体现"思想性、科学性、先进性、启发性和实用性"。本教材有如下特点：一是突出了"案例教学"的特点，每章都精选了案例分析、链接等内容，以激发学生的学习兴趣，锻炼学生分析问题和解决问题的能力；二是内容精炼、重点突出、图文并茂、通俗易懂。语言通顺、流畅、不赘述，从而增加了教材的可读性和广泛的适用性；三是将移动数字化互动教学平台紧密融合于教材，为学生自主学习提供了便捷途径；四是除保留了第 3 版的案例分析和链接外，还结合卫生资格考试大纲增加了考点提示，使学生的学习目的更加明确，重点内容更容易掌握，记忆更加深刻，所学知识更加牢固；五是书中的专业名词均按全国自然科学名词审定委员会公布的名词为准，规范使用了人体解剖学名词。

本教材按 90 学时编写，共分为 5 篇 18 章。内容包括绪论、运动系统、内脏学、脉管系统、感觉器和神经内分泌系统，另附护理应用解剖学、实验指导和教学大纲。全书约 30 万字，其中彩色插图 317 幅。

本教材的编写人员是由部分学校推荐的具有多年从事解剖学专业课教学工作、且具有丰富教学经验的老师担任。因此，本教材除可作为高等卫生职业教育护理、临床医学专业及相关医学专业的教材外，还可供在职医护人员自学参考。

本教材在编写过程中，参考了本专业的相关教材，在此向作者表示诚挚的感谢！并对各参编学校的大力支持表示深深的谢意！

由于编写时间仓促，加之编写水平有限，书中疏漏之处在所难免，敬请使用本教材的同仁提出宝贵意见，以便今后进一步修订提高。

编　者
2015 年 9 月

目　　录

绪论 ………………………………………… 1
　一、解剖组胚学的概念和在医学中的
　　　地位 …………………………………… 1
　二、学习解剖组胚学的方法 …………… 2
　三、人体器官的构成和系统的划分 … 2
　四、常用的解剖学术语 ………………… 3

第1篇　运 动 系 统

第1章　骨和骨连结 …………………… 5
　第1节　概述 …………………………… 5
　　一、骨的分类和构造 ………………… 5
　　二、骨连结的概念和分类 …………… 7
　第2节　躯干骨及其连结 …………… 8
　　一、躯干骨 …………………………… 8
　　二、躯干骨的连结 …………………… 12
　第3节　上肢骨及其连结 …………… 15
　　一、上肢骨 …………………………… 15
　　二、上肢骨的连结 …………………… 18
　第4节　下肢骨及其连结 …………… 20
　　一、下肢骨 …………………………… 20
　　二、下肢骨的连结 …………………… 22
　第5节　颅骨及其连结 ……………… 27
　　一、颅骨 ……………………………… 27
　　二、颅的整体观 ……………………… 28
　　三、新生儿颅的特征 ………………… 30
　　四、颅的连结 ………………………… 32
第2章　骨骼肌 ………………………… 33
　第1节　概述 …………………………… 33
　　一、肌的形态和构造 ………………… 33
　　二、肌的起止、配布和作用 ………… 34
　　三、肌的辅助结构 …………………… 34
　第2节　头颈肌 ……………………… 35
　　一、头肌 ……………………………… 35
　　二、颈肌 ……………………………… 36
　第3节　躯干肌 ……………………… 38
　　一、背肌………………………………… 38

　　二、胸肌……………………………… 39
　　三、膈 ………………………………… 40
　　四、腹肌……………………………… 41
　　五、会阴肌…………………………… 43
　第4节　上肢肌 ……………………… 43
　　一、肩肌……………………………… 43
　　二、臂肌……………………………… 44
　　三、前臂肌…………………………… 45
　　四、手肌……………………………… 46
　第5节　下肢肌 ……………………… 48
　　一、髋肌……………………………… 48
　　二、大腿肌…………………………… 48
　　三、小腿肌…………………………… 49
　　四、足肌……………………………… 50

第2篇　内 脏 学

第3章　内脏学总论 …………………… 52
　　一、内脏器官的一般结构 …………… 52
　　二、胸部标志线和腹部分区 ………… 52
第4章　消化系统 ……………………… 55
　第1节　消化管 ……………………… 56
　　一、口腔……………………………… 56
　　二、咽………………………………… 58
　　三、食管……………………………… 60
　　四、胃………………………………… 61
　　五、小肠……………………………… 63
　　六、大肠……………………………… 64
　第2节　消化腺 ……………………… 67
　　一、口腔腺…………………………… 67
　　二、肝………………………………… 68
　　三、胰………………………………… 71
第5章　呼吸系统 ……………………… 72
　第1节　呼吸道 ……………………… 72
　　一、鼻………………………………… 72
　　二、咽………………………………… 74
　　三、喉………………………………… 74

四、气管与主支气管 ……………… 77
第2节 肺 ………………………… 79
　一、肺的位置和形态 …………… 79
　二、肺段支气管与支气管肺段 …… 80
第3节 胸膜 ………………………… 81
　一、胸膜、胸膜腔与胸腔的概念 … 81
　二、肺与胸膜的体表投影 ……… 82
第4节 纵隔 ………………………… 82
　一、上纵隔 …………………… 83
　二、下纵隔 …………………… 83

第6章 泌尿系统 …………………… 84
第1节 肾 …………………………… 85
　一、肾的形态 ………………… 85
　二、肾的位置 ………………… 85
　三、肾的剖面构造 …………… 86
　四、肾的被膜 ………………… 86
第2节 输尿管 ……………………… 87
　一、输尿管的位置和分部 ……… 87
　二、输尿管的狭窄 …………… 88
第3节 膀胱 ………………………… 89
　一、膀胱的形态 ……………… 89
　二、膀胱的内部结构 ………… 89
　三、膀胱的位置和毗邻 ……… 90
第4节 尿道 ………………………… 90

第7章 生殖系统 …………………… 91
第1节 男性生殖系统 ……………… 91
　一、男性内生殖器 …………… 91
　二、男性外生殖器 …………… 94
　三、男性尿道 ………………… 95
第2节 女性生殖系统 ……………… 96
　一、女性内生殖器 …………… 97
　二、女性外生殖器 …………… 99
　附：乳房和会阴 ……………… 100
　一、乳房 ……………………… 100
　二、会阴 ……………………… 101

第8章 腹膜 ………………………… 104
　一、腹膜、腹膜腔与腹腔的概念 … 104
　二、腹膜与腹、盆腔器官的关系 … 105
　三、腹膜形成的结构 ………… 105

第3篇 脉管系统

第9章 心血管系统 ………………… 109
第1节 概述 ………………………… 109
　一、心血管系统的组成 ……… 109
　二、血液循环 ………………… 110
　三、血管吻合与侧支循环 …… 110
第2节 心 …………………………… 111
　一、心的位置、外形与毗邻 …… 111
　二、心腔的结构 ……………… 113
　三、心的构造 ………………… 114
　四、心传导系 ………………… 116
　五、心的血管 ………………… 117
　六、心包 ……………………… 118
　七、心的体表投影 …………… 119
第3节 动脉 ………………………… 120
　一、肺循环的动脉 …………… 120
　二、体循环的动脉 …………… 120
第4节 静脉 ………………………… 127
　一、肺循环的静脉 …………… 128
　二、体循环的静脉 …………… 128

第10章 淋巴系统 …………………… 136
第1节 淋巴管道 …………………… 137
　一、毛细淋巴管 ……………… 137
　二、淋巴管 …………………… 137
　三、淋巴干 …………………… 137
　四、淋巴导管 ………………… 138
第2节 淋巴器官 …………………… 139
　一、淋巴结 …………………… 139
　二、脾 ………………………… 143
　三、胸腺 ……………………… 144

第4篇 感觉器

第11章 视器 ………………………… 145
第1节 眼球 ………………………… 145
　一、眼球壁 …………………… 146
　二、眼球内容物 ……………… 148
第2节 眼副器 ……………………… 149
　一、眼睑 ……………………… 149
　二、结膜 ……………………… 149

三、泪器 …………………………… 149
　　四、眼球外肌 …………………… 150
第 3 节　眼的血管和神经 ………… 150
　　一、眼的动脉 …………………… 150
　　二、眼的静脉 …………………… 151
　　三、眼的神经 …………………… 151
第 12 章　前庭蜗器 ………………… 152
第 1 节　外耳 ……………………… 152
　　一、耳郭 ………………………… 152
　　二、外耳道 ……………………… 152
　　三、鼓膜 ………………………… 153
第 2 节　中耳 ……………………… 153
　　一、鼓室 ………………………… 153
　　二、咽鼓管 ……………………… 155
　　三、乳突小房和乳突窦 ………… 155
第 3 节　内耳 ……………………… 156
　　一、骨迷路 ……………………… 156
　　二、膜迷路 ……………………… 157

第 5 篇　神经内分泌系统

第 13 章　神经系统总论 …………… 160
　　一、神经系统的区分 …………… 160
　　二、神经系统的活动方式 ……… 160
　　三、神经系统的常用术语 ……… 161
第 14 章　中枢神经系统 …………… 162
第 1 节　脊髓 ……………………… 162
　　一、脊髓的位置和外形 ………… 162
　　二、脊髓的内部结构 …………… 164
　　三、脊髓的功能 ………………… 166
第 2 节　脑 ………………………… 166
　　一、脑干 ………………………… 166
　　二、小脑 ………………………… 171
　　三、间脑 ………………………… 171
　　四、端脑 ………………………… 174
第 15 章　脊髓和脑的被膜、血管与脑
　　　　　脊液 …………………… 181
第 1 节　脊髓和脑的被膜 ………… 181
　　一、硬膜 ………………………… 181
　　二、蛛网膜 ……………………… 183
　　三、软膜 ………………………… 183
第 2 节　脊髓和脑的血管 ………… 184

　　一、脊髓的血管 ………………… 184
　　二、脑的血管 …………………… 184
第 3 节　脑脊液及其循环 ………… 186
第 16 章　周围神经系统 …………… 188
第 1 节　脊神经 …………………… 188
　　一、颈丛 ………………………… 188
　　二、臂丛 ………………………… 189
　　三、胸神经前支 ………………… 192
　　四、腰丛 ………………………… 193
　　五、骶丛 ………………………… 194
第 2 节　脑神经 …………………… 196
　　一、嗅神经 ……………………… 196
　　二、视神经 ……………………… 196
　　三、动眼神经 …………………… 198
　　四、滑车神经 …………………… 198
　　五、三叉神经 …………………… 199
　　六、展神经 ……………………… 200
　　七、面神经 ……………………… 200
　　八、前庭蜗神经 ………………… 201
　　九、舌咽神经 …………………… 201
　　十、迷走神经 …………………… 202
　　十一、副神经 …………………… 203
　　十二、舌下神经 ………………… 204
第 3 节　内脏神经 ………………… 204
　　一、内脏运动神经 ……………… 204
　　二、内脏感觉神经 ……………… 207
第 17 章　神经系统的传导通路 …… 209
第 1 节　感觉传导通路 …………… 209
　　一、躯干、四肢本体感觉和皮肤精细
　　　　触觉传导通路 ……………… 209
　　二、躯干、四肢皮肤痛觉、温度觉、粗
　　　　触觉和压觉传导通路 ……… 210
　　三、头面部皮肤痛觉、温度觉、
　　　　粗触觉和压觉传导通路 …… 210
　　四、视觉传导通路 ……………… 211
第 2 节　运动传导通路 …………… 212
　　一、锥体系 ……………………… 212
　　二、锥体外系 …………………… 213
第 18 章　内分泌系统 ……………… 215
第 1 节　甲状腺 …………………… 215
第 2 节　甲状旁腺 ………………… 216

第 3 节　垂体 ………………… 216
第 4 节　肾上腺 ……………… 217
第 5 节　松果体 ……………… 217
附：常用的护理应用解剖学 ……… 218
第 1 节　注射技术的应用解剖学 … 218
一、肌内注射术 ……………… 218
二、皮内注射术 ……………… 220
三、皮下注射术 ……………… 220
第 2 节　穿刺技术的应用解剖学 …… 221
一、浅静脉穿刺术 …………… 221
二、深静脉穿刺术 …………… 222
第 3 节　插管技术的应用解剖学 … 223
一、胃插管术 ………………… 223
二、灌肠术 …………………… 225
三、导尿术 …………………… 226
第 4 节　急救技术的应用解剖学 …… 227
一、人工呼吸术 ……………… 227
二、胸外心按压术 …………… 228
第 5 节　神经反射的应用解剖学 … 229
一、瞳孔对光反射 …………… 229
二、呕吐反射 ………………… 230
第 6 节　体位的应用解剖学 …… 231
一、去枕平卧位 ……………… 231
二、侧卧位 …………………… 232
三、俯卧位 …………………… 232

四、半卧位 …………………… 233
五、坐位 ……………………… 233
六、膝胸卧位 ………………… 233
七、头低足高位 ……………… 234
八、截石位 …………………… 234
实验指导 ……………………… 235
实验 1　骨与骨连结 ………… 235
实验 2　骨骼肌 ……………… 236
实验 3　消化系统 …………… 237
实验 4　呼吸系统 …………… 238
实验 5　泌尿系统 …………… 238
实验 6　生殖系统 …………… 239
实验 7　腹膜 ………………… 240
实验 8　心血管系统 ………… 240
实验 9　淋巴系统 …………… 243
实验 10　感觉器 ……………… 243
实验 11　中枢神经系统 ……… 244
实验 12　脑和脊髓的被膜、血管、
脑脊液 ……………… 245
实验 13　周围神经系统 ……… 245
实验 14　神经系统的传导通路 … 246
实验 15　内分泌系统 ………… 246
解剖组胚学（上册）教学大纲 ………… 247
主要参考文献 ………………… 252

绪　　论

📖 学习目标
1. 掌握：解剖组胚学的概念；人体器官的构成和系统的划分；解剖学姿势和方位术语。
2. 了解：解剖组胚学的学习方法。

一、解剖组胚学的概念和在医学中的地位

解剖组胚学是研究正常人体形态结构、发生发育规律及其功能关系的科学，是一门重要的医学专业基础课。其研究内容包括人体解剖学、组织学和胚胎学3门学科。

（一）人体解剖学

人体解剖学（human anatomy）是用肉眼观察的方法，研究正常人体形态结构、各器官位置和毗邻关系的科学，又称为大体解剖学。依据其叙述方式不同，又分为系统解剖学、局部解剖学、断层解剖学和临床应用解剖学等。系统解剖学（systematic anatomy）是按人体各功能系统顺序描述人体各器官形态结构的科学；局部解剖学（regional anatomy）是在系统解剖学基础上，以人体某一局部为中心描述各器官位置和毗邻关系的科学；断层解剖学（sectional anatomy）是为适应X线计算机断层成像、超声或磁共振成像等应用，研究人体不同层面上各器官形态结构和毗邻关系的科学；临床应用解剖学（clinical anatomy）是根据临床实际需要，以临床各学科应用为目的进行人体解剖学研究的科学。

（二）组织学

组织学（histology）是用显微镜观察和切片技术的方法，研究人体微细结构及其相关功能的科学。组织学与生物化学、免疫学、病理学等相关学科交叉渗透。现代医学中一些重大研究课题，如细胞凋亡、细胞突变、细胞识别与细胞通信、细胞增殖、分化与衰老的调控、细胞与免疫、神经调节与体液调节等，都与组织学密切相关。

（三）胚胎学

胚胎学（embryology）是用显微镜观察和实验的方法，研究个体发生发育及其生长变化规律的科学。研究内容包括生殖细胞的成熟、受精、胚胎发育、胚胎与母体关系及先天畸形等。胚胎学与生殖医学和优生学关系密切，利用现代胚胎学技术，如体外授精、早期胚胎培养、胚胎移植、卵质内单精子注射、配子与胚胎冷冻等，可望获得人们期望的新生个体。试管婴儿和克隆动物是现代胚胎学最著名的成就。

解剖组胚学是一门重要的医学主干学科，是医学各学科的基础。其主要任务是探讨和阐述人体各组织器官的形态结构特征、位置毗邻关系、发生发育规律及其功能意义等。只有充分认识了正常人体各组织器官的形态结构，才能正确把握人体的生理功能和病理变化，才能正确判断人体的正常与异常，从而对疾病作出正确的判断与治疗。通过本课程获得的知识必将为医学专业其他课程的学习和临床医疗工作打下坚实的基础。

二、学习解剖组胚学的方法

在学习解剖组胚学时，一定要从医学专业的实际需要出发，坚持形态与功能相联系的观点、局部与整体相统一的观点、理论与实践相结合的观点、进化与发展相一致的观点。在学习中，学会将教材、标本、模型、图谱和移动数字化互动教学平台等有机地结合起来，以达到正确、全面地认识和记忆人体的形态结构，学好解剖组胚学的目的。

（一）形态与功能相互联系的观点

人体每个器官都有一定形态并能完成其特定功能，器官形态结构是功能的物质基础。功能变化影响器官形态结构的改变，形态结构变化也将导致功能变化。学习中要以形态联系功能，以功能来联想形态。如加强体育锻炼，可使骨骼肌增粗，肌肉发达；长期卧床，可致骨骼肌萎缩。这种形态结构与功能相联系的学习方法，要贯穿于本课程的全部学习过程中。

（二）局部与整体相统一的观点

人体是一个完整的有机统一体，各器官系统都是整体不可分割的一部分，不能离开整体而单独存在。它们相互联系、相互依存、相互制约、有机配合和协调一致。内环境既要求稳态，又要不断更新；功能上既有神经体液的全身性调节，又有局部的旁分泌调节；局部损伤不仅可影响邻近部位，而且还影响到整体。要建立动态变化与立体的概念，标本或切片是某一瞬间静止的图像，而机体的组织细胞是一直处于动态变化中的。学习时既要始终注意各器官与系统之间的相互联系和相互影响，了解它们在整体中的地位和作用，又要从整体的角度去认识器官和系统的形态结构。

（三）理论与实践相结合的观点

解剖组胚学是一门实践性很强的学科，结构复杂、名词繁多、不易记忆。如果死记硬背，则如同嚼蜡，索然无味。因此，学习时必须重视人体形态结构的基本特征，必须注意与生命活动密切相关的形态结构和功能特点，必须掌握与诊治疾病有关的器官形态结构特点。必须做到图文结合、理论学习与实物观察相结合、与临床应用和移动数字化互动教学平台相结合。这样才可以调动学习的积极性，激发学习兴趣，提高对某些器官结构重要性的认识。

（四）进化与发展相一致的观点

人类是由动物长期进化发展而来的，是种系发生的结果。人和动物有着本质的区别，如人有思维能力，有情感思维活动的语言和进行生产劳动的双手，从而使人类成为世界的主宰者，但人体形态结构至今仍保留了许多与动物，尤其是与哺乳类动物相似的特征。如皮肤上长有毛发，以乳汁哺育幼儿，两侧对称的身体，体腔分为胸腔、腹腔和盆腔等。现代人的形态结构仍然处于不断变化和发展中。人出生以后，不同年龄，不同自然因素、社会环境和劳动条件等，均可影响人体形态结构的发展。因此，只有用进化发展的观点去学习解剖组胚学，才能全面正确地认识人体、理解人体出现的变异和畸形。

三、人体器官的构成和系统的划分

细胞（cell）是人体结构和功能的基本单位。其数量众多，形态多种多样，每种细胞具有各自的形态结构特征、代谢特点和功能活动。许多形态功能相同或相近的细胞借细胞间质有机地结合在一起构成组织（tissue）。细胞间质由细胞产生，构成细胞生存的微环境，对细胞起支持、保护、联络和营养等作用，对细胞增殖、分化、运动和信息传递有重大影响。人体有4种基本组织，即上皮组织、结缔组织、肌组织和神经组织。几种不同的组织结合成具有一定形态并能完成一定功能的结构，称为器官（organ）。如心、肝、脾、肺、肾、脑等。在功能上有密切联系的各个器官结合在一起，并能完成一系列生理功能的结构，称为系统（system）。人体有9个系统，包括运动系统、消化系统、呼吸系统、泌尿系统、生殖系统、脉管系统、感觉器、神经系统和内分泌系统。各系统在神经系统和内分泌系统的调节下，彼此联系，相互影响和协调，共同构成一个完整的统一体。

考点提示：人体器官的构成

四、常用的解剖学术语

为了正确描述人体各器官的形态结构、位置以及它们之间的相互关系，以便统一认识，国际上规定了统一的解剖学姿势、方位、轴和切面。掌握这些常用术语是学好解剖组胚学的必备前提。

考点提示：常用的解剖学术语

（一）解剖学姿势

解剖学姿势（anatomical position）是为了说明人体局部或器官及其结构的位置关系而规定的一种标准姿势。即身体直立，两眼平视正前方，上肢自然下垂于身体两侧，手掌向前，下肢并拢，足尖向前（图绪-1）。在描述人体某一部位或器官的位置关系时，无论人体处于何种体位，均以解剖学姿势为准进行描述。

（二）方位术语

依据解剖学姿势的规定，表示方位的名词可以正确地描述各器官或结构的位置关系，这些名词均有对应关系（图绪-1）。

1. 上和下　是描述器官或结构距离头顶或足底相对距离的名词。按照解剖学姿势，近头顶者为上，近足底者为下。如眼位于鼻的左、右上方，而口位于鼻下方。

2. 前和后　是指距离身体前、后面相对远近关系的名词。近胸腹面者为前，又称为腹侧；近背腰面者为后，又称为背侧。

3. 内侧和外侧　是描述人体各局部或器官结构与正中矢状面相对距离关系的名词。距正中矢状面较近者为内侧，较远者为

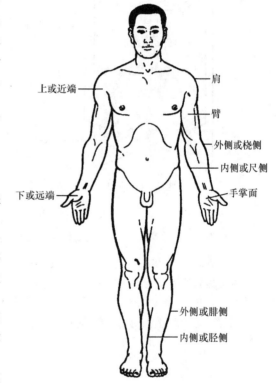

图绪-1　解剖学姿势

外侧。如鼻位于眼内侧，耳位于眼外侧。描述四肢时，前臂内侧又称为尺侧，外侧又称为桡侧；小腿内侧又称为胫侧，外侧又称为腓侧。

4. 内和外　常用来描述某些空腔器官的内腔位置关系。近内腔者为内，远内腔者为外。

5. 浅和深　是以身体表面或器官表面为准的相对距离关系。离表面近者为浅，离表面远而距人体中心近者为深。

6. 近侧和远侧　在四肢，距肢体根部近者，称为近侧；距肢体根部远者，称为远侧。

考点提示：内侧、外侧和内、外的区别

（三）轴

为了描述关节的运动形式，依据解剖学姿势的规定，将人体设为3条相互垂直的轴（图绪-2）。

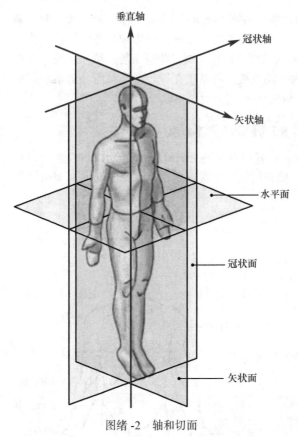

图绪-2　轴和切面

1. 垂直轴　为上、下方向的垂直线，与身体长轴平行，与地平面垂直。

2. 矢状轴　为前、后方向的水平线，与垂直轴和冠状轴相互垂直。

3. 冠状轴　为左、右方向的水平线，与垂直轴和矢状轴相互垂直。

（四）切面

根据解剖学姿势的规定，将人体设为3个相互垂直的切面（图绪-2）。

1. 矢状面　沿前、后方向将人体垂直纵切为左、右两部分的切面。通过人体正中，将人体分为相等左、右两半的矢状面，称为正中矢状面。

2. 冠状面　沿左、右方向将人体垂直纵切为前、后两部分的切面。

3. 水平面　沿水平方向将人体横切为上、下两部分的切面。

此外，描述器官的切面时，一般以器官本身的长轴为准，与器官长轴平行的切面，称为纵切面，与器官长轴垂直的切面，称为横切面。

人体器官的变异和畸形

解剖组胚学记载的数值（器官的形态、结构、大小和位置等）均为正常；离开正常范围，但对外观或功能影响不大的个体差异，称为变异；离开正常范围较远，对外观或功能影响严重的异常，称为畸形。变异和畸形主要是胚胎发育过程中的返祖（如毛人）、发育停滞（如兔唇）、发育过度（如多指）的结果。

链接

（董　博）

目 标 检 测

名词解释

1. 器官　2. 组织　3. 系统　4. 解剖学姿势　5. 正中矢状面

第1篇 运 动 系 统

运动系统（locomotor system）由骨、骨连结和骨骼肌组成。对人体起支持、运动和保护的作用。全身骨借骨连结构成骨骼（skeleton）。在神经系统调控下，以骨为支架，以骨连结为枢纽，以骨骼肌为动力，通过骨骼肌的收缩与舒张，牵动骨而产生运动。在体表能看到或摸到的骨和骨骼肌的突起及凹陷等，称为体表标志（包括骨性标志和肌性标志）。临床上常用这些体表标志来确定内脏器官的位置、血管神经走行以及针灸取穴的部位等。

第1章 骨和骨连结

> 📖 **学习目标**
>
> 1. 掌握：运动系统的组成；骨的构造、关节的基本结构；四肢骨的组成及主要结构；骨盆的组成、分部和女性骨盆的特点；肩、肘、髋、膝关节的组成、结构特点和运动；人体常用的骨性标志。
> 2. 熟悉：各部椎骨的主要特征，脊柱、胸廓的组成和特点。
> 3. 了解：颅底主要孔裂的名称及通过的结构。

第1节 概   述

一、骨的分类和构造

每块骨（bone）都是坚硬并有生命的器官，具有一定的形态和功能，能不断地进行新陈代谢和生长发育，并有改建、修复和再生能力以及造血、储备钙和磷等能力。骨具有可塑性，经常锻炼能促进其发育，长期失用可致骨质疏松。

（一）骨的分类

成人骨共 206 块（图 1-1-1），约占体重的 1/5。按部位分为躯干骨、上肢骨、下肢骨和颅骨 4 部分；按形态分为长骨、短骨、扁骨和不规则骨 4 类。

1. 长骨 呈长管状，多分布于四肢。可分为 1 体 2 端，体即骨干，位于长骨的中部，其内有骨髓腔，容纳骨髓；两端膨大为骺，有光滑的关节面，表面覆有关节软骨，与相邻关节面形成关节。如肱骨、股骨等。

2. 短骨 呈立方体，成群分布于连结牢固且有一定灵活性的部位。如腕骨和跗骨等。

3. 扁骨 呈板状，主要构成骨性腔的壁，对腔内器官起保护作用。如顶骨、胸骨和肋骨等。

4. 不规则骨 形态不规则，如髋骨、椎骨和蝶骨等。有些不规则骨内有含气的腔，称

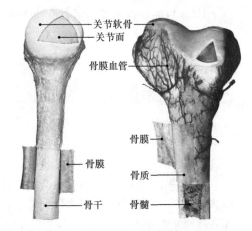

图 1-1-1　全身骨骼

图 1-1-2　骨的构造

考点提示：
骨的分类
和构造

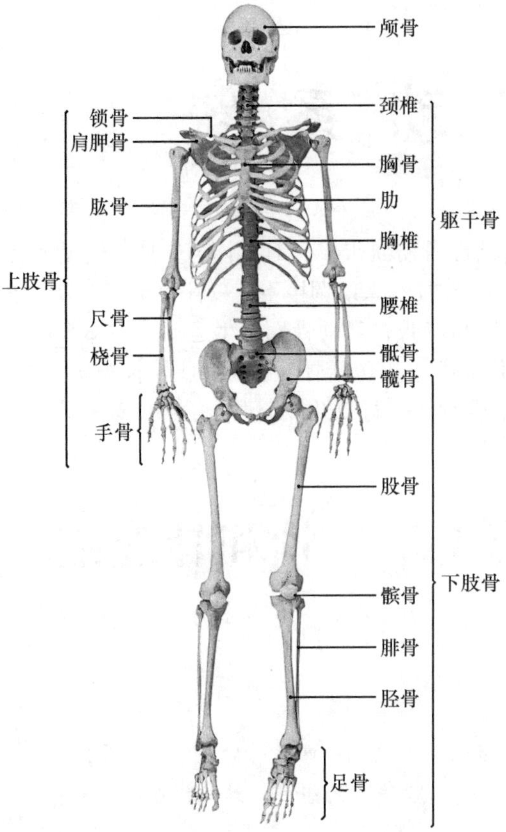

为含气骨。如上颌骨、额骨等。

此外，还有发生于某些肌腱内的小扁圆形籽骨。如髌骨等。

（二）骨的构造

骨由骨质、骨膜和骨髓 3 部分构成，并有丰富的血管、淋巴管和神经等（图 1-1-2）。

1. 骨质　主要由骨组织构成，分为骨密质和骨松质两种。骨密质位于长骨干以及其他骨表面，质地致密；骨松质多位于长骨两端以及短骨、扁骨、不规则骨内部，由许多片状的骨小梁交织排列而成，呈海绵状。颅盖诸扁骨的内、外两层骨密质，分别称为内板和外板，中间的骨松质，称为板障，有板障静脉通过。

2. 骨膜　由致密结缔组织构成，被覆于除关节面以外的骨表面。骨膜内含有丰富的血管和神经，对骨的营养和感觉有重要作用。骨膜内层细胞可转化为成骨细胞和破骨细胞，对骨的发生、生长、改建和修复等起重要作用，故手术时应尽量保留骨膜内层。

骨髓穿刺术

　　骨髓穿刺术是采集骨髓的一种常用诊疗技术，其检查内容包括细胞学、原虫和细菌学等方面，适用于各种血液病的诊断、鉴别诊断和治疗随访。穿刺部位选择如下：①髂前上棘，常取髂前上棘后上方 1~2cm 处作为穿刺点，此处骨面较平，容易固定，操作方便安全；②髂后上棘，位于骶骨两侧、臀部上方骨性突出部位；③胸骨柄，当上述部位穿刺失败时，可做胸骨柄穿刺，但此处骨质较薄，其后方有心及与心相连的大血管，故临床上较少选用。

链接

---

3. 骨髓　充填于长骨的骨髓腔和骨松质的腔隙内，分为红骨髓和黄骨髓两种。红骨髓具有造血能力，胚胎及婴幼儿的骨内全部为红骨髓。6 岁以后，长骨骨髓腔内的红骨髓逐渐被脂肪组织取代形成黄骨髓，失去造血能力。当机体慢性大量失血或严重贫血时，黄骨髓

又可转变为红骨髓，重新恢复造血能力。成人的椎骨、髂骨、胸骨等骨内终生保留着红骨髓。故临床上常选择髂嵴和胸骨等处进行骨髓穿刺。

考点提示：
骨髓的类型
和功能

案例 1-1

患者，女，20 岁。以发热、出血 2 个月，鼻腔、口腔、牙龈、皮肤出血明显 4 天来院就诊。查体：脾轻度肿大，下颌下及腋窝均可摸到肿大的淋巴结，有轻压痛。实验室检查：白细胞明显增多，红细胞、血小板均低于正常值。骨髓报告为急性淋巴细胞性白血病，根据病史和临床检查体征，结合末梢血象和骨髓检查结果。初步考虑为急性淋巴细胞性白血病。

问：1. 骨髓分为哪两种，哪种有造血功能？
　　2. 红骨髓位于何处，临床上常在何处进行骨髓穿刺？

（三）骨的化学成分和物理特性

成人骨主要由有机质和无机质构成。有机质使骨具有弹性和韧性，无机质使骨具有坚硬性。骨的化学成分可随年龄、营养状况等因素而发生变化。幼年时期骨的有机质比例较成人多，骨的弹性和韧性都较大，故易发生变形。因此，幼年时应注意养成良好的坐立姿势，以免骨骼变形；老年人骨则相反，无机质比例较大，骨脆性增加，外力作用下容易发生骨折。

二、骨连结的概念和分类

骨与骨之间的连结装置，称为骨连结（articulation）。依据连结方式不同，分为直接连结和间接连结两种（图 1-1-3）。

（一）直接连结

直接连结是骨与骨之间借纤维结缔组织、骨或软骨相连，其间无间隙，不活动或仅有少许活动。包括纤维连结、软骨连结、骨性结合等。

（二）间接连结

间接连结又称为关节（joint）或滑膜关节（synovial joint），是骨与骨之间借膜性结缔组织囊相连接而成，其间有间隙，一般活动性较大。

1. 关节的基本结构　包括关节面、关节囊和关节腔 3 部分（图 1-1-4）。

（1）关节面：是参与组成关节的各相关骨的接触面，其形态通常呈一凸一凹，凸者称为关节头，凹者称为关节窝。表面被覆光滑的关节软骨，有弹性，可减轻运动时的摩擦和震荡。

（2）关节囊：由纤维结缔组织构成，附着于关节面周围的骨面，包围关节并封闭关节腔。可分为内、外两层。外层为纤维膜，由致密结缔组织构成，附着于关节面周围的骨

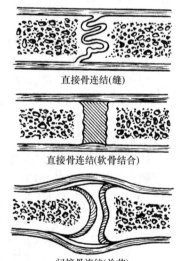

直接骨连结（缝）

直接骨连结（软骨结合）

间接骨连结（关节）

图 1-1-3　骨连结的种类

面，并与骨膜相连续；内层为滑膜，由疏松结缔组织构成，薄而光滑，紧贴于纤维膜内面，并附着于关节软骨周缘。滑膜内有丰富的血管，能分泌滑液，可减轻运动时关节软骨间的摩擦和营养关节软骨。

（3）关节腔：为关节软骨和关节囊的滑膜共同围成的密闭腔隙，腔内含有少量滑液，有润滑关节、减轻摩擦的作用。关节腔内呈负压，对维持关节的稳固性有一定作用。

考点提示：
关节的基本
结构

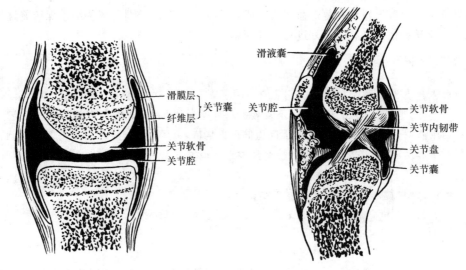

图 1-1-4　滑膜关节的构造

2. 关节的辅助结构　有些关节除具备基本结构外，还有一些辅助结构，包括韧带、关节盘和关节唇等。对增强关节稳定性和灵活性有重要作用。

（1）韧带：是连于两骨之间的致密结缔组织束，位于关节囊内或外，分别称为囊内韧带或囊外韧带，二者均可增强关节的稳定性。

（2）关节盘：是位于两关节面之间的纤维软骨板，加深了关节窝的深度，能增强关节稳定性和灵活性，并具有一定的弹性和缓冲作用。膝关节内的关节盘呈半月形，称为半月板。

（3）关节唇：是附着于关节窝周缘的纤维软骨环，有加深关节窝深度、增大关节的接触面、增强关节稳定性的作用。

3. 关节的运动　与关节面形态、运动轴多少和方向密切相关，但基本上是沿冠状轴、垂直轴、矢状轴运动。其运动形式包括 4 种。

（1）屈和伸：是围绕冠状轴的运动，运动时两骨互相靠拢，角度变小，称为屈；反之，称为伸。踝关节足背向上，两骨靠拢，称为背屈（伸），足背向下，两骨分开，称为跖屈（屈）。

（2）内收和外展：是围绕矢状轴的运动，运动时骨向正中矢状面靠拢，称为内收；离开正中矢状面者，称为外展。

（3）旋转：是骨环绕垂直轴的运动。骨前面转向内侧，称为旋内；反之，转向外侧，称为旋外。在前臂，分别称为旋前和旋后。

（4）环转：是屈、伸、收、展（冠状轴和矢状轴）4 种运动形式的连续运动。环转运动时，骨的近侧端在原位转动，远侧端做圆周运动。运动时全骨描绘成一个圆锥形轨迹。

第 2 节　躯干骨及其连结

一、躯　干　骨

躯干骨共 51 块，包括椎骨、肋和胸骨，并借骨连结构成脊柱和胸廓。

（一）椎骨

幼年时期椎骨（vertebrae）有 33 块。即颈椎 7 块、胸椎 12 块、腰椎 5 块、骶椎 5 块、尾椎 4 块。成人 5 块骶椎融合成 1 块骶骨，4 块尾椎融合成 1 块尾骨。故成人有 26 块独立的椎骨。

1. 椎骨的一般形态　椎骨属不规则骨，由椎体和椎弓组成（图1-1-5），椎体与椎弓共同围成椎孔，全部椎孔连成容纳脊髓的椎管。椎体位于前方，呈短圆柱状，是身体负重的主要部分；椎弓是椎体后部的弓形骨板，由椎弓根和椎弓板构成。椎弓根较细，其上、下缘分别有椎上切迹和椎下切迹，相邻椎骨的椎上、下切迹共同围成椎间孔，有血管和脊神经根通过。椎弓板是两侧椎弓根向后内的延伸部分，由椎弓板发出7个突起：即向上、下分别伸出一对上关节突和下关节突，向两侧伸出一对横突，向后伸出一个棘突。

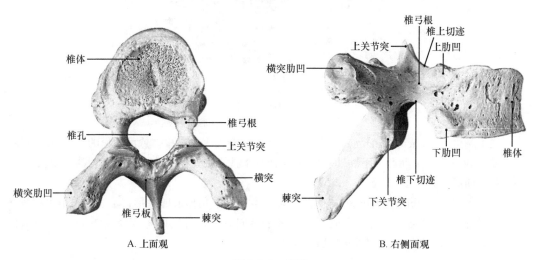

A. 上面观　　　　　　　　　　　　B. 右侧面观

图 1-1-5　胸椎

2. 各部椎骨的特点

（1）颈椎（cervical vertebrae）：椎体较小，椎孔相对较大，呈三角形，横突根部有横突孔（图1-1-6），有椎动、静脉通过。第1颈椎又称为寰椎（图1-1-7），无椎体、棘突和关节突，呈环形，由前、后弓和2个侧块构成。前弓后面正中有齿突凹，与枢椎的齿突构成寰枢关节；第2～6颈椎棘突短而末端分叉，第2颈椎又称为枢椎（图1-1-8），椎体上方有齿突；第7颈椎又称为隆椎，棘突特别长，末端不分叉，是临床上计数椎骨序数和针灸取穴的体表标志。

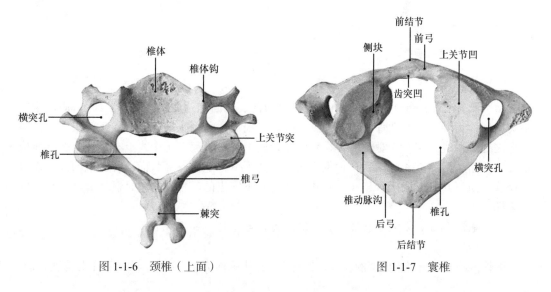

图 1-1-6　颈椎（上面）　　　　　　图 1-1-7　寰椎

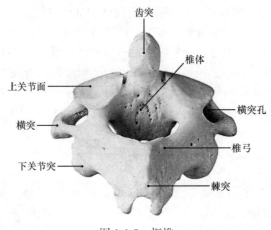

图 1-1-8　枢椎

（2）胸椎（thoracic vertebrae）：椎体自上而下逐渐增大，在椎体侧面后份的上、下缘和横突末端前面分别有上肋凹、下肋凹和横突肋凹，分别与肋头和肋结节相关节。棘突较长，呈叠瓦状伸向后下方（图 1-1-5）。

（3）腰椎（lumbar vertebrae）：椎体较大，椎孔呈三角形或卵圆形，上、下关节突粗大，关节面几乎呈矢状位，棘突宽大呈板状，水平伸向后方，棘突间隙较宽（图 1-1-9）。临床上常在第 3～5 腰椎棘突间隙处进行腰椎穿刺。

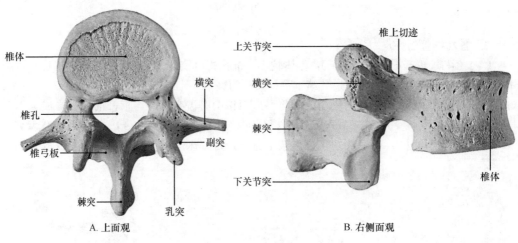

A. 上面观　　　　　　　　　　　　　　　B. 右侧面观

图 1-1-9　腰椎

（4）骶骨（sacrum）：呈倒三角形，可分为前、后面和两侧部（图 1-1-10）。底前缘向前突出，称为岬，为女性骨盆测量的重要标志。前面（盆面）凹陷，有 4 条横线，为椎体融合之处，横线两端有 4 对骶前孔。后面（背面）粗糙隆起，正中线上有由棘突融合而成的骶正中嵴，两侧有 4 对骶后孔。骶骨侧部上宽下窄，上份有耳状面。各骶椎的椎孔连接成骶管，向下开口形成骶管裂孔。此孔两侧有向下突出的骶角。骶角是骶管麻醉时重要的体表标志。

考点提示：
各部椎骨的
形态特征

（5）尾骨（coccyx）：上接骶骨，下端游离为尾骨尖（图 1-1-11）。

（二）胸骨

胸骨（sternum）属于典型的扁骨，长而扁，位于胸前部正中皮下，自上而下分为胸骨柄、

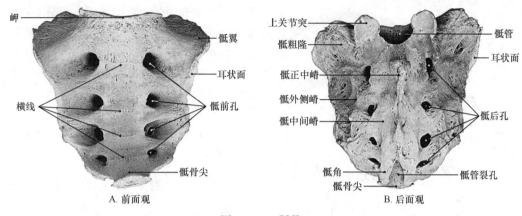

图 1-1-10 骶骨

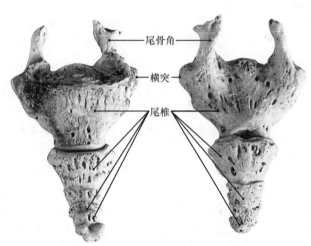

图 1-1-11 尾骨

胸骨体和剑突 3 部分（图 1-1-12）。胸骨柄上缘中份凹陷，称为颈静脉切迹，两侧为锁切迹，与锁骨的胸骨端相关节。胸骨柄与胸骨体连接处向前微突，称为胸骨角（sternal angle），两侧连接第 2 肋，是计数肋的重要标志，胸骨角向后平对第 4 胸椎体下缘；胸骨体外侧缘接第 2～7 肋软骨；剑突扁而细长，下端游离。

（三）肋

肋（ribs）由肋骨和肋软骨构成，共 12 对（图 1-1-13）。第 1～7 对肋前端借肋软骨与胸骨连接，称为真肋；第 8～10 对肋前端借肋软骨依次与上位肋软骨下缘连接形成肋弓，常作为确定肝、脾位置的标志；第 11～12 对肋前端游离于腹壁肌层内，称为浮肋。

1. 肋骨（costal bone） 为弓形的扁骨，分

考点提示：
胸骨角的临床意义

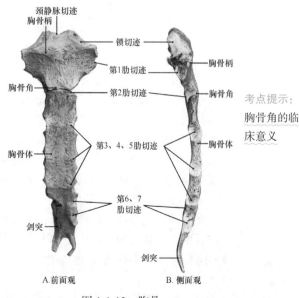

图 1-1-12 胸骨

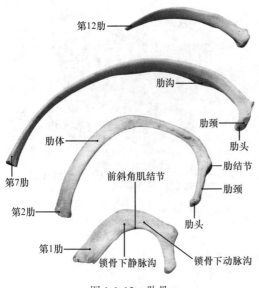

图 1-1-13　肋骨

为前、后端和肋体。后端有膨大的肋头和缩细的肋颈，肋颈外侧的突起为肋结节；肋体介于肋颈与前端之间，分为内、外两面和上、下两缘，内面下缘处有肋沟，肋间后血管和肋间神经由此经过，肋体后部急转弯处，称为肋角；前端稍宽，与肋软骨相接。

2. 肋软骨　位于各肋骨前端，由透明软骨构成。

二、躯干骨的连结

躯干骨借骨连结主要构成脊柱和胸廓。

（一）脊柱

脊柱（vertebral column）由 24 块椎骨、1 块骶骨和 1 块尾骨借其间的骨连结构成（图 1-1-14）。

考点提示：
椎间盘的构成和临床意义

躯干的骨性标志

1. 第 7 颈椎棘突　是项背部最突出的隆起，头部前屈时更容易触及，为计数椎骨序数的标志。

2. 胸骨颈静脉切迹　位于胸骨上缘，两侧胸锁关节之间的凹陷，其上方为胸骨上窝。

3. 胸骨角　位于胸骨柄与胸骨体连接处向前的横向突起，自颈静脉切迹向下约两横指处，是重要的骨性标志。胸骨角向后平对第 4 胸椎体下缘，也是气管权、主动脉弓前后端、心上界、食管第 2 狭窄处和胸导管左移处的水平；胸骨角两侧接第 2 肋软骨，为计数肋序数的骨性标志。胸骨角平面也是上、下纵隔的分界线。

4. 剑突　胸骨下方突出位于两侧肋弓之间，剑突与左侧肋弓交点处是心包腔穿刺的常选进针部位。

5. 骶角　沿骶正中嵴向下扪到骶管裂孔，在裂孔两侧可扪到骶角。

1. 椎骨间的连结　相邻椎骨之间借椎间盘、韧带和关节相连结（图 1-1-15）。

（1）椎间盘（intervertebral disc）：是连结相邻两个椎体的纤维软骨盘（第 1、2 颈椎之间除外）。中央部为髓核，是柔软而富有弹性的胶状物质，为胚胎时期脊索的残留物。周围部为纤维环，由多层呈同心圆状排列的纤维软骨构成（图 1-1-16）。椎间盘具有"弹性垫"样作用，可缓冲外力对脊柱的震荡，也可增加脊柱的运动幅度。

（2）脊柱的韧带：①前纵韧带较宽阔，紧密附着于各椎体和椎间盘前面，有限制脊柱过度后伸的作用；②后纵韧带较宽阔，紧密附着于各椎体和椎间盘后面，有限制脊柱过度前屈的作用；③棘上韧带为附着于各棘突尖的纵行韧带，细长而坚韧，但自第 7 颈椎以上，则增宽变薄，成为膜状的项韧带；④黄韧带连于上、下两个相邻椎弓板之间，参与围成椎管的后壁；⑤棘间韧带连于上、下两个相邻棘突之间，棘间韧带较薄弱，前接黄韧带，后续棘上韧带（图 1-1-15）。进行腰椎穿刺时，穿刺针由浅入深，依次经过棘上韧带、棘间韧带和黄韧带。

（3）脊柱的关节：①关节突关节由相邻椎骨的上、下关节突构成，可作轻微滑动；②寰

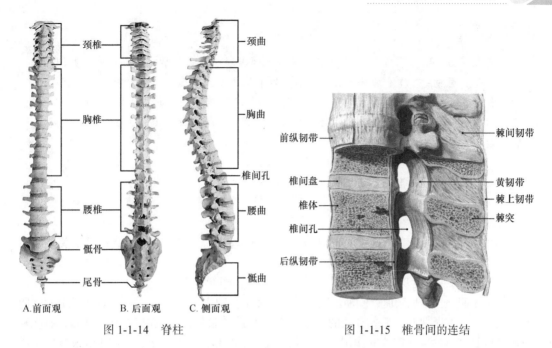

A. 前面观　　B. 后面观　　C. 侧面观

图 1-1-14　脊柱

图 1-1-15　椎骨间的连结

椎间盘突出（脱出）症

　　在脊柱负重情况下，猛烈屈转身体或因椎间盘过度劳损、用力不当或猝然弯腰时均可引起椎间盘的纤维环破裂，导致髓核突出（脱出），压迫脊神经根或脊髓，出现其支配区域或损伤平面以下疼痛、麻痹等感觉、运动障碍症状，临床上称为椎间盘突出症。突出方向多为后外侧。这是因为纤维环后部较薄，而后方正中有后纵韧带保护的结果。此症多见于活动度较大的腰椎和颈椎等部位。

链接

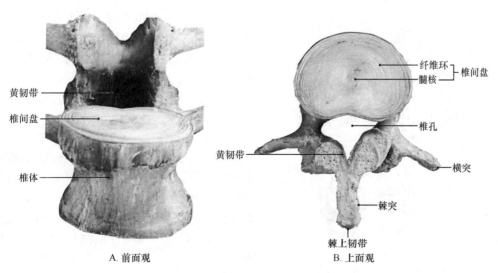

A. 前面观　　　　　　　　　　B. 上面观

图 1-1-16　椎间盘

　　患者，女，40岁。在做家务时自感脊柱下部出现"弹响"后，腰部剧痛，并向左大腿和小腿后面放射。左小腿外侧部、足和小趾有麻木感和刺痛。体格检查：腰部有钝痛，用力和咳嗽时加重，脊柱腰曲变小，躯干歪向右侧。腰椎因疼痛而运动明显受限，左下肢上举时疼痛明显，左大腿坐骨神经行径有触痛。经影像检查诊断为：第5腰椎间盘突出。临床诊断为第5腰椎间盘突出。

　　问：1．椎间盘位于何处，由哪几部分组成？

　　　　2．髓核突出的常见方位是哪里？

　　　　3．防止髓核向后突出的结构有哪些？

枢关节由寰椎和枢椎构成，可使头部作左、右旋转运动；③寰枕关节由寰椎的上关节凹与枕髁构成，可使头作前俯、后仰和侧屈运动。

　　2．脊柱的整体观及运动

　　（1）侧面观：可见颈曲、胸曲、腰曲和骶曲4个生理弯曲（图1-1-14）。其中颈曲和腰曲凸向前，胸曲和骶曲凸向后。脊柱的生理弯曲加大了脊柱的弹性，在行走和跳跃时，有减轻对脑和内脏器官冲击和震荡的作用。新生儿脊柱无颈曲和腰曲，在出生后的生长发育中才逐渐出现，当婴儿开始抬头时，出现颈曲，站立、走路时出现腰曲。

　　（2）脊柱的运动：脊柱除支持身体、保护脊髓和内脏器官外，还有很大的运动性。脊柱有前屈、后伸、侧屈、旋转和环转等运动形式。颈、腰段的活动范围较大，故受损伤的机会较多。

　　（二）胸廓

　　胸廓（thorax）由12块胸椎、12对肋、1块胸骨借其间的骨连结构成（图1-1-17）。

　　1．胸廓的连结　①肋椎关节由肋头和肋结节分别与胸椎的上、下肋凹和横突肋凹构成；②胸肋关节由第2～7对肋软骨与胸骨体相应的肋切迹构成（第1对肋软骨与胸骨柄直接连结）。

　　2．胸廓的整体观　成人胸廓近似圆锥体，上窄下宽，前后略扁，有上、下两口（图1-1-17）。胸廓上口较小，向前下倾斜，由第1胸椎体、第1对肋和胸骨柄上缘围成；胸廓下口宽大，由第12胸椎体、两侧的第12肋、第11肋前端、肋弓和剑突共同围成。两侧肋弓之间的夹角，称为胸骨下角。相邻上、下两肋之间的间隙，称为肋间隙。

　　3．胸廓的运动　胸廓除支持和保护胸腔器官外，还参与呼吸运动。吸气时，在呼吸肌作用下肋上提，胸骨上升，胸廓的前后径和横径均加大，胸腔容积增大；呼气时，在重力和呼吸肌作用下胸廓作相反运动，使胸腔容积缩小。胸腔容积的改变，促成了肺的呼吸。

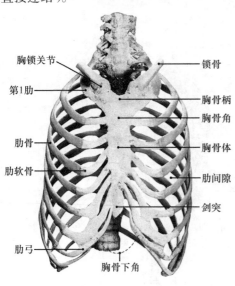

图 1-1-17　胸廓

胸锁关节

锁骨

第1肋

胸骨柄

胸骨角

肋骨

胸骨体

肋软骨

肋间隙

剑突

肋弓

胸骨下角

第 3 节　上肢骨及其连结

　　上肢骨骼形体相对较小，骨连结灵活，便于从事精细、复杂的活动。

一、上　肢　骨

　　上肢骨包括上肢带骨（锁骨、肩胛骨）和自由上肢骨（肱骨、尺骨、桡骨和手骨）。每侧 32 块，共 64 块。

（一）上肢带骨

　　1. 锁骨（clavicle）　位于胸廓前上方的颈、胸交界处，呈"～"形弯曲，全长均可触及，其外侧 1/3 凸向后，内侧 2/3 凸向前（图 1-1-18）。锁骨骨折多发生于中、外 1/3 交界处。锁骨内侧端粗大，称为胸骨端，与胸骨柄相接；外侧端扁平，称为肩峰端，与肩峰相关节。

　　2. 肩胛骨（scapula）　为三角形扁骨，贴于胸廓后外上份，介于第 2～7 肋之间，可分为 2 面 3 缘 3 角（图 1-1-19）。前面有一大的浅窝，称为肩胛下窝，后面上部有一横行隆起的骨嵴，称为肩胛冈，其外侧端扁平，称为肩峰，是肩部的最高点，可在体表摸到。肩胛冈上、下方的浅窝，分别称为冈上窝和冈下窝；上缘短而薄，近外侧有一小的肩胛切迹，自切迹外侧向前伸出一弯曲的指状突起，称为喙突，外侧缘肥厚，邻近腋窝，又称为腋缘，内侧缘薄而长，靠近脊柱，又称为脊柱缘；外侧角肥厚，有一朝向外侧的浅窝，称为关节盂，与肱骨头构成肩关节，上角位于内上方，平对第 2 肋，下角平对第 7 肋或第 7 肋间隙，肩胛骨上、下角均可在体表摸到，为计数肋序数的标志。

（二）自由上肢骨

　　1. 肱骨（humerus）　属于长骨，位于臂部，分为 1 体 2 端（图 1-1-20）。上端有呈半球形的肱骨头，朝向内后上方。其外侧和前方分别突起形成大结节和小结节，二者之间的纵沟，称为结节间沟。上端与体交界处稍细，称为外科颈，较易发生骨折；肱骨体中部外侧面有粗糙的三角肌粗隆，其后下方有自内上斜向外下的桡神经沟，有桡神经通过，肱骨中部骨

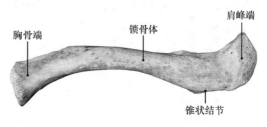

A. 上面观

胸骨端　锁骨体　肩峰端

锥状结节

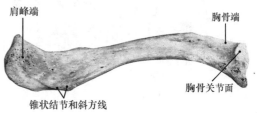

肩峰端　胸骨端

锥状结节和斜方线　胸骨关节面

B. 下面观

图 1-1-18　锁骨

考点提示：
肩胛骨下角
的意义

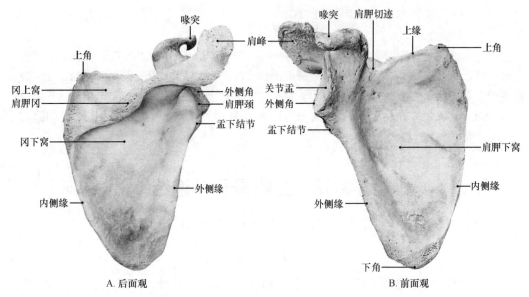

图 1-1-19   肩胛骨

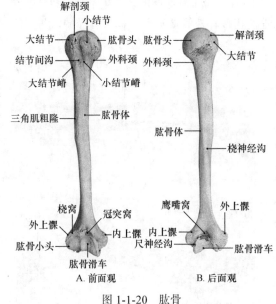

考点提示：

桡、尺神经沟内的结构

图 1-1-20   肱骨

折可伤及桡神经；下端前后略扁，外侧有肱骨小头，内侧有肱骨滑车，与尺骨滑车切迹形成关节。下端后面的深窝，称为鹰嘴窝，两侧各有 1 突起，分别称为外上髁和内上髁。内上髁后下方有一浅沟，称为尺神经沟，有尺神经通过。

2. 尺骨（ulna） 是三棱柱状的长骨，位于前臂内侧，上端膨大，下端细小，亦分为 1 体 2 端（图 1-1-21）。上端前面有半月形深凹，称为滑车切迹，切迹后上方和前下方各有 1 突起，分别称为鹰嘴和冠突，冠突外侧面有桡切迹，与桡骨头相关节；尺骨体外侧缘有薄锐的骨间缘；下端有一球形的尺骨头，其内侧向下的突起，称为尺骨茎突。

3. 桡骨（radius） 亦是三棱柱状的长骨，位于前臂外侧，上端细小，下端膨大，亦分为 1 体 2 端（图 1-1-22）。上端有圆柱形的桡骨头，其上面有关节凹与肱骨小头相关节，周围有环状关节面，桡骨头下方变细为桡骨颈，颈的下内侧为桡骨粗隆；桡骨体内侧缘亦称为骨间缘；下端外侧向下突出，称为桡骨茎突，比尺骨茎突约低 1cm。下端内侧面有尺切迹，下面有腕关节面。

4. 手骨 包括腕骨、掌骨、指骨三部分（图 1-1-23）。

（1）腕骨：由 8 块短骨构成，排成两列，每列 4 块。由桡侧向尺侧，近侧列依次为手舟骨、月骨、三角骨和豌豆骨；远侧列依次为大多角骨、小多角骨、头状骨和钩骨。

（2）掌骨：由 5 块长骨构成，由桡侧向尺侧依次称为第 1～5 掌骨。

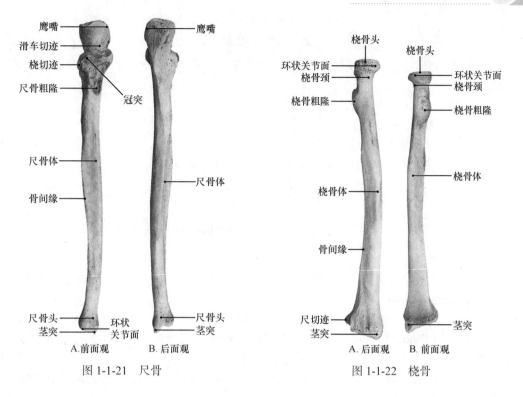

鹰嘴
滑车切迹
桡切迹
尺骨粗隆
冠突
尺骨体
骨间缘
尺骨头
茎突
环状
关节面
A. 前面观

鹰嘴
尺骨体
尺骨头
茎突
B. 后面观

图 1-1-21 尺骨

桡骨头
环状关节面
桡骨颈
桡骨粗隆
桡骨体
骨间缘
尺切迹
茎突
A. 后面观

桡骨头
环状关节面
桡骨颈
桡骨粗隆
桡骨体
茎突
B. 前面观

图 1-1-22 桡骨

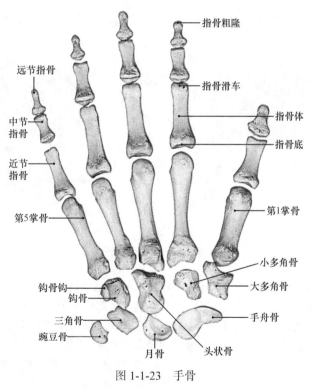

远节指骨
中节指骨
近节指骨
第5掌骨
钩骨钩
钩骨
三角骨
豌豆骨
月骨
头状骨

指骨粗隆
指骨滑车
指骨体
指骨底
第1掌骨
小多角骨
大多角骨
手舟骨

图 1-1-23 手骨

（3）指骨：亦由 14 块长骨构成，除拇指为 2 节外，其余各指均为 3 节。由近侧向远侧依次称为近节指骨、中节指骨和远节指骨。

上肢的骨性标志

1. 肩胛骨下角　自然体位时平对第 7 肋或第 7 肋间隙，可作为在背部计数肋序数的标志。
2. 肩峰　高耸于肩关节上方，为肩部最高点。
3. 尺骨鹰嘴　位于肘后部突出处。
4. 豌豆骨　位于腕部远侧皮纹内侧的突起。
5. 桡骨茎突　位于腕部桡侧的突起，可作为摸脉搏的定位标志。

二、上肢骨的连结

（一）上肢带骨的连结

上肢带骨的连结有胸锁关节、肩锁关节，均属于微动关节，主要起支持和连结作用。喙肩韧带有防止肱骨头向上脱位的作用。

（二）自由上肢骨的连结

1. 肩关节（shoulder joint）　由肱骨头与肩胛骨的关节盂构成（图 1-1-24）。结构特点：①肱骨头大，关节盂小而浅，边缘附有盂唇；②关节囊薄而松弛，内有肱二头肌长头腱通过；③关节囊的前、后、上部均有肌腱、韧带等加强，前下方较薄弱，因此肩关节脱位时，肱骨头常向前下方脱位。

肩关节为人体最灵活、运动幅度最大的关节。可做屈和伸、内收和外展、旋转及环转运动。

考点提示：肩、肘关节的构成和结构特点

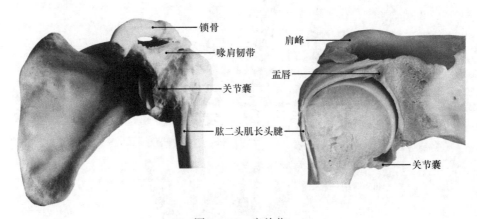

图 1-1-24　肩关节

2. 肘关节（elbow joint）　由肱骨下端与尺、桡骨上端构成（图 1-1-25）。包括 3 个关节：①肱尺关节由肱骨滑车与尺骨滑车切迹构成；②肱桡关节由肱骨小头与桡骨头构成；③桡尺近侧关节由桡骨环状关节面与尺骨桡切迹构成。结构特点：①上述 3 个关节共同包在 1 个关节囊内；②关节囊两侧有桡侧副韧带和尺侧副韧带加强，前、后壁薄弱而松弛，后壁最薄弱，故尺、桡骨易向后方脱位；③桡骨环状韧带于桡骨头处较发达，包绕桡骨头，防止桡骨头脱出。

肘关节可作屈、伸运动。当肘关节伸直时，肱骨内、外上髁与尺骨鹰嘴在一条直线上，屈肘呈 90° 时，3 点呈等腰三角形，肘关节脱位时这种位置关系会发生改变。

3. 手关节　包括桡腕关节、腕骨间关节、腕掌关节、掌骨间关节、掌指关节和指骨间

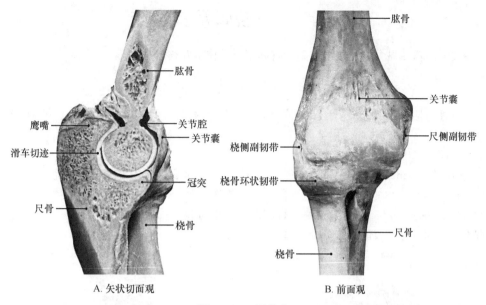

A. 矢状切面观　　　　　　　　B. 前面观

图 1-1-25　肘关节

桡骨头半脱位

4 岁以下幼儿，桡骨头尚未发育完全，且桡骨环状韧带较松弛，当肘关节伸直位时牵拉前臂，有可能使桡骨头半脱出这条韧带，称为桡骨头半脱位或牵拉肘，在拎小儿上楼梯时最容易发生。

链接

关节（图 1-1-26）。

桡腕关节又称为腕关节，由桡骨的腕关节面和尺骨头下方的关节盘与手舟骨、月骨、三角骨共同构成（图 1-1-27）。关节囊松弛，四周都有韧带加强。桡腕关节可作屈、伸、内收、外展和环转运动。

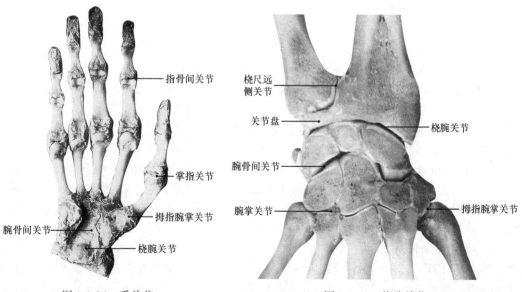

图 1-1-26　手关节　　　　　　　图 1-1-27　桡腕关节

第4节　下肢骨及其连结

下肢骨骼粗壮强大，骨连结牢固，有利于支持体重并移动身体。

一、下　肢　骨

下肢骨包括下肢带骨（髋骨）和自由下肢骨（股骨、髌骨、胫骨、腓骨和足骨）。每侧31块，共62块。

（一）下肢带骨

髋骨（hip bone）属不规则骨，位于盆部。髋骨上部扁阔，中部窄厚，由髂骨、耻骨和坐骨构成（图1-1-28）。幼年时，3块骨借软骨相连，至15～16岁时，软骨骨化，3块骨逐渐融合成为一块髋骨。融合部外侧面有一深窝，称为髋臼，与股骨头构成髋关节。髋臼下方有由坐骨和耻骨围成的闭孔。

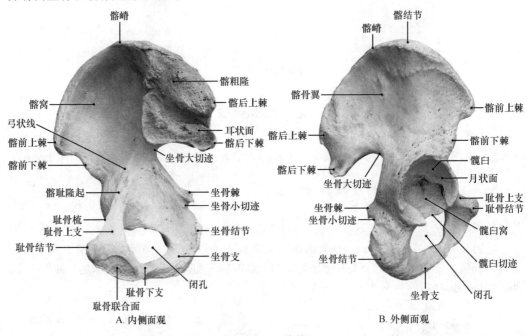

图1-1-28　髋骨

1. 髂骨（ilium）　位于髋骨后上部，分为髂骨体和髂骨翼两部分。髂骨体构成髋臼上2/5，髂骨翼是髂骨上方的扁阔部，其上缘肥厚，称为髂嵴，两侧髂嵴最高点的连线平对第4腰椎棘突，是进行腰椎穿刺时确定穿刺部位的标志。髂嵴的前、后端及其下方各有1对突起，分别称为髂前、后上棘和髂前、后下棘。髂嵴前、中1/3交界处向外侧的突起，称为髂结节。髂骨翼内面的浅窝，称为髂窝，其下界为弓状线，后方的关节面，称为耳状面。

考点提示：
髂嵴的意义

2. 耻骨（pubis）　位于髋骨前下部，分为1体2支。耻骨体较肥厚，构成髋臼前下部，由耻骨体向前内伸出耻骨上支，再转向下为耻骨下支，二者接合处内侧的椭圆形粗糙面，称为耻骨联合面。耻骨上支上缘锐薄的骨嵴，称为耻骨梳，前端向前外突起，称为耻骨结节。耻骨下支与坐骨支融合。

3. 坐骨（ischium）　位于髋骨后下部，分为坐骨体和坐骨支两部分。坐骨体较肥厚，构成髋臼后下部。自体向下后延续为坐骨支，其下端粗大，称为坐骨结节，其后内方的三角形突起，称为坐骨棘。坐骨棘上、下方的切迹，分别称为坐骨大切迹和坐骨小切迹。

（二）自由下肢骨

1. 股骨（femur）　是人体最粗、最长的长骨，长度约为身高的 1/4，位于大腿部，分为 1 体 2 端（图 1-1-29）。上端有伸向前内上方的股骨头，下外侧的狭细部，称为股骨颈，易发生骨折。股骨颈与股骨体连接处上外侧的隆起，称为大转子，可在体表摸到，是重要的体表标志，内下方的隆起，称为小转子；股骨体微向前凸，呈圆柱体，后面有纵行的粗线，向上外延续为臀肌粗隆；下端有 2 个向后下突出的膨大，分别称为内侧髁和外侧髁，两髁前面为髌面，后面为髁间窝，两髁侧面最突起处，分别称为内上髁和外上髁。

2. 髌骨（patella）　是人体最大的籽骨，位于膝关节前方，股骨下端的前面，包被于股四头肌腱内，与股骨髌面相关节。髌骨上宽下尖，前面粗糙，后面光滑，可在体表摸到（图 1-1-30）。

3. 胫骨（tibia）　是呈三棱柱状的长骨，位于小腿内侧，亦分为 1 体 2 端（图 1-1-31）。上端膨大，向两侧突出，分别形成内侧髁和外侧髁。两髁之间向上的隆起，称为髁间隆起。外侧髁后下外侧有腓关节面与腓骨头相关节。上端前面的隆起，称为胫骨粗隆；胫骨体的内侧缘，称为骨间缘；下端稍膨大，下方有关节面，内下方有一突起，称为内踝，外侧有腓切迹。

4. 腓骨（fibula）　较细长，属长骨，位于小腿外侧，亦分为 1 体 2 端（图 1-1-32）。上端稍膨大，称为腓骨头，头下方缩窄，称为腓骨颈。下端膨大形成外踝，其内侧有关节面。

5. 足骨　包括跗骨、跖骨和趾骨三部分（图 1-1-33）。

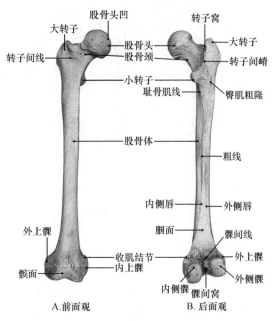

图 1-1-29　股骨

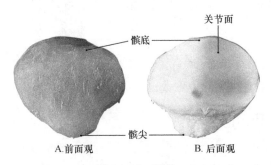

图 1-1-30　髌骨

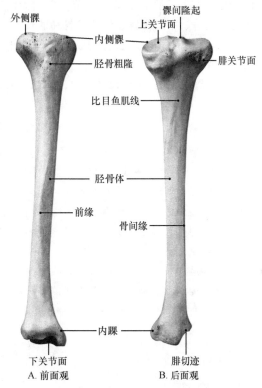

图 1-1-31　胫骨

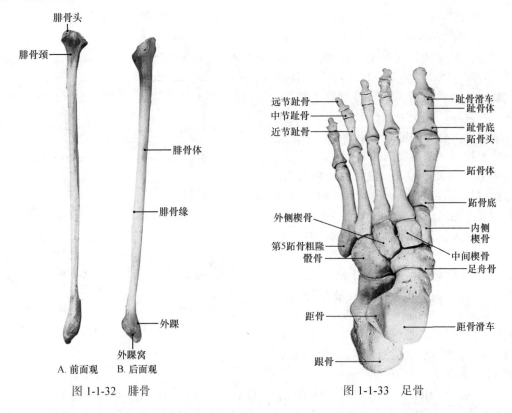

图 1-1-32   腓骨

图 1-1-33   足骨

（1）跗骨：由 7 块短骨构成，分为前、中、后三列。后列有下方的跟骨和上方的距骨，距骨滑车与胫、腓骨下端相关节；中列为位于距骨前方的足舟骨；前列由内侧向外侧依次为内侧楔骨、中间楔骨、外侧楔骨和骰骨。

（2）跖骨：由 5 块长骨构成，从内侧向外侧依次称为第 1～5 跖骨。每块跖骨又可分为底、体和头三部分。

（3）趾骨：由 14 块长骨构成，除踇趾为 2 节外，其余各趾均为 3 节。

下肢的骨性标志

1. 髂嵴　全长在体表均能摸到，其前端为髂前上棘，后端为髂后上棘，髂嵴最高点连线平对第 4 腰椎棘突，腰椎穿刺时可通过髂嵴定位。

2. 耻骨结节　位于腹股沟内侧端，瘦人较易摸到。

3. 坐骨结节　位于臀大肌下缘内侧，屈大腿时在臀部摸到的骨性突出。

4. 股骨大转子　大腿外上部的突起。屈髋时，由坐骨结节至髂前上棘的连线通过股骨大转子。

5. 胫骨粗隆　位于髌骨下缘约 4 横指处。

6. 内踝和外踝　位于踝部两侧的明显隆起，外踝低于内踝。

二、下肢骨的连结

（一）下肢带骨的连结

骨盆（pelvis）由左、右髋骨和骶骨、尾骨借韧带和关节连结而成（图 1-1-34）。除具有支持身体、保护盆腔器官的作用外，女性还是胚胎娩出的通道。

骨盆的连结有：①耻骨联合：由左、右耻骨联合面借耻骨间盘连接而成。女性耻骨间盘较厚，耻骨联合有一定的活动性，在妊娠或分娩过程中，耻骨联合可出现轻微分离，使骨盆暂时性扩大，有利于胚胎娩出。②骶髂关节：由骶骨和髂骨的耳状面构成。关节面对合紧密，关节囊紧张，并有坚强的韧带进一步加强其稳固性，运动幅度极小。③骶结节韧带和骶棘韧带：分别由骶、尾骨外侧缘连至坐骨结节和坐骨棘。该两条韧带分别与坐骨大、小切迹围成坐骨大孔和坐骨小孔，孔内有血管、神经和肌通过（图 1-1-35）。

骨盆借界线分为大骨盆和小骨盆两部分。界线由骶岬及其两侧的弓状线、耻骨梳、耻骨结节和耻骨联合上缘围成。界线上方为大骨盆，下方为小骨盆。小骨盆有上、下两口：骨盆上口由界线围成，骨盆下口由尾骨尖、骶结节韧带、坐骨结节、坐骨支、耻骨下支和耻骨联合下缘围成。两口之间的空腔为骨性盆腔。两侧坐骨支与耻骨下支连接形成耻骨弓，其间的夹角，称为耻骨下角（图 1-1-34）。

从青春期开始，男、女性骨盆有一定的性别差异（表 1-1-1）。

考点提示：
骨盆的组成
及男、女性
骨盆的差异

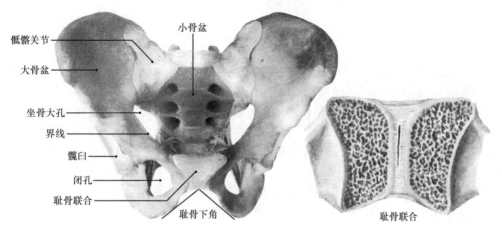

骶髂关节　小骨盆　大骨盆　坐骨大孔　界线　髋臼　闭孔　耻骨联合　耻骨下角　耻骨联合

图 1-1-34　骨盆和耻骨联合

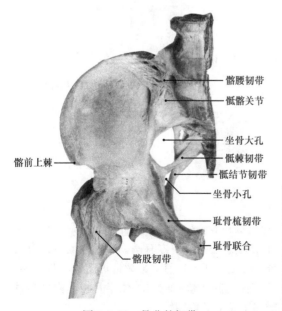

髂腰韧带　骶髂关节　坐骨大孔　骶棘韧带　骶结节韧带　坐骨小孔　耻骨梳韧带　耻骨联合　髂股韧带　髂前上棘

图 1-1-35　骨盆的韧带

表 1-1-1　男、女性骨盆的形态差异

结构	男性	女性
骨盆形状	窄而长	宽而短
骨盆上口	心形	椭圆形
骨盆下口	较狭窄	较宽大
骨盆腔	漏斗形	圆桶形
耻骨下角	70°～75°	90°～100°

产科骨盆的测量

女性骨盆是胚胎娩出时必经的骨性产道，其大小、形态与分娩密切相关。骨盆形态、组成、骨间各径线异常均可导致异常分娩。产科通过对骨盆各径线的外测量来评估孕妇骨盆的大小及形状，以判断胎儿能否能经阴道分娩。常用的测量项目有髂棘间径（正常值为23～26cm）、髂嵴间径(25～28cm)、骶耻外径(18～20cm)、坐骨结节间径(8.5～9.5cm)、耻骨下角等。

链接

案例 1-3

患者，女，25岁，孕妇。即将分娩到医院作产科检查，发现骨盆狭窄，医生决定进行剖宫产。

问：1. 小骨盆上、下口由哪些结构围成？
　　2. 女性骨盆有何特征？

（二）自由下肢骨的连结

1. 髋关节（hip joint） 由髋臼和股骨头构成（图1-1-36，图1-1-37）。结构特点：①髋臼深，周缘有髋臼唇，增加了髋臼的深度，增大了髋臼与股骨头的接触面，从而增强了关节的稳固性；②关节囊厚而坚韧，周围有韧带加强，后下部较薄弱，故股骨头易向后下方脱位，关节囊内有股骨头韧带，韧带内含有营养股骨头的血管；③股骨颈前面全部包于关节囊内，但后面外侧1/3位于关节囊外。故临床上股骨颈骨折有囊内、外及混合性骨折之分。

髋关节可作屈、伸、内收、外展、旋转和环转运动。因受髋臼限制，其运动幅度不及肩关节，但具有较大的稳固性，以适应下肢负重和行走功能。

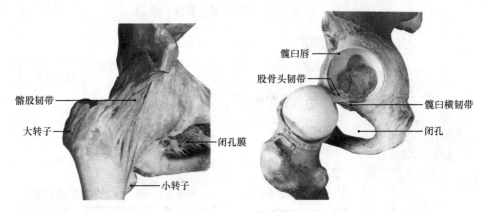

髋臼唇
股骨头韧带
髂股韧带
髋臼横韧带
大转子
闭孔
闭孔膜
小转子

图 1-1-36　髋关节

2. 膝关节（knee joint）由股骨下端、胫骨上端和髌骨构成，是人体最大、最复杂的关节（图1-1-38～图1-1-40）。结构特点：①关节囊薄而松弛，前方有髌韧带，两侧分别有胫侧副韧带和腓侧副韧带加强；②关节囊内有前、后交叉韧带。前交叉韧带可防止胫骨前移，后交叉韧带可防止胫骨后移；③股骨与胫骨关节面之间还垫有内、外侧半月板。内侧半月板呈"C"形，外侧半月板呈"O"形。它们增强了关节的稳固性。

膝关节以屈、伸运动为主，在半屈位时可作轻微的旋转运动。

3. 足关节 包括距小腿关节（踝关节）、跗骨间关节、跗跖关节、跖趾关节和趾间关节等（图 1-1-41）。

（1）距小腿关节：亦称为踝关节，由胫、腓骨下端的关节面与距骨滑车构成。关节囊前、后壁薄而松弛，两侧有韧带增厚加强。踝关节能作背屈（伸）和跖屈（屈）运动。

（2）足弓：由跗骨、跖骨与足底韧带、肌腱共同构成凸向上的弓形结构（图 1-1-42）。站立时足部仅以跟骨结节与第 1、5 跖骨头 3 点着地，增加了足的弹性，具有稳定和缓冲震荡的作用。若足弓周围的结构发育不良或损伤，足弓便有可能塌陷，成为扁平足。

考点提示：
髋、膝关节
的构成和结
构特点

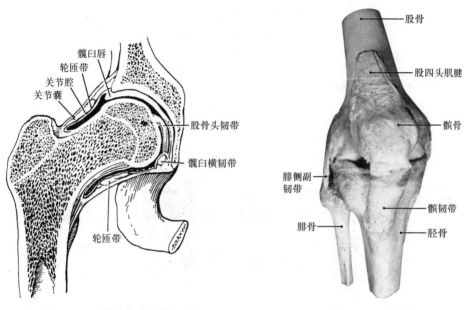

图 1-1-37 髋关节（冠状切面）　　　　图 1-1-38 膝关节

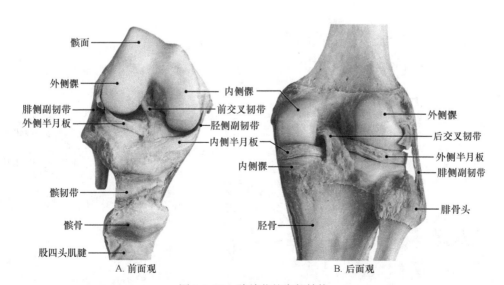

A. 前面观　　　　B. 后面观

图 1-1-39 膝关节的内部结构

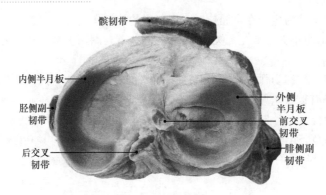

图 1-1-40   半月板

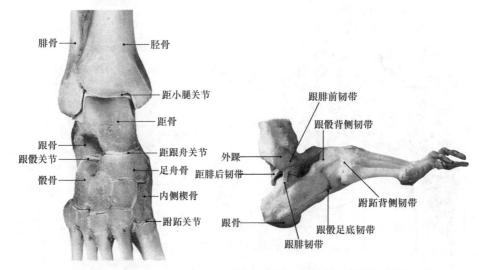

图 1-1-41   足关节

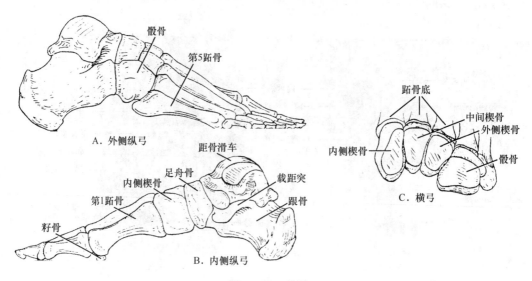

图 1-1-42   足弓

患者，男，22 岁。在长期足球训练中其右足经常损伤，肌肉和韧带因足过度内翻和外翻均有不同程度的拉伤。最近发现自己走路若超过 30 分钟或在运动时足底疼痛，而且逐渐加重，平卧休息则有所缓解。

问：1. 患者右足什么结构遭到了破坏？

2. 为什么会出现足底疼痛？

第 5 节 颅骨及其连结

颅骨（cranial bones）主要对脑、视器等器官起支持和保护作用。颅骨共 29 块（包括 6 块听小骨），除舌骨和下颌骨外，都借缝或软骨牢固相连，彼此间不能活动。

一、颅 骨

颅骨按其所在位置分为后上部的脑颅骨和前下部的面颅骨两部分（图 1-1-43）。

（一）脑颅骨

脑颅骨围成颅腔，容纳脑。包括成对的顶骨、颞骨和不成对的额骨、筛骨、蝶骨、枕骨，共 8 块。颅腔的顶，称为颅盖，从前向后由额骨、顶骨和枕骨构成；颅腔的底，称为颅底，从前向后由额骨、筛骨、蝶骨和枕骨构成，两侧为颞骨。

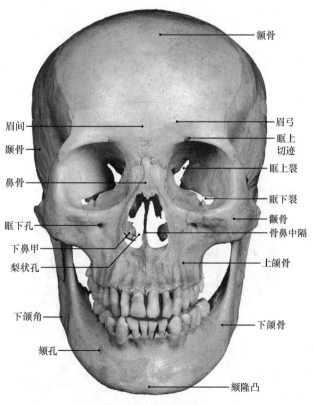

图 1-1-43 颅骨（前面观）

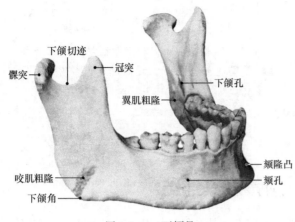

图 1-1-44　下颌骨

（二）面颅骨

面颅骨构成面部支架，围成骨性眶腔、鼻腔和口腔。包括不成对的下颌骨、犁骨、舌骨和成对的颧骨、上颌骨、腭骨、鼻骨、泪骨、下鼻甲骨，共 15 块。

下颌骨位于面颅下部，呈马蹄铁形，分为 1 体 2 支（图 1-1-44）。下颌体居中央，其上缘有容纳下颌牙根的牙槽弓，下缘钝圆，称为下颌底，前外侧面有颏孔；下颌支为下颌体后端向上伸出的长方形骨板，其上缘有 2 个突起，前方的称为冠突，后方的称为髁突，两突之间的凹陷，称为下颌切迹。髁突上端膨大，称为下颌头，下端缩细为下颌颈。下颌支内面中央有下颌孔，此孔有下牙槽神经和血管通过，再经下颌管与颏孔相通。下颌底与下颌支后缘相交处，称为下颌角（angle of mandible）。

二、颅的整体观

（一）颅顶面观

颅顶呈卵圆形，前窄后宽。成人可见 3 条缝（图 1-1-45）：额骨和两侧顶骨之间为冠状缝，左、右顶骨之间为矢状缝，顶骨与枕骨之间为人字缝。

（二）颅侧面观

颅侧面中部有外耳门，内通外耳道，外耳门前方，有一弓状突起为颧弓，后方向下的突起为乳突，二者均可在体表摸到（图 1-1-45）。颧弓上方的凹陷，称为颞窝，下方的称为颞下窝。在颞窝内，额、顶、颞、蝶 4 骨汇合处常构成"H"形的缝，称为翼点（pterion）。此处骨质比较薄弱，其内面有脑膜中动脉的前支通过。若此区骨折时，易伤及该动脉，导致硬膜外血肿而危及生命。

考点提示：
翼点的概念及临床意义

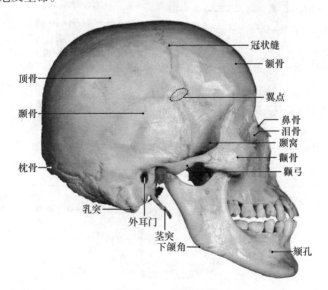

图 1-1-45　颅侧面观

（三）颅前面观

颅的前面可分为额区、眼眶、骨性鼻腔、骨性口腔等（图 1-1-43）。

1. 眼眶（orbital）　为底向前外、尖向后内的棱锥体形腔隙，容纳眼球及其附属结构，眼眶有上、下、内侧和外侧 4 壁（图 1-1-43）。眶尖经视神经管通颅中窝，眶底上、下缘分别称为眶上缘和眶下缘，眶上缘内、中 1/3 相交处有眶上切迹或眶上孔，眶下缘中点下方有眶下孔，分别有眶上、下血管和神经通过。上壁前外侧有泪腺窝；下壁中部有眶下沟，向前通眶下孔；内侧壁前下有泪囊窝，向下经鼻泪管通鼻腔的下鼻道；外侧壁后部与上、下壁相交处的裂隙，分别称为眶上裂和眶下裂。

2. 骨性鼻腔　位于面颅中央，上方借筛板与颅前窝相隔，下方借硬腭骨板与口腔分界，两侧邻接筛窦、眼眶与上颌窦。骨性鼻腔被呈矢状位的骨鼻中隔分为左、右两部分（图 1-1-43，图 1-1-46，图 1-1-47）。骨性鼻腔前方的开口，称为梨状孔，后方的开口，称为鼻后孔。其外侧壁自上而下有 3 个卷曲的骨片，分别称为上、中、下鼻甲。各鼻甲下方有相应的鼻道，分别称为上、中、下鼻道。

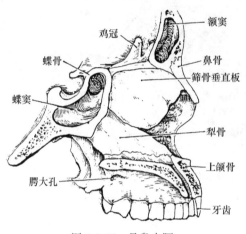

图 1-1-46　骨鼻中隔

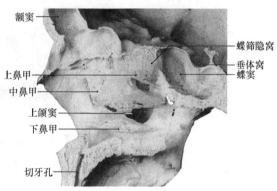

图 1-1-47　鼻腔外侧壁

3. 骨性鼻旁窦（paranasal sinuses）　又称为鼻窦或副鼻窦，是位于鼻腔周围同名骨内含气的空腔，都与鼻腔相通（图 1-1-43，图 1-1-47，图 1-1-48）。包括额窦、蝶窦、筛窦和上颌窦各 1 对。

（四）颅底内面观

颅底内面凹凸不平，由前向后有 3 个窝（图 1-1-49），窝内有很多孔裂，有血管和神经通过。

1. 颅前窝　位置最高，正中有向上的突起，称为鸡冠，两侧为筛板，其上的许多小孔，称为筛孔。筛板较薄，外伤时易发生骨折，导致脑脊液鼻漏。

2. 颅中窝　中央为蝶骨体，其中央凹陷处为垂体窝。两侧从前内向后外依次为圆

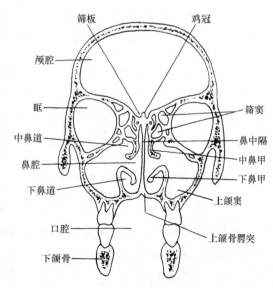

图 1-1-48　颅的冠状切面（示鼻窦与鼻腔的关系）

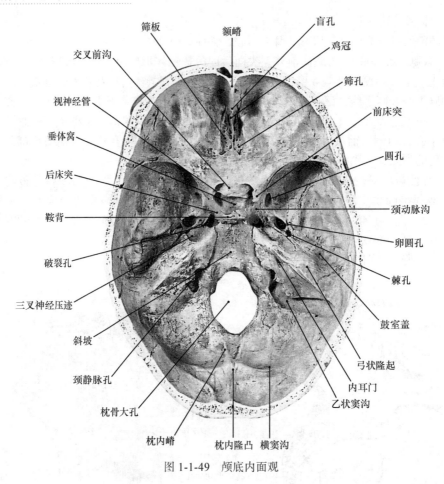

筛板   额嵴   盲孔

交叉前沟   鸡冠

视神经管   筛孔

垂体窝   前床突

后床突   圆孔

鞍背   颈动脉沟

破裂孔   卵圆孔

三叉神经压迹   棘孔

斜坡   鼓室盖

颈静脉孔   弓状隆起

枕骨大孔   内耳门

枕内嵴   乙状窦沟

枕内隆凸   横窦沟

图 1-1-49   颅底内面观

孔、卵圆孔和棘孔，内侧有破裂孔。

3. 颅后窝   位置最低，中央有枕骨大孔，前外有舌下神经管内口。枕骨大孔后上方为"十"字形隆起的枕内隆凸。隆凸两侧有横窦沟，此沟折向前下内续乙状窦沟，向下终于颈静脉孔。前外侧壁颞骨上有内耳门，通内耳道。

（五）颅底外面观

颅底外面凹凸不平，前部中央为上颌骨和腭骨构成的骨腭，其前和两侧为牙槽弓，骨腭后下方有鼻后孔。后部中央有枕骨大孔，其两侧椭圆形突出的关节面，称为枕髁，枕髁根部有舌下神经管外口，前外侧有颈静脉孔。此孔前方从前向后有卵圆孔、棘孔、颈动脉管外口。颈动脉管外口后外方，有细长的茎突，茎突后外方有颞骨的乳突。茎突与乳突之间的孔，称为茎乳孔。茎乳孔前方大而深的凹陷，称为下颌窝，前方横行的隆起，称为关节结节。枕骨大孔后上方的粗糙隆起为枕外隆凸（图 1-1-50）。

三、新生儿颅的特征

新生儿脑颅大于面颅，颅骨的某些部位没有发育完全，颅顶各骨之间留有间隙，由结缔组织膜封闭，称为颅囟（图 1-1-51）。重要的有位于矢状缝前、后方的前囟和后囟。前囟位于矢状缝与冠状缝相交处，呈菱形，一般于 1 岁半闭合。后囟位于矢状缝与人字缝相交处，呈三角形，出生后 6 个月内即闭合。

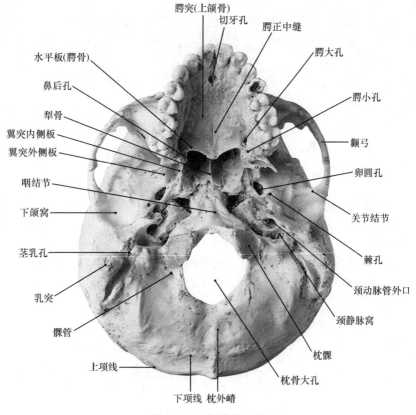

腭突(上颌骨)
切牙孔
腭正中缝
水平板(腭骨)
腭大孔
鼻后孔
腭小孔
犁骨
翼突内侧板
颧弓
翼突外侧板
卵圆孔
咽结节
关节结节
下颌窝
棘孔
茎乳孔
颈动脉管外口
乳突
颈静脉窝
髁管
枕髁
上项线
枕骨大孔
下项线　枕外嵴

图 1-1-50　颅底外面观

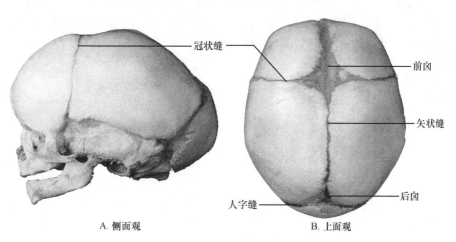

冠状缝
前囟
矢状缝
后囟
人字缝

A. 侧面观
B. 上面观

图 1-1-51　新生儿颅

头部的骨性标志

1. 乳突　位于外耳门后下方，其根部前内方有茎乳孔，面神经由此出颅。乳突深面后半部为乙状窦沟。

2. 下颌角　为下颌支后缘与下颌底转折处，此处骨质较薄，容易骨折。

3．枕外隆凸　位于枕部向后最突出的隆起，其深面为窦汇。

4．颧弓　位于眶下缘和枕外隆凸之间连线的同一水平面上，下方一横指处有腮腺导管经过。

5．翼点　位于颞窝内，由额、顶、颞、蝶4骨汇合而成，位于颧弓中点上方3～4cm处，是颅骨的薄弱部位，其深面有脑膜中动脉的前支经过。

链接

四、颅 的 连 结

颅骨之间多为直接连结，只有颞骨与下颌骨之间形成的颞下颌关节可以活动。

颞下颌关节又称为下颌关节。由下颌头与下颌窝及关节结节构成。关节囊薄而松弛，囊内有关节盘，将关节腔分为上、下两部分。该关节属于联动关节，能灵活运动，两侧同时运动时，可使下颌骨上提、下降、前进、后退和侧方运动。关节囊前壁特别松弛（如张口过大、过猛），下颌头向前滑至关节结节前方，造成颞下颌关节前脱位。

（董　博）

目 标 检 测

一、名词解释

1．关节　2．肋弓　3．胸骨角　4．胸骨下角
5．肋间隙　6．椎间盘　7．界线　8．足弓
9．翼点　10．耻骨弓　11．耻骨下角

二、简答题

1．简述颈、胸、腰椎的主要特征。

2．简述骨盆的组成、分部及男、女性骨盆的差异。

3．简述肩、肘、髋、膝关节的组成、结构特点和运动形式。

4．简述脊柱的构成和生理弯曲。

第2章 骨骼肌

📖 **学习目标**

1. 掌握：肌的形态和构造；全身各主要肌的名称、位置和作用；人体常用的肌性标志。
2. 熟悉：腹股沟管的位置、构成和内容，股三角的境界和内容。
3. 了解：腹股沟三角的概念。

第1节 概　述

骨骼肌（skeletal muscle）约占体重的40%，全身共有600多块。每块骨骼肌都是一个器官，有具体的位置、形态、构造及辅助结构，执行一定功能，并有丰富的血管和神经支配。骨骼肌通常借肌腱附着于骨骼表面，少数与皮肤相连。具有收缩迅速、有力、易疲劳等特点，直接受人的意识支配，属随意肌。骨骼肌是运动系统的动力部分，在神经系统调控下，通过收缩牵引骨骼而产生运动。

一、肌的形态和构造

骨骼肌按形态可分为4种（图1-2-1）。①长肌多位于四肢，呈长梭形，收缩时肌明显缩短，引起较大幅度的运动。有的长肌有2个或2个以上的起始头，依其头数被称为二头肌、三头肌和四头肌。②短肌主要分布于躯干后部的深层，形态短小，具有节段性，收缩时运动幅度较小。③扁肌主要分布于胸、腹壁，呈宽扁的薄片状，收缩时具有运动躯干、保护内脏的作用。④轮匝肌位于孔、裂周围，呈环形，收缩时可使孔裂缩小。

每块骨骼肌由肌腹和肌腱两部分构成（图1-2-1）。肌腹一般位于肌的中部，主要由骨骼肌纤维构成，色红而柔软，具有收缩和舒张能力。肌腱一般位于肌的两端，主要由致密结缔组织构成，色白而强韧，无收缩能力，主要起连接作用。扁肌的肌腱呈膜状，又称为腱膜。

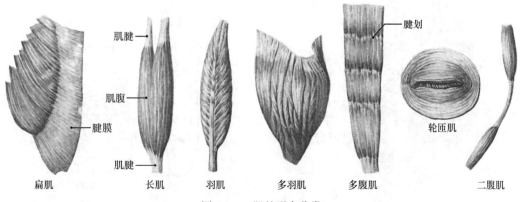

图 1-2-1　肌的形态分类

二、肌的起止、配布和作用

骨骼肌通常借两端的肌腱附着于 2 块或 2 块以上的骨表面，中间跨过一个或多个关节。肌收缩时，一块骨的位置相对固定，另一块骨的位置相对移动，肌在固定骨上的附着点，称为起点或定点，在移动骨上的附着点，称为止点或动点。通常将靠近身体正中矢状面或肢体近侧端的附着点规定为起点；反之为止点。在一定的功能状态下，起点和止点可以互换（图 1-2-2）。

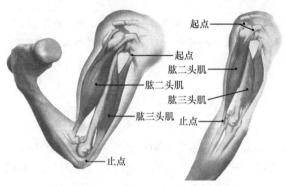

图 1-2-2　肌的起止、配布和作用

骨骼肌大多数配布于关节周围，一个关节运动轴两侧至少配布有两组作用相互对抗的肌，称为拮抗肌。而在一个关节运动轴同侧，共同完成同一种运动的肌，称为协同肌。

三、肌的辅助结构

骨骼肌的辅助结构包括筋膜、滑膜囊和腱鞘等（图 1-2-3，图 1-2-4）。这些结构位于骨骼肌周围，具有协助骨骼肌活动，并保护骨骼肌、减少运动时的摩擦等作用。

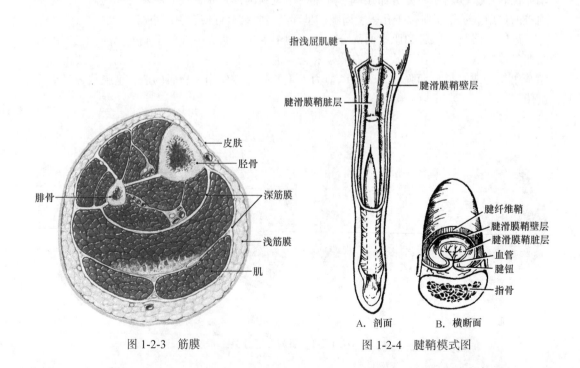

图 1-2-3　筋膜　　　　　图 1-2-4　腱鞘模式图

（一）筋膜

筋膜（fascia）位于骨骼肌表面，遍布全身，分为浅、深两种（图 1-2-3）。

1. 浅筋膜（superficial fascia） 又称为皮下筋膜。位于皮下，包被全身各部，由疏松结缔组织构成，内含丰富的脂肪组织、浅血管、皮神经、淋巴管和淋巴结等，临床上可将药物注入此层内，称为皮下注射。浅筋膜的多少有性别和个体差异，并与营养状况和部位等有关，浅筋膜有保护深部结构和维持体温等作用。

2. 深筋膜（deep fascia） 又称为固有筋膜。位于浅筋膜深面，由致密结缔组织构成，包裹全身并相互连续。深筋膜包被每块肌或肌群形成肌筋膜鞘、肌间隔；包被血管、神经形成血管神经鞘；在腕、踝部形成支持带，以支持和约束其深面的肌腱。

（二）滑膜囊

滑膜囊（synovial bursa） 多位于肌或腱与骨面相接触处，为封闭的结缔组织囊，内有滑液，以减少二者之间的摩擦、保护肌和肌腱灵活运动的作用。滑膜囊炎症可引起局部疼痛或运动受限。

（三）腱鞘

腱鞘（sheath of tendon） 是呈双层套管状的结缔组织鞘，包裹于手、足等处长肌腱外面，分为两层（图 1-2-3）。外层为纤维层，内层为滑膜层。滑膜层又分为脏、壁两层，分别包于肌腱表面和纤维层内面。两层相互移行，围成一密闭的腔隙，内含有少量滑液。腱鞘具有约束肌腱，减少肌腱运动时与骨面之间的摩擦等作用。

腱 鞘 炎

　　腱鞘炎是一种常见病，多发生于手腕、手指、肩等部位。这些部位活动频繁，损伤机会多。由于长期摩擦、慢性劳损或寒冷刺激等，使肌腱与腱鞘发生无菌性炎性反应，局部出现渗出水肿。肌腱在腱鞘内活动受限而引起一系列临床症状。一些需要长期重复劳损关节的职业，都会引发或加重此病。病人会感到关节肿胀、疼痛、晨僵、活动障碍，若发生于手指，活动时可出现弹响，故也有"弹响指"或"扳机指"之称。

链 接

第2节 头 颈 肌

一、头 肌

头肌按功能分为面肌和咀嚼肌两部分（图 1-2-5，图 1-2-6）。

（一）面肌

面肌位置表浅，为薄层扁肌。如枕额肌、眼轮匝肌、口轮匝肌、颊肌等（图 1-2-5）。面肌呈环形或辐射状排列，大多起自颅骨，止于面部皮肤，主要分布于颅顶、口裂、眼裂和鼻孔周围，收缩时可开大或闭合孔裂，并牵动面部皮肤产生喜、怒、哀、乐等各种表情，故又称为表情肌。

（二）咀嚼肌

咀嚼肌是参与咀嚼运动的肌。主要有咬肌、颞肌、翼内肌和翼外肌 4 对（图 1-2-6）。咬肌呈长方形，起自颧弓，向后下止于下颌角外面，收缩时可上提下颌骨；颞肌起自颞窝，

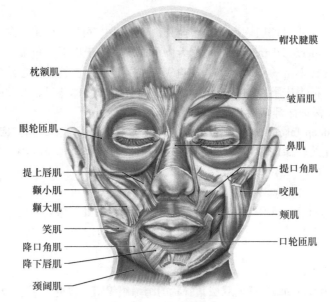

图 1-2-5　面肌

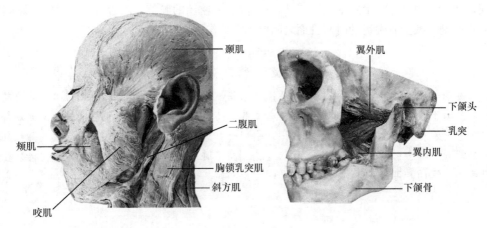

图 1-2-6　咀嚼肌

肌束呈扇形向下通过颧弓内侧，止于下颌骨的冠突，收缩时可上提下颌骨。

二、颈　　肌

颈肌位于头部与胸部和上肢之间，根据位置分为颈浅肌群、舌骨上肌群、舌骨下肌群和颈深肌群（图 1-2-7，图 1-2-8）。

（一）颈浅肌群

颈浅肌群主要有颈阔肌和胸锁乳突肌（图 1-2-7）。

1. 颈阔肌（platysma）　为薄而宽阔的皮肌，位于颈前外侧部浅筋膜内。起自三角肌和胸大肌表面的筋膜，向上止于口角。收缩时可拉口角向下并紧张颈部皮肤。

考点提示：胸锁乳突肌的作用

2. 胸锁乳突肌（sternocleidomastoid）　斜列于颈侧部，起自胸骨柄前面和锁骨的胸骨端，肌束斜向后上方，止于颞骨乳突（图 1-2-7）。单侧收缩可使头颈向同侧倾斜，面部转向对侧；两侧同时收缩可使头后仰。

患儿，男，2 个月。父母发现其颈部总偏向一侧而就诊。体格检查：患儿头部向左侧倾斜，面部转向右侧，颈部左前区有质地较硬的包块。临床诊断为左侧先天性斜颈。

问：1. 患儿是何肌受损伤？

2. 说出胸锁乳突肌的位置、起止和作用。

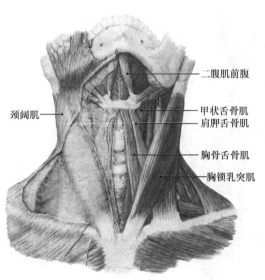

图 1-2-7　颈肌

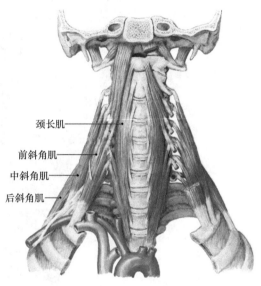

图 1-2-8　斜角肌

（二）舌骨上、下肌群

1. **舌骨上肌群**　位于舌骨与下颌骨和颅骨之间，参与构成口腔底，主要有二腹肌、茎突舌骨肌、下颌舌骨肌和颏舌骨肌（图 1-2-7）。收缩时上提舌骨，协助吞咽；当舌骨固定时，可下降下颌骨，协助张口。

2. **舌骨下肌群**　位于颈前部，舌骨与胸骨和肩胛骨之间，喉、气管和甲状腺前方，主要有胸骨舌骨肌、肩胛舌骨肌、胸骨甲状肌和甲状舌骨肌（图 1-2-7）。收缩时可下降舌骨和喉，参与吞咽动作。

（三）颈深肌群

颈深肌群主要有前、中、后斜角肌（图 1-2-8）。均起自颈椎横突，其中前、中斜角肌止于第 1 肋，并与第 1 肋围成三角形的斜角肌间隙，有锁骨下动脉和臂丛通过，故临床上可在此进行臂丛阻滞麻醉。后斜角肌止于第 2 肋。两侧同时收缩可上提第 1~2 肋，助深吸气，单侧收缩使颈侧屈。

头颈部的肌性标志

1. **咬肌**　当牙咬紧时，在下颌角前上方、颧弓下方可摸到坚硬的条状隆起。

2. **颞肌**　当牙咬紧时，在颞窝内颧弓上方可摸到坚硬的隆起。

3. **胸锁乳突肌**　当面部转向对侧时，可明显看到从前下斜向后上呈长条状的隆起。

第3节 躯 干 肌

躯干肌根据位置分为背肌、胸肌、膈、腹肌和会阴肌等。

一、背 肌

背肌位于躯干背部，分为浅、深两层。浅群主要有斜方肌、背阔肌、肩胛提肌和菱形肌，深群主要有竖脊肌（图1-2-9，图1-2-10）。

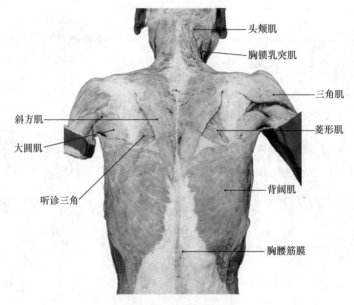

图 1-2-9　背肌浅层

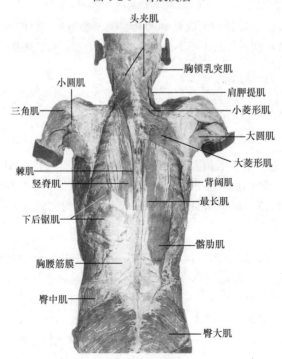

图 1-2-10　背肌深层

（一）斜方肌

斜方肌（trapezius）位于背上部和项部浅层，一侧为三角形扁肌，两侧合并呈斜方形。起自枕外隆凸、项韧带和全部胸椎棘突，止于锁骨外侧 1/3、肩峰和肩胛冈。上部肌束收缩可上提肩胛骨完成"耸肩"动作；下部肌束收缩可下降肩胛骨；两侧同时收缩可使肩胛骨向脊柱靠拢并仰头。

（二）背阔肌

背阔肌（latissimus dorsi）位于背下部和胸部后外侧，呈三角形，为全身最宽大的扁肌。起自下位 6 个胸椎和全部腰椎棘突、骶正中嵴和髂嵴后部，肌束向外上方集中，止于肱骨小结节下方。收缩时可使肱骨内收、旋内和后伸，完成"背手"姿势；当上肢上举固定时，可做引体向上。

（三）竖脊肌

竖脊肌（erector spinae）纵列于背部棘突两侧的纵沟内，斜方肌和背阔肌深面，为背肌中最长、最大的长肌。起自骶骨背面和髂嵴后部，向上分别止于各椎骨棘突、肋骨、枕骨和颞骨乳突。两侧同时收缩可使脊柱后伸和仰头，单侧收缩使脊柱侧屈。竖脊肌是维持人体直立的重要肌。

胸腰筋膜（thoracolumbar fascia）为包裹于竖脊肌与腰方肌周围的深筋膜，腰部筋膜明显增厚，分为浅、中、深 3 层，3 层筋膜在腰方肌外侧缘会合后成为腹内斜肌和腹横肌的起始部。

腰肌劳损

腰肌劳损主要是因为竖脊肌受累所致的腰痛。除此以外，胸腰筋膜包裹于竖脊肌和腰方肌周围，分为浅、中、深 3 层，3 层筋膜在腰方肌外侧缘会合后成为腹内斜肌和腹横肌的起始部，由于腰部活动度大，剧烈运动时常可扭伤，也是造成腰肌劳损的病因之一。

链 接

二、胸 肌

胸肌位于胸前外侧壁，分为胸上肢肌和胸固有肌（图 1-2-11，图 1-2-12）。

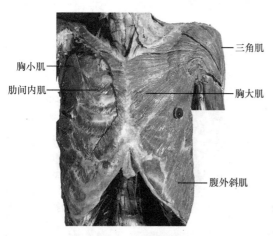

图 1-2-11　胸肌浅层

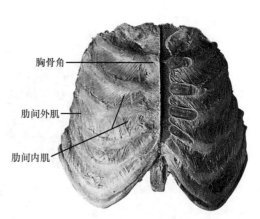

图 1-2-12　胸肌深层

（一）胸上肢肌

胸上肢肌均起自胸廓外面，止于上肢骨，主要有胸大肌、胸小肌和前锯肌。

1. 胸大肌（pectoralis major） 位于胸廓前上部，呈宽而厚的扇形（图 1-2-11）。起自锁骨内侧半、胸骨和第 1～6 肋软骨，止于肱骨大结节下方。收缩时可使肩关节内收、旋内和前屈，当上肢固定时可上提躯干助引体向上，也可上提肋助深吸气。

2. 胸小肌（pectoralis minor） 位于胸大肌深面，呈三角形。收缩时可拉肩胛骨向前下方，当肩胛骨固定时，可上提肋助深吸气。

3. 前锯肌（serratus anterior） 为贴附于胸廓侧壁的宽大扁肌，以肌齿起自上位 8 个肋外面，止于肩胛骨内侧缘和下角。收缩时可拉肩胛骨向前紧贴胸廓，并使其下角旋外，以助臂上举完成"梳头"动作；当肩胛骨固定时可上提肋助深吸气。此肌瘫痪时，肩胛骨内侧缘翘起，形成"翼状肩"。

（二）胸固有肌

胸固有肌参与构成胸壁，主要有肋间外肌和肋间内肌。

1. 肋间外肌（intercostales externi） 位于各肋间隙浅层（图 1-2-12）。起自上位肋下缘，肌束斜向前下方，止于下位肋上缘，收缩时可提肋助吸气。

2. 肋间内肌（intercostales interni） 位于肋间外肌深面（图 1-2-12）。起自下位肋上缘，肌束斜向内上方，止于上位肋下缘，收缩时可降肋助呼气。

呃 逆

呃逆是指吸气时声门突然闭合产生的一种呃声，属膈肌功能障碍性疾病。这种膈肌异常收缩运动，是由于迷走神经和膈神经受刺激引起的。临床上呃逆是一种症状，引起呃逆的原因很多，如平常进食过快，进刺激性食物或吸入冷空气等产生膈肌痉挛，轻者间断打嗝，重者可连续呃逆或呕吐，腹胀、腹痛，个别人有小便失禁等。

链接

三、膈

膈（diaphragm）位于胸、腹腔之间，为一向上呈穹隆状突起的宽阔扁肌，封闭胸廓下口（图 1-2-13）。其周边为肌性部，起自胸廓下口周缘和腰椎前面，按附着位置分为胸骨部、肋部和腰部。各部肌束向中央集中移行为腱膜，称为中心腱。

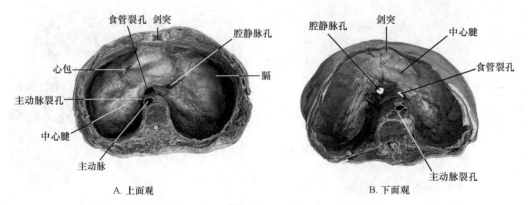

A. 上面观   B. 下面观

图 1-2-13　膈

膈上有 3 个孔裂：①主动脉裂孔位于第 12 胸椎体前方，有降主动脉和胸导管通过；②食管裂孔位于主动脉裂孔左前方，约平对第 10 胸椎水平，有食管和迷走神经通过；③腔静脉孔位于食管裂孔右前上方的中心腱内，约平对第 8 胸椎水平，有下腔静脉通过。

膈是重要的呼吸肌。收缩时，膈穹隆下降，胸腔容积扩大，助吸气；舒张时，膈穹隆上升复位，胸腔容积变小，助呼气。膈与腹肌联合收缩，则能增加腹压，协助排便、呕吐、咳嗽、喷嚏及分娩等活动。

呼吸肌

平静吸气时，肋间外肌收缩，肋上提和外翻，增加胸腔前、后径和横径，膈收缩时，膈穹隆下降，胸腔上、下径加大，肺容积增大，肺吸入空气。平静呼气时，肋间外肌和膈舒张，肋间内肌收缩，肋下降，胸腔各径缩短，肺容积减小，肺内气体呼出。用力深吸气时，还有其他肌参与，如胸大肌、前锯肌和胸小肌等，使胸腔容积更大。同样，腹肌更有力地收缩，帮助深呼气。

链接

四、腹　　肌

腹肌位于胸廓下部与骨盆之间，分为前外侧群和后群（图 1-2-14）。腹肌前外侧群参与构成腹腔的前壁和外侧壁。

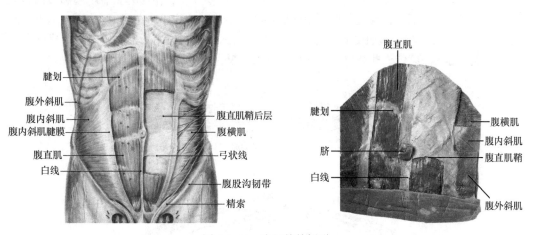

图 1-2-14　腹肌前外侧群

（一）腹肌前外侧群

1. 腹外斜肌（obliques externus abdominis）　为一宽薄扁肌，位于腹前外侧壁最浅层。以肌齿起自下位 8 个肋外面，小部分止于髂嵴，大部分肌束由后上外斜向前下内，至腹直

案例 2-2

患者，男，26 岁。腹股沟部长一包块，胀痛 3 个月，入院检查发现此肿物柔软，光滑，站立咳嗽时突出明显，平卧时用手将肿物向腹腔推送即消失。

问：1. 你考虑病人患了何病？
2. 试述腹股沟管和腹股沟三角的位置。

肌外侧缘移行为腹外斜肌腱膜，经腹直肌前面，参与构成腹直肌鞘的前层，止于白线。腹外斜肌腱膜下缘卷曲增厚，连于髂前上棘与耻骨结节之间，形成腹股沟韧带。在耻骨结节外上方形成的三角形裂孔，称为腹股沟管浅环（皮下环）。

2. 腹内斜肌（obliques internus abdominis）　呈扇形，位于腹外斜肌深面。起自胸腰筋膜、髂嵴和腹股沟韧带外侧半，大部分肌束斜向内上方，至腹直肌外侧缘移行为腹内斜肌腱膜，向内分为前、后两层并包裹腹直肌，参与构成腹直肌鞘，止于白线。该肌下部肌束游离呈弓状，其腱膜下部和深层的腹横肌腱膜会合形成腹股沟镰（联合腱），止于耻骨梳。该肌下部肌束和腹横肌共同包绕精索和睾丸，降入阴囊形成提睾肌，收缩时可上提睾丸。

3. 腹横肌（transversus abdominis）　位于腹内斜肌深面，起自下位 6 个肋内面、胸腰筋膜、髂嵴和腹股沟韧带外侧 1/3，肌束向前内横行，至腹直肌外侧缘移行为腹横肌腱膜，经腹直肌后面，参与构成腹直肌鞘的后层，止于白线。

4. 腹直肌（rectus abdominis）　为上宽下窄的带状多腹肌，位于腹前壁正中线两侧，包裹于腹直肌鞘内。起自耻骨联合上缘和耻骨嵴，向上止于胸骨剑突和第 5~7 肋软骨前面。其全长被 3~4 条横行的腱划分成多个肌腹。从体表观察，腱划处呈横行的浅沟。

腹肌前外侧群共同保护和支持腹腔器官；与膈联合收缩时可缩小腹腔容积，增加腹压以协助呼气、呕吐、排便和分娩；并可使脊柱前屈、侧屈和旋转等运动。

（二）腹肌形成的结构

1. 腹直肌鞘（sheath of rectus abdominis）　由腹前外侧壁 3 层扁肌的腱膜构成，包裹腹直肌的纤维性鞘（图 1-2-15）。分为前、后两层。前层完整，由腹外斜肌腱膜和腹内斜肌腱膜的前层构成，后层由腹内斜肌腱膜的后层和腹横肌腱膜构成。在脐下 4~5cm 以下，腹内斜肌腱膜的后层与腹横肌腱膜全部转至腹直肌前面参与构成鞘的前层，该处形成凸向上的弧形线，称为弓状线。此线以下缺乏鞘的后层，腹直肌后面直接与腹横筋膜相贴。

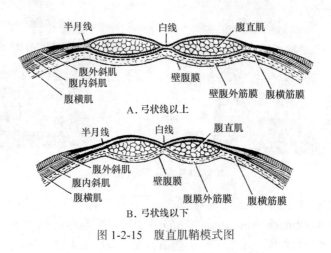

图 1-2-15　腹直肌鞘模式图

腹 股 沟 疝

　　腹股沟管和海氏三角均为腹前壁下部的薄弱区。病理情况下，腹腔内容物可通过上述部位向外突出，形成腹股沟疝。如腹腔内容物自腹股沟管深环突出沿腹股沟管经浅环进入阴囊，临床上称为腹股沟斜疝；如腹腔内容物由海氏三角直接向前突出，则称为腹股沟直疝。

链　接

2. 白线（linea alba） 由两侧腹直肌鞘的纤维交织而成，位于腹前壁正中线上（图 1-2-14）。上起自剑突，下止于耻骨联合前面。白线坚韧而少血管，上宽下窄，为腹部手术切口的常选部位。约在白线中部有一脐环，胚胎时期有脐血管通过，为腹壁的薄弱区之一，若腹腔内容物经此突出则形成脐疝。

3. 腹股沟管（inguinal canal） 位于腹前外侧壁下部，腹股沟韧带内侧半上方，由外上斜向内下，长 4～5cm（图 1-2-16）。有 4 壁 2 口，管的内口称为腹股沟管深环（腹环），位于腹股沟韧带中点上方约 1.5cm 处，由腹横筋膜外突形成；外口即腹股沟管浅环（皮下环），位于耻骨结节外上方。在腹股沟管内，男性有精索通过，女性有子宫圆韧带通过。

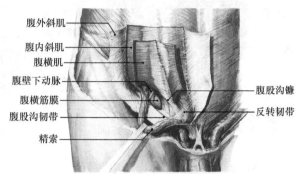

腹外斜肌
腹内斜肌
腹横肌
腹壁下动脉
腹横筋膜
腹股沟韧带
精索
腹股沟镰
反转韧带

图 1-2-16 腹股沟管

4. 腹股沟三角（inguinal triangle） 又称为海氏三角。位于腹前壁下部，由腹直肌外侧缘、腹股沟韧带和腹壁下动脉围成（图 1-2-16）。为腹前壁下部的薄弱区，若腹腔内容物经此突出则形成腹股沟直疝。

考点提示：腹股沟管的位置及通过的结构

五、会 阴 肌

参见第 7 章。

躯干的肌性标志

1. 斜方肌 在项部和背上部，可见斜方肌外上缘轮廓。
2. 背阔肌 在背下部可见此肌轮廓，外下缘参与形成腋窝的后壁。
3. 竖脊肌 脊柱两旁的纵行肌性隆起。
4. 胸大肌 胸前壁较膨隆的肌性隆起，下缘构成腋窝的前壁。
5. 腹直肌 腹前壁正中线两侧的纵行隆起，肌肉发达者可见脐以上有 3 条横沟，即为腹直肌腱划。

链 接

第 4 节 上 肢 肌

上肢肌根据部位分为肩肌、臂肌、前臂肌和手肌。

一、肩 肌

肩肌分布于肩关节周围，均起自肩胛骨和锁骨，跨越肩关节，止于肱骨上端，具有运动肩关节和加强肩关节稳定性的作用。包括三角肌、冈上肌、冈下肌、小圆肌、大圆肌和肩胛下肌（图 1-2-17）。

三角肌（deltoid） 呈三角形，位于肩部外上方。起自锁骨外侧端、肩峰和肩胛冈，肌束从前、后、外 3 面包绕肩关节并逐渐向外下集中，止于肱骨体外侧的三角肌粗隆。收缩时，主要使肩关节外展，其前部肌束使肩关节屈和旋内，后部肌束则使肩关节伸和旋外。该肌也是临床上常选的肌内注射部位之一。

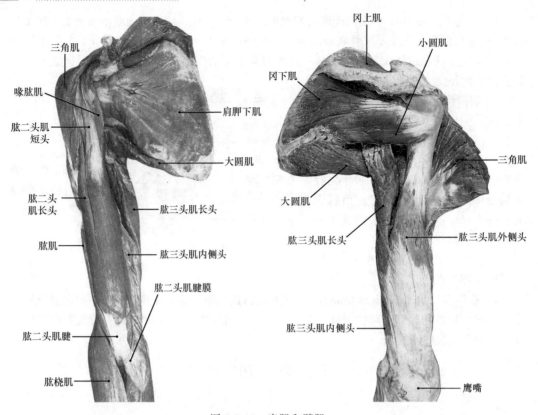

图 1-2-17　肩肌和臂肌

三角肌注射术

三角肌的前、后部深面均有较大的血管神经走行，中部深面无大血管神经，故臂外侧、肩峰下 2～3 横指处为三角肌注射的安全部位，穿经层次依次为皮肤、浅筋膜、深筋膜至三角肌。

链接

案例 2-3

患者，女，7 岁。近日因感冒发热由妈妈陪同到附近诊所就诊，医生建议肌内注射抗生素治疗，连续治疗 3 天后，发热症状有所缓解。

问：1. 临床上常选择哪些部位进行肌内注射术？

　　2. 临床上在何处行三角肌注射术？

二、臂　　肌

臂肌位于肱骨周围，分为前、后两群，前群为屈肌，后群为伸肌（图 1-2-17）。

（一）前群

臂肌前群位于肱骨前面。包括浅层的肱二头肌、深层的肱肌和喙肱肌等。①肱二头肌（biceps brachii）位于肱骨前面，起端有 2 个头。长头起自肩胛骨关节盂上方，通过肩关节囊，短头位于内侧，起自肩胛骨喙突，两头汇合成一肌腹，向下延伸为肌腱，经肘关节前方，止于桡骨粗隆。②肱肌起自肱骨体下段的前面，止于尺骨粗隆。③喙肱肌起自喙突，止于肱骨中段内侧。

该肌群的主要作用为屈肘关节，并协助屈肩关节，当前臂屈曲并处于旋前位时，可使前臂旋后。

（二）后群

臂肌后群主要有肱三头肌（triceps brachii），位于肱骨后面，起端有 3 个头。长头起自肩胛骨关节盂下方，内、外侧头分别起自肱骨背面桡神经沟的内下方和外上方。3 头向下合为一个肌腹，以扁腱止于尺骨鹰嘴。

肱三头肌的主要作用为伸肘关节，长头可伸肩关节。

三、前　臂　肌

前臂肌位于前臂前、后面，共有 19 块，亦分为前、后两群，前群为屈肌，后群为伸肌（图 1-2-18，图 1-2-19）。

（一）前群

前臂肌前群共有 9 块，位于前臂前面。分为浅、深两层。浅层共有 6 块，自桡侧向尺侧依次为肱桡肌、旋前圆肌、桡侧腕屈肌、掌长肌、指浅屈肌和尺侧腕屈肌；深层共有 3 块，即拇长屈肌、指深屈肌和旋前方肌。

前臂肌前群主要作用为屈肘关节、腕关节、指间关节，还可使前臂旋前。

（二）后群

前臂肌后群共 10 块，位于前臂后面。亦分为浅、深两层。浅层共有 5 块，由桡侧向尺侧依次为桡侧腕长伸肌、桡侧腕短伸肌、指伸肌、小指伸肌和尺侧腕伸肌；深层共有 5 块，自上而下、由外侧向内侧依次为旋后肌、拇长展肌、拇短伸肌、拇长伸肌和示指伸肌。

前臂肌后群主要作用为伸肘关节、腕关节、指间关节，还可使前臂旋后。

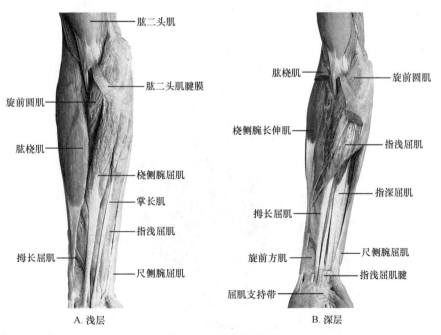

A. 浅层　　　　　　　　　　B. 深层

图 1-2-18　前臂肌前群

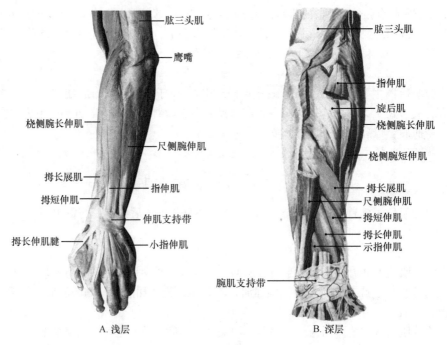

图 1-2-19　前臂肌后群

四、手　　肌

　　手肌集中分布于手掌面，分为 3 群（图 1-2-20）。外侧群在拇指掌侧形成丰满隆起的鱼际，主要作用为使拇指屈、内收、外展和对掌运动；内侧群位于小指掌侧，构成小鱼际，主要作用为使小指屈、外展和对掌等运动；中间群位于掌心和掌骨之间，主要作用为屈掌指关节、伸指间关节，并可使第 2、4、5 指内收和外展。

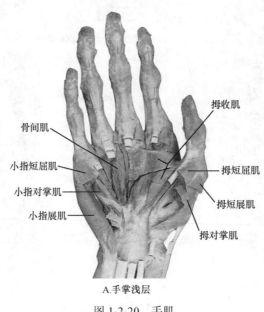

A.手掌浅层

图 1-2-20　手肌

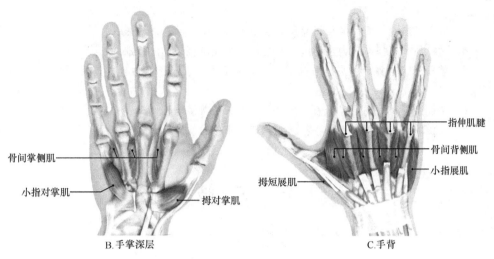

骨间掌侧肌
小指对掌肌
拇对掌肌

B.手掌深层

指伸肌腱
骨间背侧肌
小指展肌
拇短展肌

C.手背

图 1-2-20 手肌（续）

上肢的局部结构

1. **腋窝** 是位于胸外侧壁和臂上部内侧之间的锥体形腔隙，有重要血管、神经通过（图 1-2-21）。临床上常在此处测量体温。

2. **肘窝** 位于肘关节前面的三角形浅凹。外侧界为肱桡肌，内侧界为旋前圆肌，上界为肱骨内、外上髁间的连线。窝内有重要血管、神经通过。

3. **腕管** 位于腕掌侧，由腕部韧带和腕骨沟构成，管内有指屈肌腱、拇长屈肌腱和正中神经通过。

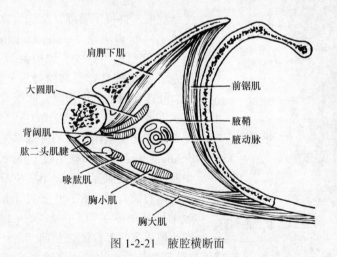

肩胛下肌
大圆肌
背阔肌
肱二头肌腱
喙肱肌
胸小肌
胸大肌

前锯肌
腋鞘
腋动脉

图 1-2-21 腋腔横断面

链接

上肢的肌性标志

1. **三角肌** 在肩部形成圆隆的外形，其止点在臂外侧中部呈现一小凹。

2. **肱二头肌** 当屈肘握拳时，此肌收缩可明显在臂前面见到膨隆肌腹。在肘窝中央，当屈肘时可明显摸到此肌的肌腱。

链接

3．肱三头肌　在臂后部，三角肌后缘下方可见到肱三头肌的长头。

4．肱桡肌　当握拳用力屈肘时，在肘部可见到肱桡肌的膨隆肌腹。

5．掌长肌　当握拳、屈腕并外展时，在腕掌面中份、腕横纹上方，可明显见此肌的肌腱。

6．桡侧腕屈肌　同上述掌长肌的动作，在掌长肌腱桡侧，可见此肌的肌腱。

7．尺侧腕屈肌　用力外展手指，在腕横纹上方尺侧、豌豆骨上方，可见此肌的肌腱。

第5节　下　肢　肌

下肢肌按部位分为髋肌、大腿肌、小腿肌和足肌。

一、髋　　肌

髋肌位于髋关节周围，分为前、后两群，主要运动髋关节。

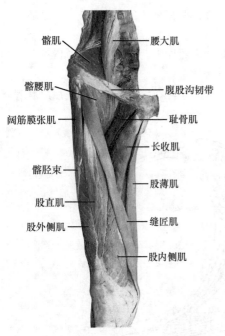

髂肌
髂腰肌
阔筋膜张肌
髂胫束
股直肌
股外侧肌
腰大肌
腹股沟韧带
耻骨肌
长收肌
股薄肌
缝匠肌
股内侧肌

图1-2-22　髋肌、大腿肌前群及内侧群

（一）前群

髋肌前群主要有髂腰肌（iliopsoas），由腰大肌和髂肌构成。前者起自腰椎体侧面和横突，后者起自髂窝，向下经腹股沟韧带深面止于股骨小转子（图1-2-22）。收缩时可使髋关节前屈和旋外，当下肢固定时，可使躯干和骨盆前屈。

（二）后群

髋肌后群位于臀部，又称为臀肌（图1-2-23）。主要有：①臀大肌（gluteus maximus）大而肥厚，位于臀部浅层，与皮下组织共同形成特有的臀部隆起。起自骶骨背面和髂骨翼外面，肌束斜向外下，止于股骨的臀肌粗隆，收缩时可伸髋关节和旋外，是维持人体直立姿势的重要肌之一。此肌外上部是临床上肌内注射的常选部位之一。②臀中肌（gluteus medius）和臀小肌（gluteus minimus）：臀中肌位于臀大肌深面，臀小肌位于臀中肌深面。两肌均起自髂骨翼外面，止于股骨大转子，两肌同时收缩可外展髋关节。③梨状肌（piriformis）位于臀小肌下方，起自骶骨前面，向外经坐骨大孔出骨盆，止于股骨大转子，收缩时可使髋关节外展和旋外。坐骨大孔被梨状肌分隔成梨状肌上孔和梨状肌下孔，孔内有血管、神经通过。

二、大　腿　肌

大腿肌位于股骨周围，分为前、后和内侧3群。

（一）前群

大腿肌前群位于大腿前面（图1-2-22）。主要有：①缝匠肌（sartorius）是全身最长的长肌，呈扁带状，起自髂前上棘，肌束斜向内下方，止于胫骨上端的内侧面。收缩时可屈

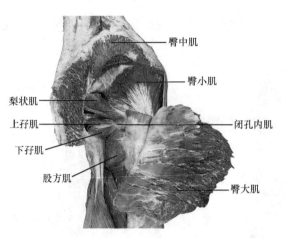
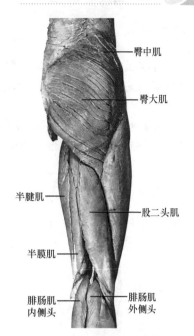

图 1-2-23　髋肌及大腿肌后群

臀大肌注射术

临床上常选择臀大肌作为肌内注射的部位，臀大肌注射的定位方法主要有以下两种。①十字法：从臀裂顶点向外划一水平线，再经髂嵴最高点向下作一垂线，其外上 1/4 为注射区。②连线法：将髂前上棘至骶尾结合处作一连线，将此连线分为 3 等份，其外上 1/3 为注射区。

链 接

髋关节和膝关节，并可使屈曲的膝关节旋内；②股四头肌（quadriceps femoris）是全身体积最大的长肌，有 4 个头，分别称为股直肌、股内侧肌、股外侧肌和股中间肌。除股直肌起自髂前下棘外，其余 3 头均起自股骨中线或前面，4 头向下合并形成股四头肌腱，包绕髌骨延续为髌韧带，止于胫骨粗隆。收缩时伸膝关节，股直肌还可屈髋关节。

（二）内侧群

大腿肌内侧群位于大腿内侧，包括耻骨肌、长收肌、短收肌、大收肌和股薄肌（图 1-2-22）。收缩时可内收髋关节和旋外。

（三）后群

大腿肌后群位于大腿后部（图 1-2-23）。主要有：①股二头肌（biceps femoris）位于大腿后部外侧，有长、短两头。长头起自坐骨结节，短头起自股骨粗线，两头合并后以长腱止于腓骨头。②半腱肌（semitendinosus）和半膜肌（semimembranosus）：半腱肌位于大腿后部内侧的浅层，半膜肌位于半腱肌深面的内侧，两肌均起自坐骨结节，半腱肌止于胫骨上端内侧，半膜肌止于胫骨内侧髁的后面。

该肌群收缩时主要屈膝关节和伸髋关节，半屈膝时可分别使小腿旋外和旋内。

三、小　腿　肌

小腿肌位于小腿周围，参与维持人体直立姿势和行走等，分为前、后和外侧 3 群（图 1-2-24，

图 1-2-25)。

（一）前群

小腿肌前群位于小腿前外侧，自胫侧向腓侧依次为胫骨前肌、姆长伸肌和趾长伸肌。收缩时可伸踝关节，胫骨前肌还可使足内翻，姆长伸肌还可伸姆趾，趾长伸肌还能伸第 2～5 趾。

（二）外侧群

小腿肌外侧群位于小腿外侧，包括腓骨长肌和腓骨短肌，两肌的肌腱均自外踝后方至足底。收缩时屈踝关节和使足外翻。

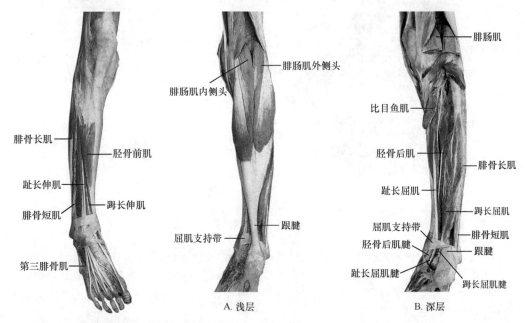

图 1-2-24　小腿肌前群和外侧群

A. 浅层

图 1-2-25　小腿肌后群

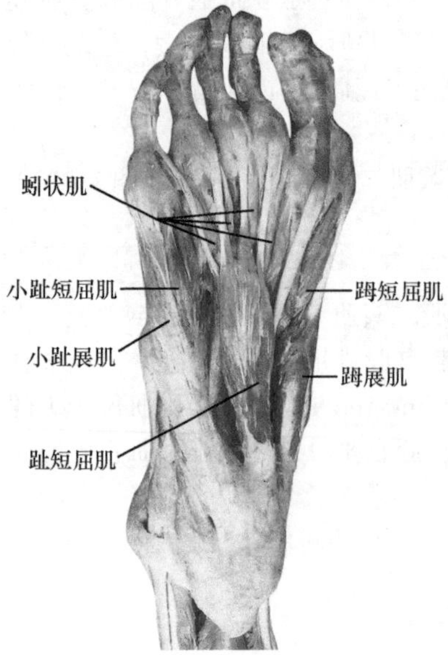

B. 深层

（三）后群

小腿肌后群位于小腿后部，可分为浅、深两层。①浅层为小腿三头肌（triceps surae），有 3 个头，浅层的 2 个头称为腓肠肌，位置较深的一个头，称为比目鱼肌。腓肠肌内侧头和外侧头分别起自股骨的内侧髁和外侧髁，比目鱼肌起自胫骨和腓骨上端后面，3 头合并后，在小腿上部形成膨隆的小腿肚，向下延续为跟腱，止于跟骨结节。收缩时可屈踝关节和膝关节；站立时，能固定踝关节和膝关节，以防止身体向前倾倒，故对维持人体直立姿势也有重要作用；②深层自胫侧向腓侧依次为趾长屈肌、胫骨后肌和姆长屈肌。3 肌的肌腱均自内踝后方至足底。收缩时可屈踝关节，趾长屈肌和姆长屈肌，还可屈第 2～5 趾和姆趾，胫骨后肌还可使足内翻。

四、足　　肌

足肌可分为足背肌和足底肌（图 1-2-26）。足背肌协助伸趾，足底肌协助屈趾和维持足弓。

图 1-2-26　足底肌

下肢的局部结构

1. 股三角　位于大腿前上部，上界为腹股沟韧带，内侧界为长收肌内侧缘，外侧界为缝匠肌内侧缘。股三角内由外向内依次排列有股神经、股动脉、股静脉和股管。

2. 腘窝　位于膝关节后面，呈菱形，上外侧界为股二头肌，上内侧界为半腱肌和半膜肌，下外侧界为腓肠肌外侧头，下内侧界为腓肠肌内侧头。腘窝内容纳有血管、神经、脂肪和淋巴结等。

3. 踝管　位于屈肌支持带、内踝与跟骨结节之间，其内由前向后有胫骨后肌腱及腱鞘、趾长屈肌腱及腱鞘、胫后血管和胫神经、踇长屈肌腱及腱鞘通过。

下肢的肌性标志

1. 股四头肌　在大腿前方，股直肌在缝匠肌和阔筋膜张肌所组成的夹角内。股内侧肌和股外侧肌在大腿前面下部，分别位于股直肌内侧和外侧。

2. 臀大肌　在臀部形成圆隆的外形。

3. 股二头肌　在腘窝外上界，可摸到它的肌腱止于腓骨头。

4. 半腱肌、半膜肌　在腘窝内上界，可摸到它们的肌腱止于胫骨，其中半腱肌腱较窄，位置浅表且略靠外，而半膜肌腱粗而圆钝，它位于半腱肌腱的深面。

5. 小腿三头肌（腓肠肌和比目鱼肌）　在小腿后面，可明显见到该肌膨隆的肌腹，并向下形成粗索状的跟腱，止于跟骨结节。

（董　博）

目 标 检 测

一、名词解释

1. 腹股沟管　　2. 股三角
3. 腹股沟三角　4. 肘窝
5. 腘窝

二、简答题

1. 参与呼吸运动的肌有哪些，各有何作用？
2. 简述膈的位置、孔裂的名称及通过的结构。
3. 运动肩关节、髋关节的肌有哪些？

第2篇 内 脏 学

第3章 内脏学总论

📖 **学习目标**

1. 掌握：内脏、内脏学的概念；胸部标志线及腹部分区。
2. 了解：中空性器官和实质性器官的结构特点。

内脏（viscera）是消化、呼吸、泌尿和生殖4个系统器官的总称。研究内脏各器官位置、形态结构的科学，称为内脏学（splanchnology）。内脏器官在位置、形态、发生及其功能上具有共同特点。它们大都位于胸腔、腹腔和盆腔内，并借孔道直接或间接与外界相通。主要功能是参与机体的新陈代谢和种族繁衍。

一、内脏器官的一般结构

内脏各器官在形态结构和功能上具有密切联系和某些相似之处，按其构造分为实质性器官和中空性器官两类。

（一）实质性器官

器官表面包以结缔组织被膜，内无较大的腔，如肝、胰、肺、肾及生殖腺等。被膜常深入实质内，将实质分隔成若干个小叶状结构。其血管、神经、淋巴管和导管等出入之处常凹陷，称为该器官的门，如肝门、肺门和肾门等。

（二）中空性器官

器官内部均有较大的腔，多呈管状或囊状，如消化管、呼吸道、泌尿道、生殖管道等。管或囊壁由数层结构组成，如消化管壁有4层结构，呼吸道、泌尿道、生殖管道壁有3层结构。

二、胸部标志线和腹部分区

内脏器官的位置可因体型、体位、性别、功能活动和年龄等不同而有一定变化，但大部分位置相对固定。为了描述各器官位置及体表投影，通常在胸、腹部表面确定若干标志线和分区（图2-3-1，图2-3-2）。

（一）胸部标志线

1. 前正中线　沿身体前面正中作的垂线。
2. 胸骨线　沿胸骨外侧缘最宽处作的垂线。
3. 锁骨中线　通过锁骨中点作的垂线。
4. 胸骨旁线　经胸骨线和锁骨中线之间中点作的垂线。
5. 腋前线　沿腋窝前壁作的垂线。

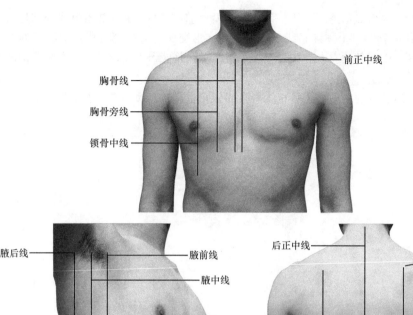

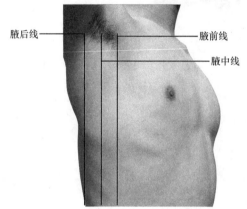

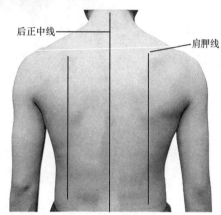

图 2-3-1　胸部标准线

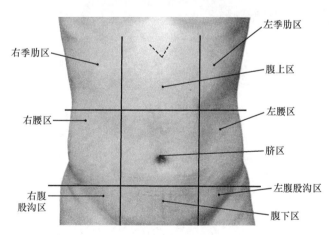

图 2-3-2　腹部分区

6. 腋后线　沿腋窝后壁作的垂线。

7. 腋中线　沿腋前线与腋后线之间中点作的垂线。

8. 肩胛线　通过肩胛骨下角作的垂线。

9. 后正中线　沿身体后面正中作的垂线。

（二）腹部分区

为了便于描述腹腔器官的位置，通常用 2 条横线和 2 条纵线将腹部分成 9 个区域。上横线是通过两侧肋弓最低点的连线，下横线是通过两侧髂结节的连线，2 条纵线分别是通过腹股沟韧带中点作的垂线。上述 4 条线形成"井"字形交叉，将腹部分成：上腹部的左、右季肋区和腹上区，中间部的左、右腹外侧区（腰区）和脐区，下腹部的左、右腹股沟区（髂区）和腹下区（耻区）。

临床上常用通过脐的水平线与垂直线将腹部分成左、右上腹和左、右下腹 4 个区。

（魏宏志）

第4章 消化系统

📖 学习目标

1. 掌握：消化系统的组成；口腔、咽的位置、分部和交通，食管3处狭窄的位置、与中切牙的距离及临床意义，胃的位置、分部，阑尾的位置、根部的体表投影；肝的位置、外形，肝外胆道的组成，胆囊的分部及胆囊底的体表投影。

2. 熟悉：舌的形态、舌黏膜特征及舌肌的作用，食管、小肠、大肠的分部；口腔腺的名称、位置和导管开口。

3. 了解：牙的形态及排列方式，空、回肠的形态特点；胰的位置和形态。

消化系统（alimentary system）由消化管和消化腺两部分组成（图 2-4-1）。主要功能是消化食物、吸收营养物质和排出食物残渣。

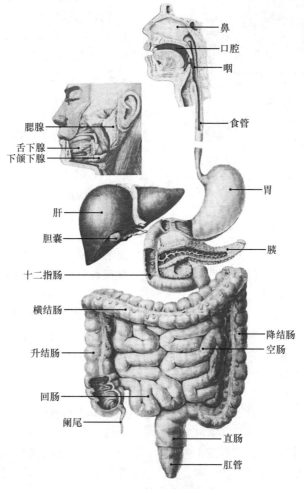

图 2-4-1　消化系统概况

考点提示：
消化系统的
组成及上、
下消化道的
概念

消化管（digestive canal）是从口腔到肛门的管道，包括口腔、咽、食管、胃、小肠（十二指肠、空肠和回肠）和大肠（盲肠、阑尾、结肠、直肠和肛管）。临床上通常将口腔至十二指肠之间的消化管，称为上消化道，空肠及其以下的消化管，称为下消化道。

消化腺（digestive gland）分为小消化腺和大消化腺两种。小消化腺分布于消化管壁内，位于黏膜层或黏膜下层，如唇腺、颊腺、舌腺、食管腺、胃腺和肠腺等；大消化腺位于消化管壁外，包括大口腔腺、肝和胰。

第 1 节　消　化　管

一、口　腔

口腔（oral cavity）是消化管的起始部（图 2-4-2），向前借口裂通外界，向后经咽峡通咽。口腔借上、下牙弓及牙龈分为前外侧部的口腔前庭和后内侧部的固有口腔两部分。当上、下牙弓咬合时，口腔前庭可借第 3 磨牙后方的间隙与固有口腔相通。

考点提示：
口腔的分部

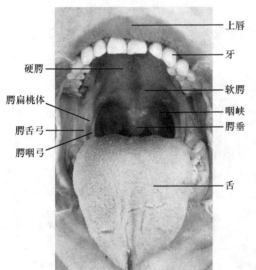

上唇
牙
软腭
咽峡
腭垂
舌

硬腭
腭扁桃体
腭舌弓
腭咽弓

图 2-4-2　口腔与咽峡

（一）唇

唇（oral lips）分为上唇和下唇，由皮肤、口轮匝肌和黏膜构成。上、下唇之间的裂隙，称为口裂，左、右结合处，称为口角。口唇的游离缘，称为唇红，呈红色，当缺氧时则呈紫蓝色，临床上称为发绀。上唇外面中线处的纵行浅沟，称为人中，为人类特有，进行指压或针刺可急救昏迷患者。上唇外面两侧与颊部交界处的浅沟，称为鼻唇沟。

（二）颊

颊（cheek）为口腔两侧壁，由皮肤、颊肌和颊黏膜构成，在上颌第 2 磨牙牙冠相对的颊黏膜上有腮腺管开口。

（三）腭

腭（palate）为口腔上壁（图 2-4-2），分隔口腔与鼻腔。其包括硬腭和软腭两部分。硬腭位于腭前 2/3，主要由骨腭表面覆以黏膜构成。黏膜与骨膜紧密相贴；软腭位于腭后 1/3，主要由肌、肌腱和黏膜构成。软腭前份呈水平位，后份游离斜向后下，称为腭帆。其中部有垂向下方的突起，称为腭垂（悬雍垂）。自腭帆两侧向下方分别形成 2 对黏膜皱襞，前方一对为腭舌弓，延续于舌根外侧，后一对为腭咽弓，向下延至咽侧壁。两弓间的间隙，称为扁桃体窝，容纳腭扁桃体。腭垂、腭帆游离缘、两侧腭舌弓及舌根共同围成咽峡，是口腔与咽的分界（图 2-4-2）。

考点提示：
咽峡的组成

（四）舌

舌（tongue）位于口腔底，由舌肌被覆黏膜构成。具有搅拌食物、协助吞咽、感受味觉和辅助发音等功能。

1. 舌的形态　舌有上、下两面（图 2-4-3），上面称为舌背，后部可见"∧"形的界沟将舌分为前 2/3 的舌体和后 1/3 的舌根，舌体前端为舌尖。

2. 舌的构造　舌由舌肌和舌黏膜构成（图 2-4-4）。

（1）舌黏膜：呈淡红色，舌背黏膜表面有许多小突起，称为舌乳头。根据形态分为4种（图2-4-3）：①丝状乳头：数量最多，呈白色；②菌状乳头：稍大于丝状乳头，呈红色，多见于舌尖和舌侧缘；③叶状乳头：位于舌侧缘后部，人类不发达；④轮廓乳头：排列于界沟前方，体积最大，7～11个。丝状乳头能感受一般感觉。其他乳头均含有味蕾，即味觉感受器，能感受酸、甜、苦、咸等味觉刺激。舌根背面的黏膜表面，有由淋巴组织构成的大小不等的丘状隆起，称为舌扁桃体。舌下面正中线上，有一纵行黏膜皱襞，向下连于口腔底前部，称为舌系带。根部两侧各有一小黏膜隆起，称为舌下阜，是下颌下腺管和舌下腺大管的开口处。舌下

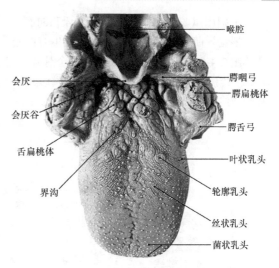

图 2-4-3 舌

阜向后外侧延续的带状黏膜皱襞，称为舌下襞，有舌下腺小管开口，深面藏有舌下腺。

（2）舌肌：属骨骼肌，分为舌内肌和舌外肌两部分（图2-4-4）。舌内肌构成舌的主体，其起止均在舌内，呈纵、横和垂直3个方向排列。收缩时可改变舌的形态；舌外肌起于舌外面诸骨，止于舌内，收缩时改变舌的位置。主要有颏舌肌，左、右各一，起自下颌体后面的颏棘，肌纤维呈扇形向后上方分散，止于舌正中线两侧。两侧颏舌肌同时收缩，拉舌向前下方，即伸舌；单侧收缩可使舌尖伸向对侧。如一侧颏舌肌瘫痪，伸舌时，舌尖偏向瘫痪侧。

考点提示：颏舌肌的作用

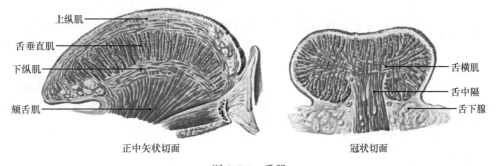

正中矢状切面　　　　　　　冠状切面

图 2-4-4 舌肌

（五）牙

牙（teeth）是人体最坚硬的器官，嵌于上、下颌骨的牙槽内，具有咀嚼食物和辅助发音等功能。

1. 牙的形态和构造　牙分为牙冠、牙根和牙颈三部分（图2-4-5）。露出于口腔内的部分为牙冠。嵌入牙槽内的部分为牙根。介于牙冠与牙根之间的部分为牙颈，被牙龈所包绕。牙内的空腔，称为牙腔（髓腔），牙腔通过牙根管、根尖孔与外界相通。牙的血管、神经通过根尖孔、牙根管进入牙腔。

牙由牙质、釉质、牙骨质和牙髓构成（图2-4-5）。牙质呈淡黄色，构成牙的主体。釉质为人体内最坚硬的组织，覆盖于牙冠的牙质外面。牙骨质包于牙根及牙颈的牙质外面。牙髓位于牙腔内，由结缔组织、神经和血管构成。牙髓内含有丰富的感觉神经末梢，故牙髓炎时，可引起剧烈疼痛。

2. 牙的名称和排列　根据形态及功能，牙分为切牙、尖牙、前磨牙和磨牙4种。切牙、

尖牙分别用以咬切和撕扯食物，磨牙和前磨牙则有研磨和粉碎食物的功能。

根据牙萌出的先后顺序，人的一生有两套牙，即幼儿时期的乳牙和乳牙脱落后萌出的恒牙（图2-4-6）。乳牙一般于出生后6个月开始萌出，到3岁左右出齐，上、下颌的左、右侧各5个，共计20个。6岁左右乳牙开始脱落并更换成恒牙，13岁左右出齐。由于第3磨牙萌出较晚或终生不萌出，故称为迟牙（智牙），在上、下颌的左、右侧各7～8个，共计28～32个。

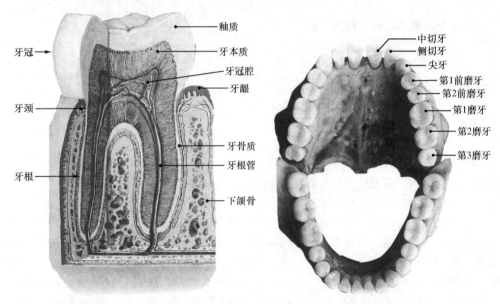

图 2-4-5　牙的构造　　　　　　图 2-4-6　牙的名称及排列

考点提示：
牙的表示方法

临床上，为了记录牙的位置，常以被检查者的方位为准，以"十"记号划分成4个区，来表示左、右侧及上、下颌牙的排列方式，即牙式，并用罗马数字 I ～ V 表示乳牙，用阿拉伯数字1～8表示恒牙。

3. 牙周组织　位于牙根及牙颈周围，对牙起保护、固定和支持作用，包括牙周膜、牙槽骨和牙龈三部分（图2-4-5）。牙周膜是介于牙槽骨与牙根之间的致密结缔组织膜。牙龈是口腔黏膜的一部分，呈淡红色，紧贴于牙颈周围及邻近的牙槽骨上。

案例 4-1

患者，男，21岁。牙痛难忍，彻夜不眠，到医院就诊，医生检查时，肉眼看不见异常改变，但左上颌侧切牙有明显叩击痛。

问：1. 分析该患者患了什么疾病？
　　2. 说出牙的构造。

二、咽

考点提示：
咽腔的分部及咽隐窝的临床意义

咽（pharynx）是消化管与呼吸道的共同通道，为上宽下窄、前后略扁的漏斗形肌性管道。咽前壁不完整，自上而下分别通鼻腔、口腔与喉腔；后壁平坦；两侧与颈部大血管和甲状腺侧叶等相邻。咽位于第1～6颈椎体前方，上端起于颅底，下端约在第6颈椎体下缘高度与食管相续。以软腭和会厌上缘平面为界，将咽腔分为三部分（图2-4-7）。

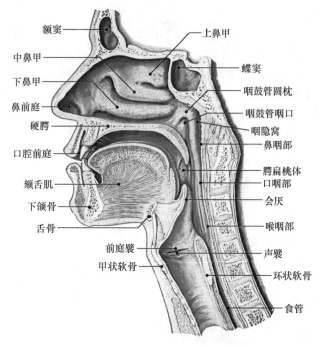

图 2-4-7　头、颈部正中矢状切面

（一）鼻咽

鼻咽位于鼻腔后方，介于颅底和软腭平面之间，向前经鼻后孔通鼻腔。其后上壁黏膜内的淋巴组织，称为咽扁桃体，幼儿时期较发达，6～7 岁时开始萎缩，约至 10 岁以后完全退化。在鼻咽侧壁，下鼻甲后方约 1cm 处，有咽鼓管咽口，借咽鼓管与中耳鼓室相通。咽鼓管咽口前、上、后方的弧形隆起，称为咽鼓管圆枕，是寻找咽鼓管咽口的标志。其后上方与咽后壁之间的纵行深窝，称为咽隐窝，是鼻咽癌的好发部位。

案例 4-2

患者，男，58 岁。自诉嗓子疼痛，并有异物感 4 年余。医生检查时发现鼻咽部有 1 个菜花样肿物，病理检查呈高度恶性，决定立即手术切除。

问：1. 该患者应考虑什么疾病？
　　2. 该患者的病变发生于何处？

（二）口咽

口咽位于口腔后方，介于软腭与会厌上缘平面之间，上续鼻咽，下通喉咽，向前经咽峡与口腔相通。其外侧壁有腭扁桃体（图 2-4-7）。腭扁桃体位于口咽侧壁的扁桃体窝内，是淋巴器官，具有防御功能。6 岁以前发育较快，青春期开始萎缩，到老年时仅残留少量淋巴组织。腭扁桃体呈椭圆形，其内侧面朝向咽腔，表面覆以黏膜，并有许多深陷的小凹，称为扁桃体小窝，细菌易存留于此。

咽扁桃体、腭扁桃体、舌扁桃体及其周围黏膜内的淋巴组织等共同构成咽淋巴环，是消化管与呼吸道的防御性结构。

（三）喉咽

喉咽位于喉腔后方，介于会厌上缘平面与第 6 颈椎体下缘平面之间，向下与食管相续，向前经喉口与喉腔相通。在喉咽两侧各有一深窝，称为梨状隐窝，是异物滞留之处。

三、食　管

（一）食管的位置和形态

食管（esophagus）是前、后略扁的细长肌性管道，长约 25cm（图 2-4-8）。上端在第 6 颈椎体下缘平面与咽相续，向下行于气管后方，经胸廓上口入胸腔，穿膈的食管裂孔入腹腔，下端约平第 11 胸椎体左侧，与胃的贲门相接。

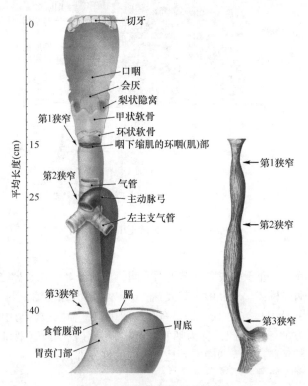

图 2-4-8　食管的位置及狭窄

食管按其行程可分为三部分：颈部较短，长约 5cm。为第 6 颈椎体下缘平面至胸骨颈静脉切迹之间的部分；胸部较长，长 18～20cm，为胸骨颈静脉切迹平面至膈食管裂孔之间的部分；腹部最短，仅 1～2cm。为食管裂孔至贲门之间的部分。

（二）食管的狭窄

考点提示：食管狭窄的位置和临床意义

食管全长有 3 处生理性狭窄：第 1 狭窄位于食管起始处，相当于第 6 颈椎体下缘水平，距中切牙约 15cm；第 2 狭窄位于食管与左主支气管相交处，相当于第 4、5 胸椎体之间水平，距中切牙约 25cm；第 3 狭窄位于食管穿膈的食管裂孔处，相当于第 10 胸椎体水平，距中切牙约 40cm。这 3 处狭窄部是食管异物滞留和食管癌的好发部位，也是食管插管时应注意的部位（图 2-4-8）。

案例 4-3

患者，女，46 岁。进行性吞咽困难 3 个月，近期体重下降入院。体检发现左锁骨上淋巴结肿大。医生怀疑为食管癌。

问：1. 食管癌好发于何处？

2. 说出食管 3 处狭窄的位置和临床意义。

食 管 癌

食管癌是消化系统常见恶性肿瘤之一，由食管鳞状上皮或腺上皮异常增生所形成的恶性病变。给人们的生命和健康造成极大危害。临床表现为：早期进食有梗噎感，中、晚期出现进行性吞咽困难，营养不良、消瘦；常见的检查方法有 X 线钡餐造影，食管内镜及活检，食管腔内超声检查，食管黏膜脱落细胞学检查。目前最高端的有 PET-CT 影像诊断；传统的治疗方法有手术，放疗，化疗。目前最新的 CLS 生物联合治疗的应用取得了较好效果。

链 接

四、胃

胃（stomach）是消化管最膨大的部分，上接食管，下续十二指肠。成人胃容量约 1500ml，新生儿约 30ml。胃具有容纳食物、分泌胃液和初步消化食物的功能。

（一）胃的形态和分部

胃的形态可受体位、体型、年龄、性别和充盈状态等多种因素的影响。在完全空虚时略呈管状，高度充盈时可呈球囊状。胃有 2 壁、2 缘、2 口和 4 部（图 2-4-9）。前壁朝向前上方，后壁朝向后下方；上缘称为胃小弯，较短，凹向右上方，其最低处为角切迹。下缘称为胃大弯，较长，凸向左下方；胃的入口称为贲门，与食管相接，出口称为幽门，与十二指肠相续。在幽门表面，有一缩窄的环行沟，为幽门括约肌所在之处。幽门前静脉常横过幽门前方，为胃手术时确定幽门的标志。

通常将胃分为四部分：贲门附近的部分为贲门部，与胃的其他部分无明显界限；贲门平面以上，向左上方膨出的部分为胃底，临床上亦称为胃穹；自胃底向下至角切迹之间的部分为胃体；胃体与幽门之间的部分为幽门部。幽门部大弯侧有一不甚明显的中间沟将幽门部分为右侧的幽门管和左侧的幽门窦两部分。幽门管长 2～3cm，幽门窦通常位于胃的最低部，幽门窦近胃小弯侧是胃溃疡和胃癌的好发部位。临床上所说的"胃窦"即幽门窦，或是包括幽门窦在内的幽门部（图 2-4-9，图 2-4-10）。

（二）胃的位置和毗邻

胃位于腹腔内，其位置常因体型、体位和充盈程度等而有较大变化。在中等程度充盈

考点提示：
胃的形态和
分部

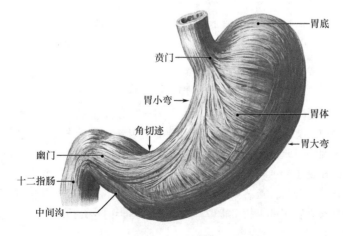

图 2-4-9　胃的形态及分部

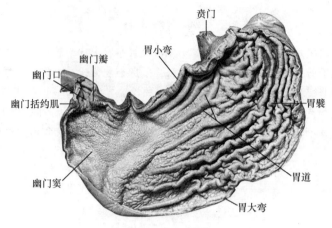

图 2-4-10　胃壁

时，胃大部分位于左季肋区，小部分位于腹上区，贲门位于第 11 胸椎体左前方，幽门位于第 1 腰椎体右前方。

　　胃前壁右侧与肝左叶和方叶相邻，左侧与膈相邻，被左肋弓掩盖，中间部分于剑突下方直接与腹前壁相贴，是临床上进行胃触诊的部位；胃后壁与胰、横结肠、左肾上部及左肾上腺相邻；胃底与膈和脾相邻（图 2-4-11）。

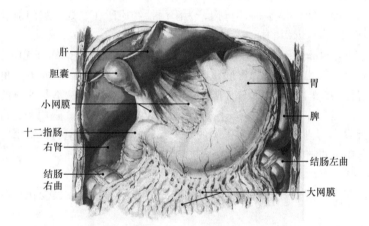

图 2-4-11　胃的位置和毗邻

胃 插 管 术

　　胃插管术是将胃导管经鼻腔或口腔插入胃的一项诊疗技术。用于管饲食物或给药、洗胃、抽取胃液检查、胃肠减压以及三腔两囊管的使用等。在操作过程中要注意：①插管长度为从发际计算插入 45～55cm。②胃管必须完好通畅。插管时，动作轻稳，当胃管通过食管 3 个狭窄处时尤应轻、慢，以免损伤食管黏膜。③必须证实胃管在胃内，方可灌注食物。④通过鼻饲管给药时，应将药片研碎，溶解后再灌入。⑤长期鼻饲者，应每天进行口腔护理，每周更换胃管，晚上拔出胃管，次晨再由另一侧鼻孔插入。

链接

案例 4-4

患者,男,52 岁。多年来胃部疼痛,时好时坏,食欲不佳,曾服用大量胃药仍不见好转,医生决定用胃镜为其检查以便明确诊断。

  问:1. 胃镜从口腔经过哪些结构到达胃?

    2. 胃镜从口腔到胃需经过哪些狭窄,如何确定狭窄的位置?

五、小　　肠

  小肠(small intestine)是消化管中最长且弯曲的一段,成人长 5~7m。上起自幽门,下连盲肠,可分为十二指肠、空肠和回肠三部分,是消化和吸收的重要部位。

(一)十二指肠

考点提示:
十二指肠的
分部

  十二指肠(duodenum)介于胃与空肠之间,全长约 25cm,呈 "C" 形包绕胰头。按其位置可分四部分(图 2-4-12)。

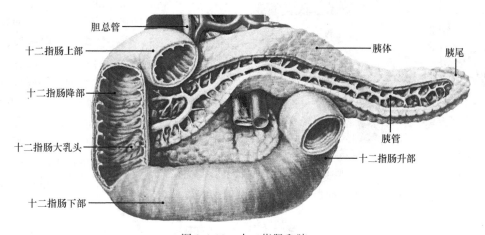

图 2-4-12　十二指肠和胰

  1. 上部　起自胃的幽门,于第 1 腰椎体右侧,水平行向右后方,至肝门下方急转向下移行为降部。转折处称为十二指肠上曲。十二指肠上部近侧管径扩大,肠壁薄,黏膜光滑平坦无环状襞,临床上称为十二指肠球,是十二指肠溃疡及穿孔的好发部位。

案例 4-5

患者,女,48 岁。反复发作上腹隐痛伴反酸 10 余年。今突发持续性上腹剧痛,如刀割样,伴恶心、呕吐,急诊入院。查体:痛苦面容,脉细数,血压下降,全腹压痛、反跳痛。经腹部 X 线片确诊为十二指肠溃疡穿孔。

  问:十二指肠溃疡好发于何处?

  2. 降部　起自十二指肠上曲,沿第 1~3 腰椎体右侧下降,至第 3 腰椎体下端,弯向左移行为水平部,转折处称为十二指肠下曲。降部黏膜环状襞发达,其后内侧壁有一纵行皱襞,称为十二指肠纵襞,其下端的圆形隆起,称为十二指肠大乳头,距切牙约 75cm,有胆总管与胰管的共同开口。大乳头上方 1~2cm 处,有时可见十二指肠小乳头,是副胰管的开口处。

3. 水平部　又称为下部，起自十二指肠下曲，向左横行至第 3 腰椎体左前方移行为升部。肠系膜上动、静脉紧贴此部的前面下行，在某些情况下，肠系膜上动脉可压迫该部引起十二指肠梗阻。

4. 升部　最短，起自水平部末端，于第 3 腰椎体左侧，斜向左上方，至第 2 腰椎体左侧转向下，移行为空肠，转折处称为十二指肠空肠曲。十二指肠空肠曲被十二指肠悬肌固定于右膈脚上。十二指肠悬肌及其表面的腹膜皱襞共同构成十二指肠悬韧带（Treitz 韧带），是临床手术中确认空肠起始部的重要标志。

考点提示：
十二指肠的分部

（二）空肠与回肠

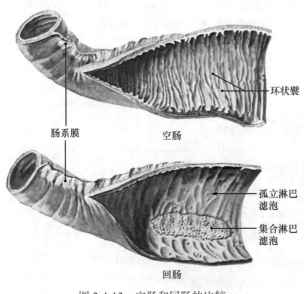

图 2-4-13　空肠和回肠的比较

空肠（jejunum）与回肠（ileum）在腹腔内迂回盘曲形成肠袢，上端起自十二指肠空肠曲，下端续盲肠。空肠与回肠一起被小肠系膜悬挂于腹后壁，合称为系膜小肠。

空肠与回肠无明显界限（图 2-4-13）。空肠位于腹腔左上部，占空、回肠的近侧 2/5，管径较粗，管壁较厚，血管较多，颜色较红，黏膜皱襞高而密，含有孤立淋巴滤泡；回肠位于腹腔右下部，部分位于盆腔内；占空、回肠的远侧 3/5，管径较细，管壁较薄，血管较少，颜色较浅，黏膜皱襞低而疏，含有集合淋巴滤泡。肠伤寒多发生于集合淋巴滤泡，可并发肠穿孔或肠出血。

六、大　肠

大肠（large intestine）是消化管的末段，全长约 1.5m，全程围绕于空、回肠周围，可分为盲肠、阑尾、结肠、直肠和肛管五部分。具有吸收水分、维生素和无机盐，排出食物残渣等功能。

盲肠和结肠具有 3 个特征：①结肠带沿大肠纵轴平行排列，由肠壁的纵行肌增厚形成，共 3 条，均汇集于阑尾根部，是阑尾手术时寻找阑尾的标志；②结肠袋是因结肠带短于肠管，使肠管皱缩形成许多由横沟隔开并向外膨出的囊状突起；③肠脂垂是沿结肠带两侧分布的大小不等的脂肪突起（图 2-4-14）。上述 3 个特征性结构是临床手术中鉴别大、小肠的重要标志。

考点提示：
盲肠和结肠的特征

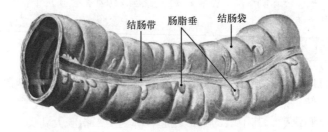

图 2-4-14　结肠的特征

（一）盲肠

盲肠（caecum）为大肠的起始部，位于右髂窝内，长 6～8cm（图 2-4-15）。其下端为盲端，上续升结肠，左侧与回肠相接。回肠末端凸向盲肠的开口，称为回盲口，此处肠壁环形肌增厚，并覆以黏膜形成上、下两片半月形皱襞，称为回盲瓣，可控制小肠内容物流入盲肠的速度，并可防止盲肠内容物反流回小肠。在回盲瓣下方约 2cm 处，有阑尾开口。

（二）阑尾

阑尾（vermiform appendix）为一蚓状突起，其长度因人而异，一般长 5～7cm（图 2-4-15，图 2-4-16）。阑尾位于右髂窝内，其根部连于盲肠后内侧壁 3 条结肠带汇合处，末端游离，位置变化较大，有盆位、盲肠下位、盲肠后位和回肠前、后位等。

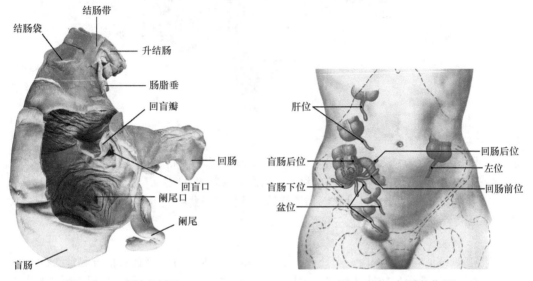

图 2-4-15　盲肠和阑尾　　　　　　图 2-4-16　阑尾的位置

阑尾根部位置较恒定，其体表投影点位于脐与右髂前上棘连线的中、外 1/3 交点处，称为麦氏（McBurney）点（图 2-4-16）。有时也以 Lanz 点表示，即左、右髂前上棘连线的右、中 1/3 交点处。急性阑尾炎时，此处可有明显的压痛或反跳痛。

案例 4-6

　　患者，女，16 岁。转移性右下腹疼痛伴恶心、呕吐 1 天。查体：麦氏点有明显压痛和反跳痛，实验室检查，白细胞及中性粒细胞均升高。临床诊断为急性单纯性阑尾炎。

　　问：1. 阑尾位于何处？

　　　　2. 医生考虑行阑尾切除术，切口应选择在何处？

考点提示：
阑尾根部的
体表投影

（三）结肠

结肠（colon）介于盲肠与直肠之间，呈 "M" 形包绕于空、回肠周围，分为四部分（图 2-4-17）。

1. 升结肠　于右髂窝内起自盲肠上端，沿右侧腹后壁上升至肝右叶下方，转折向左前下方移行于横结肠，转折处称为结肠右曲（肝曲）。

2. 横结肠　起自结肠右曲，向左横行至脾下方转折向下续于降结肠，转折处称为结肠左曲（脾曲）。横结肠由横结肠系膜连于腹后壁，活动度较大，其中间部可下垂至脐或低于脐平面。

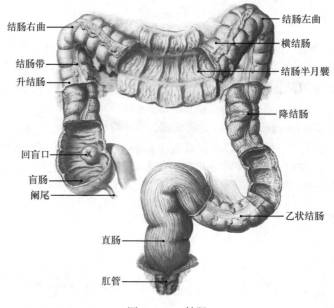

结肠右曲

结肠左曲

横结肠

结肠带

结肠半月襞

升结肠

降结肠

回盲口

盲肠

阑尾

乙状结肠

直肠

肛管

图 2-4-17　结肠

3. 降结肠　起自结肠左曲，沿左侧腹后壁下降，至左髂嵴处续于乙状结肠。

4. 乙状结肠　于左髂嵴处起自降结肠，沿左髂窝转入盆腔内，全长呈"乙"字形弯曲，至第 3 骶椎平面续于直肠。乙状结肠借乙状结肠系膜连于盆腔左后壁，活动度较大，易造成乙状结肠扭转，乙状结肠也是憩室和肿瘤等的好发部位。

（四）直肠

直肠（rectum）位于盆腔内，全长 10～14cm（图 2-4-18）。于第 3 骶椎前方起自乙状结肠，沿骶、尾骨前面下行，穿过盆膈移行为肛管。直肠并不直，在矢状位上形成 2 个明显的弯曲：骶曲是直肠上段沿着骶、尾骨盆面下降，形成一个突向后方的弓形弯曲；会阴曲是直肠末段绕过尾骨尖，转向后下方，形成一个突向前方的弓形弯曲。在冠状面上也有 3 个突向侧方的弯曲，但位置不恒定，一般中间较大的一个凸向左侧，上、下两个凸向右侧。临床上进行直肠镜、乙状结肠镜检查时，应注意这些弯曲，以免损伤直肠壁。

直肠上端与乙状结肠交接处管径较细，向下肠腔明显膨大，称为直肠壶腹。腔内面有 3 个由黏膜及环行肌构成的直肠横襞（Houston 瓣），具有阻挡粪便下移的作用。中间的直肠横襞大而明显，位置恒定，通常位于直肠壶腹稍上方的右前壁上，距肛门约 7cm，可作为乙状结肠镜检查的定位标志。

（五）肛管

肛管（anal canal）为消化管的最末段，位于盆膈以下。上端续直肠，下端终于肛门，长 3～4cm（图 2-4-19）。肛管被肛门括约肌包绕，平时处于收缩状态，有控制排便的作用。肛管内面有 6～10 条纵行黏膜皱襞，称为肛柱。各肛柱下端借半月形黏

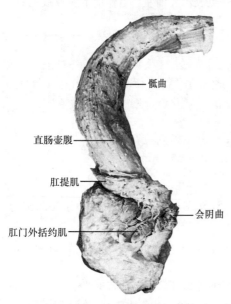

骶曲

直肠壶腹

肛提肌

会阴曲

肛门外括约肌

图 2-4-18　直肠的位置和外形

膜皱襞相连，此襞称为肛瓣。肛瓣与其相邻两个
肛柱下端之间形成开口向上的隐窝，称为肛窦，
肛窦内积存有粪屑，易感染而引起肛窦炎。

各肛柱下端与肛瓣边缘连成的锯齿状环行
线，称为齿状线（肛皮线）。齿状线以上肛管内
表面为黏膜，上皮为单层柱状上皮；齿状线以
下肛管内表面为皮肤，上皮为复层扁平上皮。
此外，齿状线上、下部的肠管在动脉来源、静
脉回流、淋巴引流，以及神经分布等方面各不
相同。齿状线下方有宽约 1cm 的环形区域，称
为肛梳（痔环），表面光滑。肛梳下缘有不甚明
显的环行线，称为白线（Hilton 线），该线位于
肛门内、外括约肌分界处，肛门指诊时，可触
知此处为一环行浅沟。

肛门括约肌根据位置及其性质不同，分为
两部分：肛门内括约肌为平滑肌，由肠壁内环
形平滑肌增厚形成，有协助排便的作用；肛门

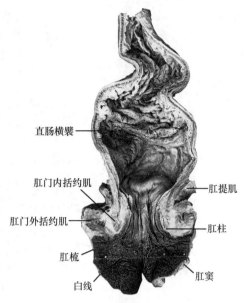

图 2-4-19　直肠与肛管内面

外括约肌为骨骼肌，受意识支配，围绕于肛门内括约肌外下方，有较强的控制排便作用。
手术时应防止误损，以免造成大便失禁。

肛门直肠指检术

肛门直肠指检术是一种简单易行而又重要的肛肠疾病检查方法，对直肠癌的早期发现
具有重要意义。约 80% 的直肠癌可在肛门指检时被发现。检查方法是：戴好手套或指套
后，在示指和肛门部位涂些润滑油，将示指伸进直肠内检查。先注意肛管的紧张度，然后
检查直肠前、后、左、右壁有无压痛、包块及波动感，并注意包块的大小、硬度、活动度。
有无狭窄及程度。检查结束后，指套有无血迹或黏液。

链接

痔

痔是直肠末端黏膜和肛管皮肤下痔静脉丛曲张而形成的柔软静脉团，是发生于肛门
内、外的常见病。临床上按其位置分为 3 种：位于齿状线以上的黏膜内为内痔，以大便出
血和静脉团脱出为主要症状；位于齿状线以下的皮肤深面为外痔，以肛门不适、瘙痒、软
性肿块为主要症状，皮下静脉丛破裂形成血栓时，以剧烈疼痛为主要症状；齿状线上、下
的静脉丛曲张为混合痔。兼有内、外痔的特征。

链接

第 2 节　消 化 腺

一、口 腔 腺

口腔腺（salivary gland）位于口腔周围，分大、小两类（图 2-4-20）。小口腔腺位于口

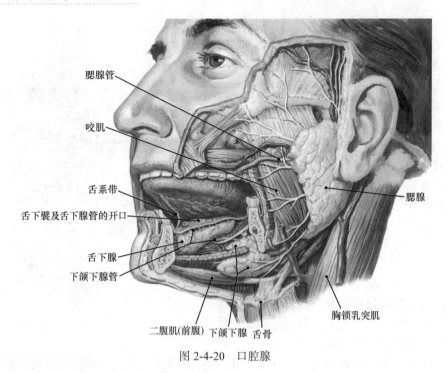

图 2-4-20   口腔腺

腔黏膜内，属黏液腺，如唇腺、颊腺、腭腺和舌腺等。大口腔腺有 3 对，即腮腺、下颌下腺和舌下腺。其分泌物是唾液的主要成分，具有清洁口腔、湿润黏膜和初步消化食物的功能。

（一）腮腺

腮腺（parotid gland）最大，略呈三角形，位于耳郭前下方、下颌支与胸锁乳突肌之间。腮腺管自腮腺前缘发出，于颧弓下方约 1 横指处向前越过咬肌表面，至咬肌前缘向内侧穿颊肌，开口于平对上颌第 2 磨牙牙冠的颊黏膜处。

（二）下颌下腺

下颌下腺（submandibular gland）呈扁椭圆形，位于下颌体内面，导管开口于舌下阜。

（三）舌下腺

舌下腺（sublingual gland）较小，位于口腔底的舌下襞深面，小管开口于舌下襞，大管与下颌下腺管共同开口于舌下阜。

案例 4-7

患者，男，6 岁。晨起诉脖子痛，不能转头，并说幼儿园里也有小朋友和他得的病一样。妈妈发现他耳郭前下部明显肿了起来，立即去医院检查，临床诊断为流行性腮腺炎。

问：1. 口腔腺有哪些？

　　2. 说出各口腔腺的位置和导管开口。

二、肝

肝（liver）是人体最大的消化腺，成人重 1300～1500g，占体重的 1/50-1/40。胎儿和新生儿的肝相对较大。肝具有参与物质代谢、产生胆汁、解毒、吞噬防御、产生抗体等功能，胚胎时期还有造血功能。

（一）肝的形态

肝呈不规则楔形，红褐色，质软而脆，受暴力冲击易破裂出血。按其形态分为上、下两面和前、后两缘（图2-4-21）。

上面隆凸，与膈相接触，又称为膈面，被呈矢状位的镰状韧带分为大而厚的右叶和小而薄的左叶。膈面后上部无腹膜覆盖的部分，称为裸区。下面与腹腔器官相邻，凹凸不平，又称为脏面。脏面中部有一近似"H"形的沟，即两条矢状位的左、右纵沟和一条冠状位的横沟。左纵沟前部有肝圆韧带，为胎儿时期脐静脉闭锁后的遗迹，后部有静脉韧带，为胎儿时期静脉导管闭锁后的遗迹。右纵沟前部为胆囊窝，容纳胆囊，后部为腔静脉沟，有下腔静脉通过。横沟称为肝门，有肝左右管、肝门静脉、肝固有动脉以及神经、淋巴管等出入。出入肝门的这些结构被结缔组织包绕，构成肝蒂。肝脏面借"H"形沟分为4叶：即右纵沟右侧的右叶，左纵沟左侧的左叶，横沟前方的方叶，横沟后方的尾状叶。

肝前缘较薄锐，后缘较钝圆。

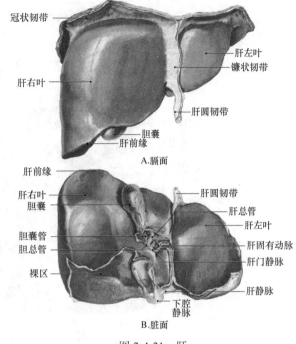

图 2-4-21　肝

（二）肝的位置和体表投影

肝位于腹腔上部，大部分位于右季肋区和腹上区，小部分位于左季肋区。前面大部分被肋覆盖，仅在腹上区左、右肋弓间的部分直接与腹前壁相贴。

肝上界与膈穹隆一致，右上界位于右锁骨中线与右第5肋交点处，左上界位于左锁骨中线与左第5肋间交点处。肝下界右侧大致与右肋弓一致，故体检时在右肋弓下不能触及，在腹上区，肝下缘可达剑突下2～3cm，左侧被左肋弓覆盖。7岁以下儿童，肝下缘可低于肋弓下缘1～2cm。肝可随膈的呼吸运动而上、下移动，平静呼吸时，肝上、下移动的范围为2～3cm。

考点提示：
肝的形态和位置

案例 4-8

患者，女，28岁。近日常感右上腹持续性疼痛，伴食欲缺乏、恶心、呕吐、乏力、厌油腻。医生叩诊后，考虑病人有肝肿大。

问：1. 肝位于何处？

2. 说出正常肝的体表投影。

（三）肝外胆道系统

肝外胆道系统包括肝左右管、肝总管、胆囊管、胆囊和胆总管等（图2-4-22）。

1. 胆囊（gallbladder）　位于肝下面的胆囊窝内，容积为40～60ml，有储存、浓缩胆汁的功能。

胆囊呈梨形，分为底、体、颈、管四部分。胆囊底为突向前端的膨大盲端，露出于肝前缘并与腹前壁相贴，其体表投影点位于右锁骨中线与右肋弓相交处，胆囊炎时此处常有明

考点提示：
肝外胆道的组成及肝内胆汁的排出途径

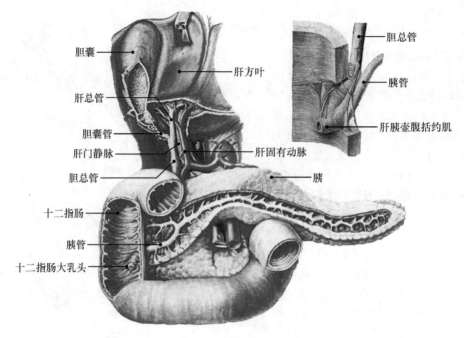

图 2-4-22　肝外胆道

显压痛，称为墨菲征（Murphy）阳性。中间为胆囊体，后端狭细为胆囊颈，胆囊颈向下移行于胆囊管。胆囊颈和胆囊管的黏膜呈螺旋状突入腔内，形成螺旋襞，可控制胆汁的进出，胆囊结石易嵌顿于此。

胆囊管、肝总管和肝脏面围成的三角形区域，称为胆囊三角（Calot 三角），内有胆囊动脉通过，是手术时寻找胆囊动脉的标志。

案例 4-9

患者，男，56 岁。右上腹阵发性绞痛伴恶心、呕吐 6 小时入院。查体：急性面容，体温 39.7℃，脉搏 108 次 / 分，呼吸 28 次 / 分，血压 90/60mmHg，右上腹有压痛，墨菲征阳性，B 超示胆囊增大，临床诊断为急性胆囊炎。

问：1. 胆囊位于何处？
　　2. 说出胆囊底的体表投影。

2. 肝管与肝总管　肝左、右管汇合形成肝总管，长约 3cm，向下与胆囊管以锐角汇合成胆总管。

3. 胆总管（common bile duct）　长 4～8cm，直径 6～8mm，由肝总管与胆囊管汇合而成。在肝十二指肠韧带内下降，经十二指肠上部后方、至胰头与十二指肠降部之间与胰管汇合，形成膨大的肝胰壶腹（Vater 壶腹），开口于十二指肠大乳头。在肝胰壶腹周围有环形的平滑肌，称为肝胰壶腹括约肌（Oddi 括约肌），可调控胆汁的排出。

未进食时，肝胰壶腹括约肌处于收缩状态，肝细胞分泌的胆汁，经肝左右管、肝总管、胆囊管进入胆囊储存；进食后，在神经体液因素的调节下，肝胰壶腹括约肌舒张，胆囊收缩，胆囊内的胆汁经胆囊管、胆总管、肝胰壶腹、十二指肠大乳头排入十二指肠。

肝细胞分泌的胆汁排入十二指肠的途径如下：

肝细胞分泌胆汁→胆小管→小叶间胆管→肝左、右管→肝总管→胆总管→十二指肠

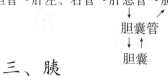
胆囊管
胆囊

三、胰

胰（pancreas）是人体第2大腺体，由内、外分泌部组成。内分泌部即胰岛，散在于胰实质内，主要分泌胰岛素，调节糖代谢。外分泌部分泌胰液，含有多种消化酶，有调节蛋白质、糖类和脂肪代谢的作用。

（一）胰的位置

胰位于腹上区和左季肋区，横卧于腹后壁，胃后方，平对第1～2腰椎体（见图2-4-12）。

（二）胰的形态

胰呈三棱形，质柔软、色灰红，分头、颈、体、尾四部，各部无明显界限。胰头为胰右端膨大部分，位于第2腰椎体右侧，被十二指肠包绕，在胰头下部有突向左后上方的钩突。胰头后面与胆总管、肝门静脉相邻，故胰头癌时因肿块压迫可出现阻塞性黄疸、腹水、脾肿大等症状；胰颈后方有肠系膜上静脉通过，并与脾静脉汇合成肝门静脉；胰体居第1腰椎体前面，位于胰头与胰尾之间，占胰的大部分。胰体前面隔网膜囊与胃相邻，故胃后壁癌肿或溃疡穿孔常与胰粘连；胰尾较细，向左上方抵达脾门。胰管位于胰实质内，与胰长轴一致，横贯胰全长，末端与胆总管汇合，共同开口于十二指肠大乳头。有时在胰头上部胰管上方常有副胰管，开口于十二指肠小乳头。

案例 4-10

患者，女，50岁。1天前晚餐后2小时出现上腹正中持续性隐痛，逐渐加重，并向腰背部放射，仰卧、咳嗽或活动时加重，伴低热、恶心、频繁呕吐，吐出食物、胃液和胆汁，吐后腹痛无减轻，多次使用止痛药无效。无头晕、意识障碍，无胸闷、心悸及气短，无呕血、便血和黑便，无腹泻及便秘。辅助检查（入院当日）：血淀粉酶：4121U/L＞正常值（32.0～641.0U/L）3倍。腹部CT：腹腔内渗出性病变。临床诊断为急性胰腺炎。

问：1. 简述胰的位置和分部。

2. 归纳胰液排入十二指肠的途径。

（付世杰 董 博）

目 标 检 测

一、名词解释

1. 上消化道　　2. 下消化道　　3. 咽峡

4. 麦氏点（McBurney 点）　　5. 齿状线

6. 肝门　　　　7. 肝蒂

二、简答题

1. 说出消化系统的组成和功能。

2. 简述食管的分部，生理性狭窄的位置、距中切牙的距离及临床意义。

3. 一小儿误食一枚硬币，3天后自粪便中排出，说出硬币排出的途径。

4. 简述肝的形态和位置。

5. 简述肝外胆道的组成，肝内胆汁排入十二指肠的途径。

第5章 呼吸系统

📖 **学习目标**

1. 掌握：呼吸系统的组成及上、下呼吸道的概念；左、右主支气管的形态特点及临床意义；肺的位置、形态和分叶。

2. 熟悉：鼻腔的分部和形态结构；鼻旁窦的名称、位置及开口部位；胸膜、胸膜腔及胸腔的概念，肋膈隐窝的位置及临床意义；胸膜与肺下界的体表投影。

3. 了解：喉的位置、喉软骨的名称和喉腔的分部。

考点提示：
上、下呼吸
道的概念

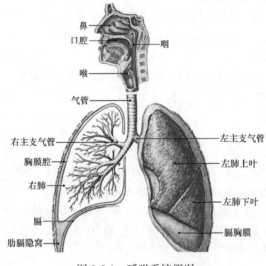

图 2-5-1　呼吸系统概况

呼吸系统（respiratory system）由呼吸道和肺两部分组成（图 2-5-1）。呼吸道是输送气体的通道，包括鼻、咽、喉、气管和各级支气管。临床上常将鼻、咽、喉称为上呼吸道，将气管和各级支气管称为下呼吸道。肺由实质和间质构成，是气体交换的场所。

呼吸系统的主要功能是与外界进行气体交换，即吸入氧气、呼出二氧化碳。

第1节 呼 吸 道

一、鼻

鼻（nose）是呼吸道的起始部，包括外鼻、鼻腔和鼻旁窦三部分，具有嗅觉和辅助发音的功能。

（一）外鼻

外鼻（external nose）呈三棱锥形，位于面部中央，以鼻骨和鼻软骨为支架，被覆皮肤和少量皮下组织。上部较窄，位于两眼眶之间的为鼻根，向下延伸为鼻背，末端为鼻尖。鼻尖两侧呈弧形隆突的部分为鼻翼，呼吸困难时，可见鼻翼扇动。自鼻翼向外下至口角的浅沟为鼻唇沟。正常人两侧鼻唇沟对称。鼻尖和鼻翼皮肤内富含皮脂腺和汗腺，是疖肿的好发部位。

（二）鼻腔

鼻腔（nasal cavity）以骨和软骨为基础，内面覆以黏膜，外面覆以皮肤。鼻腔被鼻中隔分为左、右两腔，各腔向前借鼻孔通外界，向后经鼻后孔通鼻咽；以鼻阈为界，分为前下部的鼻前庭和后上部的固有鼻腔两部分。

鼻前庭位于鼻腔前下部，内衬皮肤，生有鼻毛，可阻挡异物，过滤净化空气；固有鼻腔位于鼻腔后上部，外侧壁结构较复杂，自上而下有突向鼻腔的上、中、下鼻甲。各鼻甲下方的通道，分别称为上、中、下鼻道，上鼻甲后上方与鼻腔顶之间的凹部，称为蝶筛隐窝（图 2-5-2）。

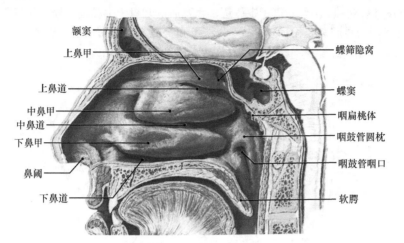

图 2-5-2　鼻腔外侧壁

　　鼻腔黏膜按功能分为嗅区和呼吸区两部分。嗅区位于上鼻甲以上及其相对的鼻中隔黏膜，活体呈苍白色或淡黄色，内含嗅细胞，能感受嗅觉刺激。呼吸区为嗅区以外的鼻黏膜，呈淡红色，内含丰富的血管和腺体，可加温和湿润空气，腺体分泌物可润滑鼻黏膜并黏着细菌和异物。

　　鼻中隔（nasal septum）由筛骨垂直板、犁骨及鼻中隔软骨为支架，表面被覆黏膜而成（图 2-5-3）。其前下部血管丰富而表浅，是鼻出血的好发部位，故临床上称为易出血区（Little 区）。

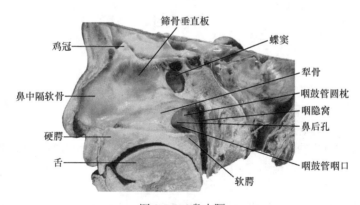

图 2-5-3　鼻中隔

案例 5-1

　　患者，男，17 岁。因期末考试紧张、疲劳，在晨起洗脸时从鼻孔流出鲜血来，同学们立即找来棉球为其填塞鼻腔，血液便不再流出。

　　问：鼻出血易发生于何处，为何易出血？

（三）鼻旁窦

　　鼻旁窦（paranasal sinuses）由骨性鼻旁窦内衬黏膜而成，可温暖、湿润空气，并对发

考点提示：
鼻旁窦的临
床意义

音起共鸣作用。包括上颌窦、额窦、筛窦和蝶窦 4 对（图 2-5-4）。筛窦分为前、中、后 3 群。上颌窦、额窦和筛窦前、中群开口于中鼻道，筛窦后群开口于上鼻道，蝶窦开口于蝶筛隐窝。

鼻旁窦黏膜与鼻腔黏膜相延续，故鼻腔炎症可蔓延至鼻旁窦而引起鼻旁窦炎。由于上颌窦的开口高于窦底，分泌物不易排出，易发生感染和窦内积脓。

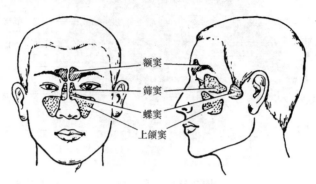

图 2-5-4   鼻旁窦的投影

鼻　窦　炎

鼻腔黏膜炎症时，常引起鼻窦炎，以上颌窦多见。由于上颌窦开口高于窦底，所以上颌窦炎化脓时，分泌物引流不畅。又因上颌窦的窦底邻近上颌磨牙的牙根，牙根感染常波及上颌窦，引起牙源性上颌窦炎。

二、咽

参见第 4 章。

三、喉

喉（larynx）由喉软骨借关节、韧带和喉肌构成，既是呼吸道，又是发音器官。喉位于颈前部中份，第 3～6 颈椎体前方。向上借甲状舌骨膜与舌骨相连，并经喉口通喉咽，向下与气管相续。前方有皮肤和浅、深筋膜及舌骨下肌群覆盖，后方为咽，两侧邻颈部大血管、神经及甲状腺侧叶。喉活动性大，可随吞咽或发音而上、下移动。

（一）喉软骨

喉软骨构成喉的支架，包括成对的杓状软骨和不成对的甲状软骨、环状软骨、会厌软骨等（图 2-5-5，图 2-5-6）。

1. 甲状软骨（thyroid cartilage） 是喉软骨中最大的一块，构成喉的前外侧壁。由 2 块近似方形的软骨板构成，两板前缘彼此融合成前角，上端向前突出为喉结。成年男性特别明显，两板后缘均向上、下各发出 1 对突起，分别称为上角和下角。上角借韧带与舌骨大角相连，下角内侧有关节面，与环状软骨构成关节。

2. 环状软骨（cricoid cartilage） 位于甲状软骨下方，形似指环，是呼吸道中唯一完整的软骨环，对于保持呼吸道畅通有重要作用，损伤后易引起喉狭窄。环状软骨前部低而窄，称为环状软骨弓，向后平对第 6 颈椎体；后部高而宽阔，称为环状软骨板。环状软骨下缘借韧带与气管软骨环相连。

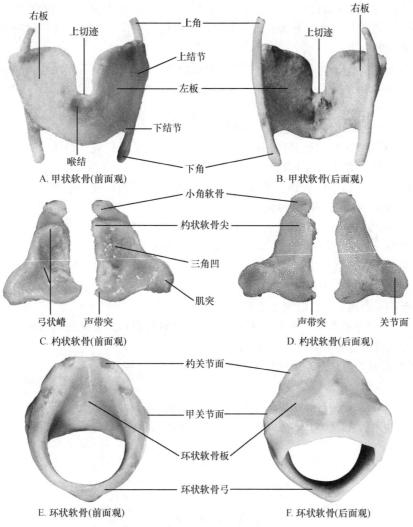

图 2-5-5 分离的喉软骨

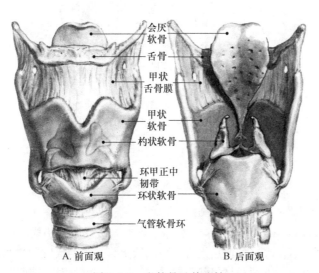

图 2-5-6 喉软骨及其连结

3. 会厌软骨（epiglottic cartilage） 位于舌骨体后方，呈上宽下窄的叶片状。下端借韧带连于甲状软骨前角后面，上端游离。会厌软骨被覆黏膜构成会厌。具有封闭喉口，防止食物误入喉腔的功能。

4. 杓状软骨（arytenoid cartilage） 位于环状软骨板上方，近似三棱锥形，分为尖、底和两突。由底向前伸出的突起为声带突，有声韧带附着，向外侧伸出的突起为肌突，有喉肌附着。

（二）喉的连结

喉的连结包括喉软骨间的连结以及喉与舌骨、气管间的连结（图2-5-6）。

1. 环杓关节 由杓状软骨底与环状软骨板上缘的关节面构成。杓状软骨可沿垂直轴作旋转运动，能开大或缩小声门裂。

2. 环甲关节 由甲状软骨下角与环状软骨两侧的关节面构成。甲状软骨在冠状轴上作前倾和复位运动，能紧张或松弛声带。

3. 弹性圆锥 是张于甲状软骨前角后面与环状软骨弓上缘及杓状软骨声带突之间的膜状结构。其呈上窄下宽的圆锥状，上缘游离，张于甲状软骨前角后面与杓状软骨声带突之间，称为声韧带，构成声带的基础。弹性圆锥前份较厚，张于甲状软骨下缘与环状软骨弓上缘之间，称为环甲正中韧带。体表易于触及，当急性喉阻塞来不及进行气管切开时，可在此穿刺或切开，建立暂时的气体通道。

4. 方形膜 呈斜方形，张于会厌软骨两侧及甲状软骨前角后面与杓状软骨前内侧缘之间。其下缘游离，称为前庭韧带，构成前庭襞的支架。

5. 甲状舌骨膜 是连于甲状软骨上缘与舌骨之间的薄膜。

（三）喉肌

喉肌（muscles of larynx）属骨骼肌，附着于喉软骨表面（图2-5-7）。主要作用是调节声带紧张度和声门裂的大小，从而控制发音强弱和调节音调的高低。喉肌瘫痪时，会引起声音嘶哑或失语。

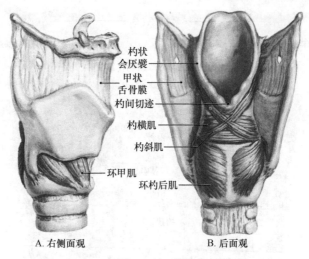

A. 右侧面观　　　　B. 后面观

图 2-5-7　喉肌

（四）喉腔

喉腔（laryngeal cavity）由喉软骨、韧带、喉肌、喉黏膜等构成（图2-5-8）。上经喉口与喉咽相通，下通气管。喉口朝向后上方，由会厌上缘、杓会厌襞和杓间切迹围成。

在喉腔两侧壁有上、下两对呈矢状位的黏膜皱襞，上方一对为前庭襞，呈粉红色，自甲

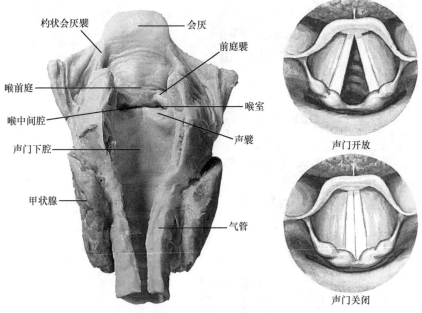

图 2-5-8　喉腔及声门裂

状软骨前角中部连至杓状软骨声带突上方。其间的裂隙前窄后宽，称为前庭裂。下方一对为声襞，颜色较白，较前庭襞更凸，自甲状软骨前角中部连至杓状软骨声带突。两侧声襞及杓状软骨底之间的裂隙，称为声门裂，是喉腔最狭窄的部位。声带由声襞及其内的声韧带和声带肌共同构成。

　　喉腔借前庭裂和声门裂分为上、中、下三部分（图 2-5-8）。喉口至前庭裂平面之间的部分，称为喉前庭；前庭裂至声门裂平面之间的部分，称为喉中间腔，其向两侧延伸形成喉室；声门裂至环状软骨下缘平面之间的部分，称为声门下腔。其黏膜下组织较疏松，炎症时易引起水肿。婴幼儿更易产生喉水肿而至喉阻塞。

考点提示：
声门下腔的
临床意义

急性喉梗阻

　　急性喉梗阻系因喉部病变致喉腔急性变窄或梗阻导致的呼吸困难。其多见于儿童，常由于喉部炎症、过敏、外伤、异物、肿瘤、痉挛、双侧声带外展性麻痹等引起。急性喉梗阻的急救措施可采取气管切开术，在无条件进行气管切开时，可先行环甲正中韧带穿刺或切开，以建立临时的气体通道，便于争取抢救时间。

链接

四、气管与主支气管

　　气管与主支气管均以"C"形透明软骨为支架，以保持其开放状态。缺口向后，由平滑肌和结缔组织构成的薄壁封闭（图 2-5-9）。

（一）气管

　　气管（trachea）位于食管前方，喉与气管杈之间，成人长 11～14cm，由 14～16 个气管软骨环以及连接其间的韧带构成。上端平第 6 颈椎体下缘接喉的环状软骨，经颈部正中

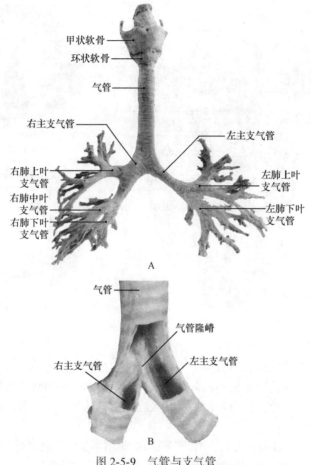

甲状软骨

环状软骨

气管

右主支气管

左主支气管

右肺上叶
支气管

左肺上叶
支气管

右肺中叶
支气管

左肺下叶
支气管

右肺下叶
支气管

A

气管

气管隆嵴

右主支气管

左主支气管

B

图 2-5-9　气管与支气管

下行入胸腔，至胸骨角平面分为左、右主支气管。分杈处称为气管杈，其内面有呈半月形、矢状位向上凸的纵嵴，称为气管隆嵴，常偏向左侧，是支气管镜检查的定位标志。

考点提示：
气管切开的
部位　　以胸骨颈静脉切迹为界将气管分为两部分。气管颈部较短，位置表浅，前面除有舌骨下肌群外，在第 2～4 气管软骨环前方有甲状腺峡，两侧有甲状腺侧叶和颈部的大血管，后面贴食管；气管胸部较长，位于上纵隔后部，前方有胸腺、左头臂静脉和主动脉弓等，后方仍紧邻食管。临床上通常在第 3～5 气管软骨环之间进行气管切开。

气管切开术

　　气管切开术是切开气管颈部前壁，插入一种特制套管，从而解除窒息、保持呼吸道通畅的一种急救措施。一般情况下在颈前部沿气管正中线纵行切开第 3～5 气管软骨环，撑开气管切口，吸出气管内分泌物，插入合适的套管并固定。

链接

考点提示：
左、右主支
气管的特点　　**（二）主支气管**

　　主支气管（principal bronchus）左、右各一，是气管分出的第 1 级分支，位于气管杈与肺门之间。左主支气管细而长，走行较水平；右主支气管粗而短，走行较陡直。故气管异物易坠入右主支气管。

气管插管术

气管插管术是将特制的气管内导管，经患者口腔或鼻腔插入气管的技术。可以建立人工气道，为通气供氧、呼吸道吸引和防止误吸等提供最佳条件，已成为心肺复苏及伴有呼吸功能障碍的急危重症患者抢救过程中的重要措施。气管插管术是急救工作中常用的重要抢救技术，是医务人员必须熟练掌握的基本技能之一。

链接

第2节 肺

肺（lung）是气体交换的场所。

一、肺的位置和形态

肺位于胸腔内纵隔的两侧，膈上方。肺质软呈海绵状，富有弹性。幼儿肺呈淡红色，随着年龄增长，因空气中的尘埃、炭末等沉积，肺颜色逐步变暗乃至呈蓝黑色。吸烟者尤为明显。

右肺受肝的影响，较宽短；左肺受心的影响，较狭长。肺呈半圆锥形，分为1尖、1底、2面、3缘和分叶（图2-5-10，图2-5-11）。肺尖钝圆，突出胸廓上口至颈根部，高出锁骨内侧1/3

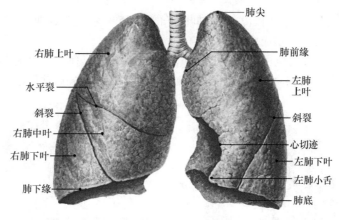

图2-5-10 肺的形态

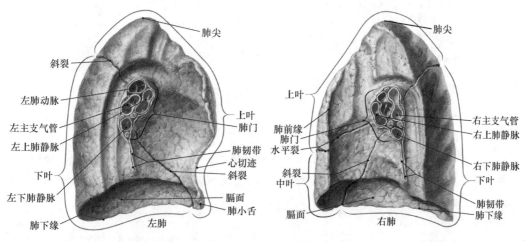

图2-5-11 肺内侧面

段上方2～3cm；肺底位于膈上方，与膈穹隆一致；外侧面又称为肋面，凸而广阔，与肋和肋间隙相贴。内侧面又称为纵隔面，与纵隔相贴。其中部凹陷，有主支气管、血管、神经和淋巴管等出入，称为肺门（图2-5-11）。出入肺门的结构被结缔组织包绕，构成肺根。肺根内各结构的排列顺序是：自前向后依次为肺静脉、肺动脉、主支气管。自上而下，左肺根为肺动脉、主支气管、肺静脉，右肺根为主支气管、肺动脉、肺静脉；前缘薄锐，右肺前缘近于垂直，左肺前缘下份有左肺心切迹，切迹下方的舌状突出部，称为左肺小舌。后缘钝圆，位于脊柱两侧。下缘较锐利，位于肋面与肺底交界处，其位置可随呼吸而上、下移动；左肺被自后上斜向前下的斜裂分为上、下两叶；右肺除斜裂外，还有1个水平裂，将右肺分为上、中、下3叶。

案例5-2

　　患者，男，68岁。因长期咳嗽，咳痰，痰中带血到医院就诊，做X线检查发现，肺门阴影增大，疑为中心型肺癌。
　　问：1. 肺门位于何处？
　　　　2. 肺门内有哪些结构？

二、肺段支气管与支气管肺段

　　左、右主支气管入肺门后，分出肺叶支气管，肺叶支气管入肺叶后分出肺段支气管。支气管在肺内反复分支，形成支气管树。

　　每一肺段支气管及其分支和所属的肺组织构成一个支气管肺段，简称为肺段（图2-5-12）。肺段略呈圆锥形，尖朝向肺门，底朝向表面，相邻肺段之间隔以薄层结缔组织。一般左、右

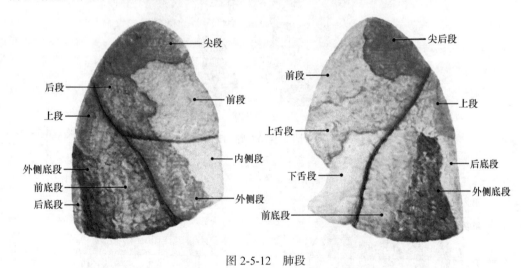

图2-5-12　肺段

人 工 呼 吸

　　人工呼吸是用人为的方法（口对口或机械装置等），运用肺内压与大气压之间的压力差，使空气有节律地进入呼吸骤停者的肺内，后借助胸廓和肺的弹性回缩力，使进入肺内的气体呼出，如此周而复始以代替自主呼吸。通过人工呼吸使患者获得氧气，排出二氧化碳，维持最基础的生命征。

肺各分为 10 个肺段, 肺段的结构和功能具有相对独立性, 临床上常以肺段为依据作手术切除或定位诊断。

第3节 胸 膜

一、胸膜、胸膜腔与胸腔的概念

胸膜 (pleura) 是被覆于胸壁内面、膈上面、纵隔两侧和肺表面的一层薄而光滑的浆膜, 可分为脏胸膜和壁胸膜两部分 (图 2-5-13)。脏胸膜被覆于肺表面, 与肺紧密相贴, 并伸入肺裂内; 壁胸膜贴附于胸壁内面、膈上面和纵隔两侧, 根据其部位分为四部分: ①肋胸膜衬贴于肋骨与肋间隙内面。②膈胸膜覆盖于膈上面。③纵隔胸膜衬贴于纵隔两侧面, 其中部包绕肺根移行于脏胸膜, 此移行部于肺根下方, 前后两层重叠, 连于纵隔外侧面与肺内侧面之间, 称为肺韧带。④胸膜顶覆盖于肺尖上方, 是由肋胸膜与纵隔胸膜上延至胸廓上口平面以上形成的穹隆状结构, 高出锁骨内侧 1/3 段上方 2～3cm。

胸膜腔 (pleural cavity) 是由脏胸膜与壁胸膜在肺根处相互移行, 共同围成完全封闭的潜在性腔隙, 左、右各一 (图 2-5-13)。腔内为负压, 仅有少量浆液, 可减少呼吸运动时脏、壁胸膜之间的摩擦。胸膜腔在壁胸膜某些部位的转折处, 留有一潜在性腔隙, 即使在深吸气时, 肺缘也不能伸入其内, 这些间隙称为胸膜隐窝。其中, 最重要的是由肋胸膜与隔胸膜相互转折形成的肋膈隐窝, 呈半环形, 是胸膜腔的最低部位, 胸膜炎时渗出液常积聚于此, 临床上常在此处进行胸膜腔穿刺或引流。

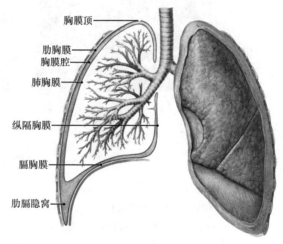

图 2-5-13　胸膜及胸膜腔

胸腔是指胸廓上口以下, 膈与胸前后壁和侧壁之间围成的腔。上方经胸廓上口通颈根部, 下方借膈与腹腔分隔。胸腔分为中部和左、右侧部, 中部为纵隔, 两侧容纳肺和胸膜。胸腔与胸膜腔是两个不同的概念, 实际上胸腔内的器官均位于胸膜腔之外。

考点提示:
肋膈隐窝的
临床意义

胸膜腔穿刺术

胸膜腔穿刺术常用于抽液、抽气减轻压迫症状, 检查胸膜腔积液的性质及胸膜腔内给药。临床上抽液常以患侧肩胛线第 7～9 肋间、腋中线第 5～7 肋间为穿刺点, 沿肋骨上缘进针以免损伤肋间血管和神经, 同时应避免在第 9 肋间以下穿刺, 以免刺破膈损伤腹腔器官。抽气常在患侧锁骨中线第 2 肋间、腋前线第 4～5 肋间或根据胸透确定测压抽气部位, 紧急情况下, 在叩诊呈明显鼓音区进行穿刺。

链接

二、肺与胸膜的体表投影

（一）肺的体表投影

两肺前缘的投影：均起自锁骨内侧 1/3 上方 2～3cm 的肺尖处，向内下方斜行，经胸锁关节后方至胸骨角平面，左、右两侧靠拢。右肺前缘垂直下行，至右侧第 6 胸肋关节处移行为下缘；左肺前缘下行至左侧第 4 胸肋关节平面，沿左肺心切迹向外下，至左侧第 6 肋软骨中点处移行为下缘。

两肺下缘的投影大致相同：右侧起自右第 6 胸肋关节处，左侧起自左第 6 肋软骨中点处。两侧均行向外下，在锁骨中线上与第 6 肋相交，在腋中线上与第 8 肋相交，在肩胛线上与第 10 肋相交，在接近脊柱时则平对第 10 胸椎棘突（图 2-5-14）。

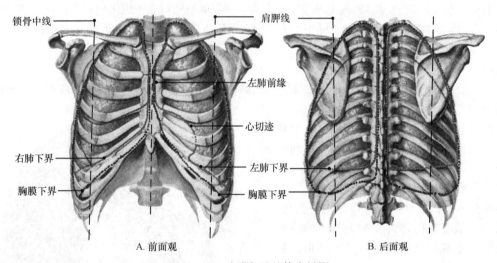

图 2-5-14　胸膜与肺的体表投影

（二）胸膜的体表投影

考点提示：
肺与胸膜下界的体表投影

两侧胸膜顶及胸膜前界的投影，与两肺尖和肺前缘基本一致。两侧胸膜下界的投影，比两肺下界约低 2 肋。即右侧起自右第 6 胸肋关节处，左侧起自左第 6 肋软骨，两侧均行向外下，在锁骨中线上与第 8 肋相交，在腋中线上与第 10 肋相交，在肩胛线上与第 11 肋相交，在接近脊柱时则平对第 12 胸椎棘突（图 2-5-14）。

案例 5-3

患者，男，21 岁。一周前着凉后开始稍咳，低热，左胸痛，近日来感觉活动后气促。查体：左下胸叩诊呈浊音，上方可闻及支气管呼吸音，下方呼吸音减弱以至消失，诊断为渗出性胸膜炎（胸膜腔积液）。

问：1．胸膜腔是如何围成的，如病人站位或坐位时积液在何处？
　　2．如进行积液引流，穿刺点应选择在何处？

第 4 节　纵　　隔

考点提示：
纵隔的概念

纵隔（mediastinum）是左、右纵隔胸膜之间所有器官、结构与结缔组织的总称。前界为胸骨，后界为脊柱胸段，两侧界为纵隔胸膜，上界为胸廓上口，下界为膈。通常以胸骨角平面为界分为两部分（图 2-5-15）。

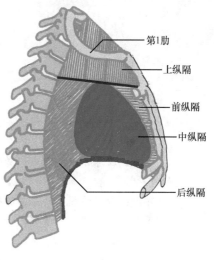

图 2-5-15 纵隔

（第1肋、上纵隔、前纵隔、中纵隔、后纵隔）

一、上 纵 隔

上纵隔位于胸廓上口与胸骨角平面之间，内有胸腺，头臂静脉及上腔静脉，膈神经，迷走神经，喉返神经，主动脉及其分支，食管，气管，胸导管及淋巴结等。

二、下 纵 隔

下纵隔位于胸骨角平面与膈之间，以心包为界分为三部分。前纵隔位于胸骨与心包前层之间，内含有少量淋巴结和疏松结缔组织；中纵隔位于心包前、后层之间，内有心包、心、出入心的大血管根部、膈神经、奇静脉、心包膈血管及淋巴结等；后纵隔位于心包后层与脊柱之间，内有气管权、主支气管、胸主动脉、奇静脉、半奇静脉、迷走神经、食管、胸导管、胸交感干和淋巴结等。

考点提示：
纵隔各部的内容

（温且木·买买提）

目 标 检 测

一、名词解释

1. 上呼吸道　　2. 下呼吸道
3. 易出血区　　4. 鼻旁窦
5. 声门裂　　　6. 肺门
7. 肺根　　　　8. 肺段
9. 肋膈隐窝　　10. 纵隔

二、简答题

1. 简述鼻旁窦的名称、位置、开口及临床意义。
2. 归纳外界空气进入肺的途径。
3. 简述肺与胸膜下界的体表投影。
4. 气管异物易坠入哪侧主支气管，为什么？

第6章 泌尿系统

📖 **学习目标**

1. 掌握：泌尿系统的组成；肾的位置和形态；输尿管的狭窄；膀胱三角的位置；女性尿道的特点。

2. 熟悉：肾的被膜；输尿管的行程与分部；膀胱的形态结构。

3. 了解：肾和膀胱的毗邻。

泌尿系统（urinary system）由肾、输尿管、膀胱和尿道组成（图2-6-1），具有排出机体在新陈代谢过程中产生的废物，如尿酸、尿素、多余的水和无机盐等，以维持机体内环境平衡的功能。肾是生成尿液的器官，经输尿管输送至膀胱内暂存，当膀胱内的尿液积存到一定量时，在神经系统调控下，再经尿道排出体外。

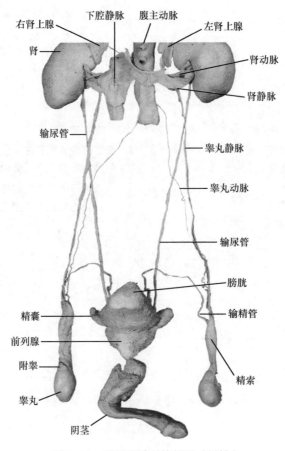

右肾上腺　下腔静脉　腹主动脉　左肾上腺

肾

肾动脉

肾静脉

输尿管

睾丸静脉

睾丸动脉

输尿管

膀胱

精囊

输精管

前列腺

附睾

精索

睾丸

阴茎

图2-6-1　泌尿生殖系统概况（男性）

第 1 节　肾

一、肾 的 形 态

肾（kidney）为成对的暗红色实质性器官，质软而光滑，形似蚕豆（图 2-6-2）。分为上、下两端，前、后两面和内、外侧两缘。上端宽而薄，下端窄而厚；前面朝向前外侧，较隆凸，后面紧贴腹后壁和膈，较平坦；外侧缘隆凸，内侧缘中部凹陷，是肾盂、肾动脉、肾静脉、神经和淋巴管等出入的部位，称为肾门（renal hilum）。出入肾门的所有结构被结缔组织包裹，合称为肾蒂（renal pedicle）。肾门向肾实质内凹陷并扩大形成肾窦（renal sinus），肾窦内含有肾动脉的分支、肾静脉的属支、肾小盏、肾大盏、肾盂、神经、淋巴管和脂肪组织等。

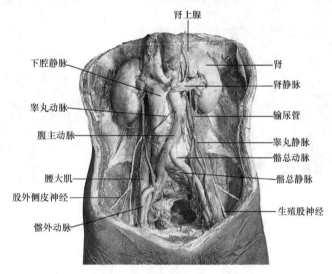

图 2-6-2　肾的位置和形态

二、肾 的 位 置

正常成人肾位于腹腔后上部，腹膜后方，脊柱两侧，为腹膜外位器官（图 2-6-2，图 2-6-3）。因受肝的影响，右肾略低于左肾。左肾位于第 11 胸椎体下缘至第 2 腰椎体下缘之间，第 12 肋斜过其后面的中部；右肾位于第 12 胸椎体上缘至第 3 腰椎体上缘之间，

考点提示：
肾区的位置
及临床意义

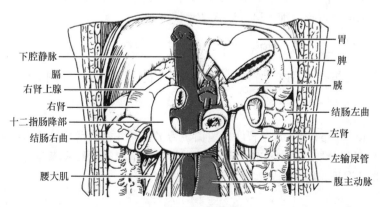

图 2-6-3　肾的毗邻

第 12 肋斜过其后面的上部。肾门约平对第 1 腰椎体平面，距后正中线约 5cm。在腰背部，肾门的体表投影位于竖脊肌外侧缘与第 12 肋下缘形成的夹角内，临床上称为肾区（renal region）。患肾病时，此区可有压痛或叩击痛。

三、肾的剖面构造

在肾的冠状切面上，可将肾实质分为皮质和髓质两部分（图 2-6-4）。

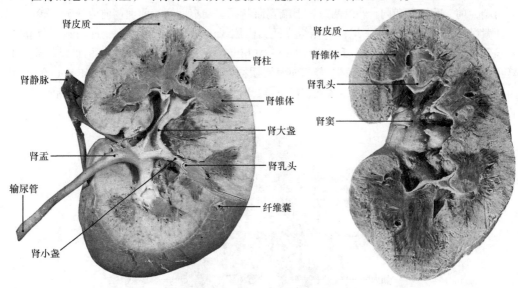

图 2-6-4　肾冠状切面

（一）皮质

皮质（renal cortex）位于肾实质浅层，富含血管。新鲜标本呈红褐色，肉眼可见密集分布的肾小体，呈细小的红色点状颗粒。皮质伸入髓质内的部分，称为肾柱。自肾锥体底呈放射状伸入皮质内的条纹，称为髓放线，位于髓放线之间的部分，称为皮质迷路。

（二）髓质

髓质（renal medulla）位于肾实质深层，血管较少，呈淡红色，约占肾实质厚度的 2/3。主要由 15～20 个肾锥体构成。肾锥体呈圆锥体形，其底朝向皮质，尖朝向肾窦，2～3 个肾锥体尖端合并成 1 个肾乳头，突入肾小盏内。肾乳头上有许多乳头孔，肾生成的尿液经乳头孔流入肾小盏内。每 2～3 个肾小盏合并成 1 个肾大盏，再由 2～3 个肾大盏合成 1 个肾盂。肾盂出肾门后向下弯行变细，移行为输尿管。

考点提示：
肾的剖面结构

四、肾的被膜

肾表面包有 3 层被膜，由内向外依次为纤维囊、脂肪囊和肾筋膜（图 2-6-5）。

（一）纤维囊

纤维囊（fibrous capsule）紧贴肾实质表面，为坚韧而致密的薄层结缔组织囊，具有保护肾的作用，故肾部分切除或外伤时需缝合此囊。正常情况下，纤维囊与肾连接疏松，易于剥离。但病理情况下，则可与肾实质粘连，不易剥离。

（二）脂肪囊

脂肪囊（fatty renal capsule）是包裹于纤维囊外面的脂肪组织层，并经肾门伸入肾窦内，

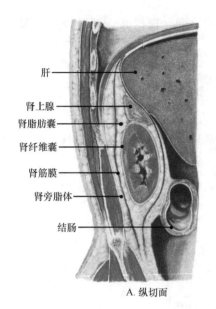
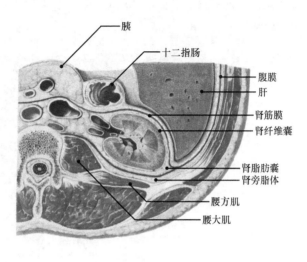

肝
肾上腺
肾脂肪囊
肾纤维囊
肾筋膜
肾旁脂体
结肠

胰
十二指肠
腹膜
肝
肾筋膜
肾纤维囊
肾脂肪囊
肾旁脂体
腰方肌
腰大肌

A. 纵切面　　　　　　B. 横切面

图 2-6-5　肾的被膜

填充于各管道与神经之间，具有保护和支持肾的作用。临床上做肾囊封闭时，即是将药液注入此囊内。

（三）肾筋膜

肾筋膜（renal fascia）位于脂肪囊外面，分为前、后两层共同包绕肾和肾上腺。在肾外侧缘和肾上腺上方，前、后两层相互融合。下方两层分离，其间有输尿管通过。在肾内侧，两侧前层相互移行被覆于腹主动脉、下腔静脉、肾血管等结构的前面；后层与腰大肌筋膜融合。

肾的正常位置有赖于被膜的固定，此外，肾的血管、腹膜、腹内压及肾的毗邻器官对肾也有固定作用。当上述固定装置不健全时，则可引起肾移位，形成肾下垂或游走肾。

肾 移 植 术

肾移植术是将异体肾经过手术植入患者体内，代替失去功能肾的一种器官移植手术。目前一般采用将供肾移植于右髂窝，将供肾的肾动脉、静脉分别与患者的髂外动、静脉吻合。肾移植术是治疗慢性肾功能不全的最佳方法。1954 年美国医生 Murray 为同卵双生兄弟成功进行了肾移植，1962 年 Murray 开始进行尸体肾移植，使人类对器官移植有了新认识。Murray 因此获得 1990 年诺贝尔医学或生理学奖。肾移植已经用于临床 40 余年，我国每年实施肾移植的数量居亚洲之首，最长健康成活达 23 年。肾移植受者最佳年龄为 13～60 岁。

链接

第2节　输　尿　管

一、输尿管的位置和分部

输尿管（ureter）是成对的细长肌性管道，位于腹后壁腹膜后方，属腹膜外位器官。上接肾盂，下连膀胱，长 20～30cm，管径平均为 0.5～1.0cm。根据其行程可分为三部分（图 2-6-6）。

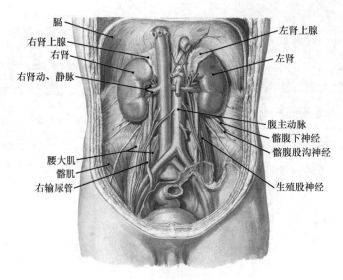

图 2-6-6　输尿管的走行

（一）输尿管腹部

输尿管腹部起自肾盂下端，在腹后壁沿腰大肌前面下行至小骨盆入口处，左输尿管越过左髂总动脉末端的前方，右输尿管越过右髂外动脉起始部的前方，进入盆腔移行为盆部。

（二）输尿管盆部

输尿管盆部自小骨盆入口处沿盆腔侧壁行向后下，约在坐骨棘水平转向前内侧达膀胱底，斜穿膀胱壁移行为壁内部。男性输尿管在膀胱底与输精管后外方交叉，女性输尿管在子宫颈外侧约 2cm 处，经子宫动脉后下方绕前行。故在进行子宫切除需结扎子宫动脉时，应注意输尿管与子宫动脉的关系，以免误伤输尿管。

（三）输尿管壁内部

输尿管壁内部斜穿膀胱壁，止于膀胱腔内面的输尿管口。当膀胱充盈时，膀胱内压升高，压迫壁内部，使管腔闭合，可阻止尿液由膀胱反流入输尿管。

二、输尿管的狭窄

考点提示：
输尿管狭窄
的位置和临
床意义

输尿管全长有 3 处狭窄，上狭窄位于输尿管与肾盂移行处；中狭窄位于小骨盆入口与髂血管相交处；下狭窄位于输尿管壁内部。此 3 处狭窄是输尿管结石易滞留的部位。

案例 6-1

　　患者，女，50 岁。右侧腰痛伴血尿 3 个月入院。3 个月前，右侧腰部持续性胀痛，活动后出现血尿并伴轻度尿急，尿频，尿痛。查体：右肾区压痛、叩痛，右输尿管走行区平脐水平有深压痛。实验室检查：尿 pH 5.6、尿蛋白阳性、尿酸升高。逆行造影右输尿管充盈缺损。B 超检查：右肾盂扩张、右输尿管上段扩张。临床诊断为右输尿管结石。

　　问：1. 输尿管结石易滞留于何处？

　　　　2. 行体外碎石后，结石经何途径排出体外？

第 3 节　膀　　胱

膀胱（urinary bladder）是暂时储存尿液的囊状肌性器官，其形态、大小、位置和壁的厚度均随尿液充盈程度而变化。正常成人膀胱容积为 350～500ml，最大可达 800ml；新生儿膀胱容积约为成人的 1/10；老人因膀胱肌张力降低，容积增大；女性膀胱容积略小于男性。

一、膀胱的形态

膀胱空虚时呈三棱锥体形，分为尖、体、底和颈四部分（图 2-6-7）。膀胱尖细小，朝向前上方；膀胱底呈三角形，朝向后下方；膀胱体是膀胱尖与膀胱底之间的部分；膀胱颈为膀胱最下部，以尿道内口与尿道相接。

二、膀胱的内部结构

膀胱壁自内向外由黏膜、肌层和外膜构成。当空虚时，膀胱壁的平滑肌收缩，内面黏膜聚集成许多皱襞，称为膀胱襞，当充盈时，膀胱壁的平滑肌舒张，膀胱襞则消失。在膀胱底内面，位于两输尿管口与尿道内口之间的三角形区域，无论膀胱充盈或收缩，始终平滑无皱襞，称为膀胱三角（trigone of bladder）。此处是膀胱肿瘤、结核和炎症的好发部位，胱镜检查时应特别注意。两输尿管口之间的横行皱襞，称为输尿管间襞（图 2-6-8），呈苍白色，是膀胱镜检查时寻找输尿管口的标志。

考点提示：
膀胱三角的概念和临床意义

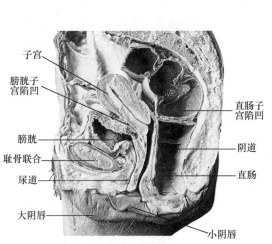

图 2-6-7　女性盆腔正中矢状切面

子宫
膀胱子宫陷凹
膀胱
耻骨联合
尿道
大阴唇
直肠子宫陷凹
阴道
直肠
小阴唇

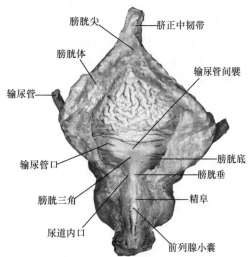

图 2-6-8　膀胱内面观

膀胱尖
膀胱体
输尿管
输尿管口
膀胱三角
尿道内口
脐正中韧带
输尿管间襞
膀胱底
膀胱垂
精阜
前列腺小囊

膀胱穿刺术

膀胱穿刺术是在耻骨联合上缘中点，用穿刺针刺入膀胱，以解除尿道梗阻所致的尿潴留，或经穿刺抽出膀胱内尿液进行检验或细菌培养的技术。当膀胱充盈上升时，腹前壁腹膜和返折于膀胱上面的腹膜也随膀胱上升而上移，膀胱壁与腹前壁相贴，故膀胱穿刺术穿刺针不经过腹膜腔而直接进入膀胱，以免引起腹膜腔感染。

链接

三、膀胱的位置和毗邻

正常成人膀胱位于小骨盆腔前部（图2-6-7）。前方为耻骨联合；男性膀胱后方为精囊、输精管壶腹和直肠，女性膀胱后方为子宫和阴道。膀胱颈下方，男性邻前列腺，女性邻尿生殖膈。膀胱上面有腹膜覆盖，男性邻小肠，女性则有子宫伏于其上。新生儿膀胱较成人高，老年人则较成人低。

当空虚时，膀胱尖一般不超过耻骨联合上缘；充盈时，膀胱尖高出耻骨联合上缘，其上面的腹膜转折处也随之上移，使膀胱的前下壁直接与腹前壁相贴。故经耻骨联合上缘中点进针进行膀胱穿刺时，穿刺针可不经过腹膜腔而直接进入膀胱。

案例 6-2

患者，女，72岁。无痛性全程肉眼血尿1周，伴有尿频、尿急、尿痛2天入院。医生怀疑为膀胱癌，行膀胱镜结合病理学检查，确诊为膀胱癌伴感染。

问：1. 膀胱癌好发于何处？
2. 说出膀胱三角的位置和临床意义。

第4节 尿   道

尿道（urethra）是膀胱通往体外的管道，男、女性尿道的结构和功能差异很大。女性尿道仅有排尿功能，男性尿道除有排尿功能外，还有排精功能（参见第7章）。女性尿道起自膀胱颈的尿道内口，经阴道前方行向前下，穿尿生殖膈，开口于阴道前庭前方的尿道外口。穿过尿生殖膈处有尿道（阴道）括约肌环绕，可控制排尿。女性尿道长3～5cm，宽约0.6cm，较男性尿道短、宽、直，且尿道外口距阴道口和肛门较近，故易引起逆行性尿路感染（图2-6-7）。

女性导尿术

导尿术是在无菌操作下将导尿管插入膀胱引出尿液的技术。为女性导尿插管时，要仔细观察，认清尿道外口，避免误入阴道。女性尿道外口位于阴道前庭前部，阴蒂与阴道口之间，距阴蒂2～2.5cm，距阴道口约1cm。将导尿管从尿道外口插入4～6cm，见尿液流出再插入1cm，固定即可。

链接

（张　腾）

目 标 检 测

一、名词解释

1. 肾窦　　　　　2. 肾锥体

3. 肾区　　　　　4. 膀胱三角

二、简答题

1. 说出肾冠状切面上的主要结构。

2. 简述输尿管3处狭窄的位置和临床意义。

3. 简述膀胱三角的位置、特点和临床意义。

4. 简述女性尿道的特点和临床意义。

第7章 生殖系统

📖 学习目标

1. 掌握：男、女生殖系统的组成；男性尿道的分部、狭窄、弯曲及临床意义；输卵管的形态、分部及临床意义；子宫的位置、分部，固定子宫的韧带及其作用。

2. 熟悉：输精管的分部及结扎部位；会阴的概念和分区。

3. 了解：阴道的形态结构和毗邻；乳房的位置、结构特点及临床意义。

生殖系统（reproductive system）包括男性生殖系统和女性生殖系统，均分为内生殖器和外生殖器两部分。内生殖器由生殖腺、生殖管道和附属腺组成。内生殖器多位于盆腔内，外生殖器则位于体表。生殖系统的主要功能是繁殖种族、分泌性激素和维持性特征。

第1节 男性生殖系统

男性生殖系统（male reproductive system）由内生殖器和外生殖器组成（图2-7-1）。内生殖器包括生殖腺（睾丸）、输精管道（附睾、输精管、射精管、男性尿道）和附属腺（精囊腺、前列腺、尿道球腺）。睾丸也称为男性生殖腺，可产生精子和分泌男性激素，睾丸产生的精子先储存于附睾内，当射精时，经输精管、射精管和男性尿道排出体外。附属腺的分泌物参与组成精液。外生殖器包括阴囊和阴茎。

一、男性内生殖器

（一）睾丸

睾丸（testis）是男性的生殖腺，具有产生精子和分泌雄性激素等功能。

1. 睾丸的位置和形态　睾丸位于阴囊内，左、右各一（图2-7-2）。睾丸呈内、外侧略扁的椭圆形，表面光滑，分为内、外侧两面，上、下两端，前、后两缘。后缘与附睾相连，并有血管、

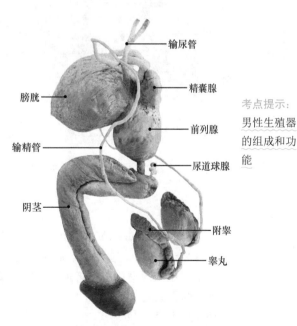

图 2-7-1　男性生殖系统模式图

考点提示：
男性生殖器的组成和功能

隐 睾 症

隐睾症是睾丸下降异常，导致睾丸不能降入阴囊内而停留在腹腔、腹股沟管或阴囊入

链接

口等处。阴囊的温度比腹腔低 1~2℃，有利于精子的发育，隐睾可因温度高而致精子发育障碍，导致不育。双侧隐睾症不育者可达 50% 以上，单侧隐睾者不育达 30% 以上，且隐睾者易致睾丸恶变，故一旦发现应及时治疗。

淋巴管和神经等出入。

2. 睾丸的结构　睾丸表面包有一层坚厚的白膜。白膜在睾丸后缘增厚并突入睾丸内形成睾丸纵隔。睾丸纵隔向睾丸实质发出许多放射状的睾丸小隔将睾丸实质分隔成 200 多个锥体形的睾丸小叶，每个小叶内有 2~4 条弯曲而细长的精曲小管，管壁上皮能产生精子。精曲小管在近睾丸纵隔处汇合成短而直的精直小管。精直小管进入睾丸纵隔内吻合成睾丸网，从睾丸网发出 12~15 条睾丸输出小管，经睾丸后缘上部进入附睾头（图 2-7-3）。

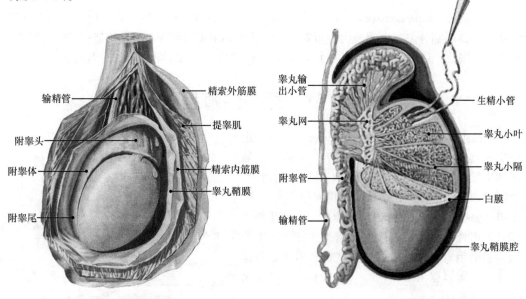

图 2-7-2　睾丸与附睾（左侧）　　　　图 2-7-3　睾丸和附睾的结构

（二）附睾

附睾（epididymis）与睾丸一起包于阴囊内，附于睾丸的上端和后缘。呈星月形，由上向下分为头、体、尾三部分。附睾头主要由睾丸输出小管组成，附睾体和附睾尾由附睾管构成。附睾尾末端向内上方折返，延续为输精管。附睾除具有储存精子的功能外，还分泌附睾液，内含激素、酶、营养物质等，有利于精子的成熟，故附睾功能障碍会影响精子的成熟，从而导致不育。

（三）输精管和射精管

输精管（ductus deferens）长约 50cm，是附睾管的直接延续，管壁厚，肌层发达，管腔小。活体触摸时呈较硬的圆索状（图 2-7-1）。根据其行程可分为四部：①睾丸部最短，起自附睾尾，沿睾丸后缘和附睾内侧上行至睾丸上端；②精索部介于睾丸上端与腹股沟管浅环之间，位置表浅，输精管结扎术常在此部进行；③腹股沟部是位于腹股沟管内的部分；④盆部最长，起自腹股沟管深环，沿盆腔侧壁行向后下，越过输尿管末端的前内侧绕至膀胱的后面，在此其末端膨大形成输精管壶腹。输精管壶腹末端变细，与同侧精囊腺的排泄管汇合成射精管（ejaculatory duct）。射精管长约 2cm，斜穿前列腺实质，开口于男性尿道的前列腺部。

精索（spermatic cord）是介于睾丸上端与腹股沟管深环之间的一对圆索状结构（图 2-7-2，图 2-7-5），内含输精管、睾丸动脉、蔓状静脉丛、神经、淋巴管等。

考点提示：
输精管结扎的部位及精索内容物

输精管结扎术

临床上常在阴囊根部进行输精管结扎术。由于该手术是通过切断、结扎输精管，或采取电凝、栓堵、化学药物等闭塞输精管内腔，阻断精子输出而达到避孕的目的。因该手术不妨碍睾丸的内分泌功能，不影响男性第二性征、勃起和射精（只是精液中不含精子）而被中国、印度等人口大国广泛采用的计划生育手术。

链 接

（四）附属腺

1. 精囊腺（seminal vesicle）　左、右各一，位于膀胱底后方、输精管壶腹下外侧，是一对长椭圆形的囊状腺体，其排泄管与输精管壶腹末端汇合成射精管，开口于男性尿道的前列腺部。精囊腺分泌物参与组成精液（图 2-7-4）。

2. 前列腺（prostate）　位于膀胱与尿生殖膈之间，呈前后略扁的栗子形，分为前、中、后和两侧叶（图 2-7-4）。前、中叶之间有男性尿道穿过，当前列腺增生肥大时，可压迫尿道引起排尿困难或尿潴留。前列腺上端宽大为前列腺底，邻接膀胱颈、精囊腺和输精管壶腹，前方为耻骨联合，后方为直肠壶腹；下端尖细为前列腺尖，位于尿生殖膈上；底与尖之间的部分为前列腺体。体后面较平坦，在正中线上有一条纵行浅沟，称为前列腺沟，直肠指诊时可触及，向上并可触及输精管壶腹和精囊腺。

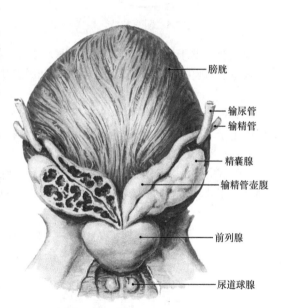

图 2-7-4　精囊腺、前列腺及尿道球腺（后面观）

近底后缘处，有 1 对射精管穿入前列腺，开口于尿道前列腺部后壁的精阜上。前列腺的排泄管开口于尿道前列腺部的后壁。分泌物是精液的主要组成成分。

小儿前列腺甚小，性成熟期迅速生长。老年时，前列腺萎缩退化，如腺内结缔组织增生，则形成前列腺肥大。

3. 尿道球腺（bulbourethral gland）　是位于尿生殖膈内的一对球形腺体，如豌豆大小，该腺体排泄管细长，开口于尿道球部，分泌物参与组成精液（图 2-7-4）。

精液（semen）主要由生殖管道和附属腺的分泌物以及精子共同组成，呈乳白色弱碱性液体。正常成年男性一次射精量为 2～5ml，含 3 亿～5 亿个精子。如果精子密度小于 15×10^6/ml，则属于少精症，可致男性不育。

二、男性外生殖器

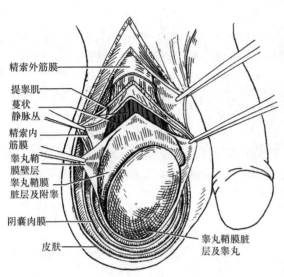

图 2-7-5　阴囊和精索模式图

精索外筋膜
提睾肌
蔓状静脉丛
精索内筋膜
睾丸鞘膜壁层
睾丸鞘膜脏层及附睾
阴囊肉膜
皮肤
睾丸鞘膜脏层及睾丸

（一）阴囊

阴囊（scrotum）是位于阴茎后下方的囊袋状结构，阴囊壁由皮肤和肉膜构成（图 2-7-5）。皮肤薄而柔软，色素沉着明显，成人有少量阴毛。肉膜即阴囊的浅筋膜，内含平滑肌纤维，可随环境温度的变化而舒缩，从而调节阴囊内的温度，有利于精子发育。阴囊肉膜在正中线向深面发出阴囊中隔，将阴囊分为左、右两部，分别容纳两侧的睾丸、附睾和输精管起始部等。

阴囊深面有包被睾丸和精索的被膜，由浅至深有精索外筋膜、提睾肌、精索内筋膜和睾丸鞘膜。睾丸鞘膜来自腹膜，分为脏、壁两层，脏层包于睾丸和附睾表面，壁层贴于精索内筋膜内面。两层之间为鞘膜腔，内有少量浆液，有润滑作用。在病理状态下鞘膜腔的液体增多可形成睾丸鞘膜腔积液。

（二）阴茎

阴茎（penis）是男性的性交器官，由前向后分为头、体、根三部分（图 2-7-6）。阴茎根固定于耻骨下支和坐骨支，阴茎体呈圆柱状悬垂于耻骨联合前下方，阴茎前端膨大为阴茎头，头部前端有矢状位的尿道外口。

阴茎主要由 2 条阴茎海绵体和 1 条尿道海绵体外被皮肤和筋膜构成（图 2-7-7）。阴茎海绵体位于背侧，构成阴茎的主体，尿道海绵体位于腹侧，内有尿道通过。其前端膨大为阴

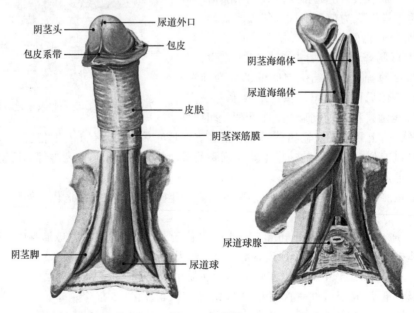

阴茎头
尿道外口
包皮
包皮系带
皮肤
阴茎脚
尿道球

阴茎海绵体
尿道海绵体
阴茎深筋膜
尿道球腺

图 2-7-6　阴茎

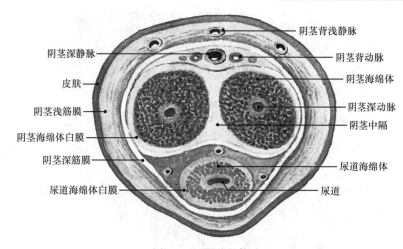

图 2-7-7　阴茎的构造

茎头，后端膨大为尿道球。海绵体内有许多小梁和血管相通的腔隙。当腔隙充血时，阴茎即变粗、变硬而勃起。

　　皮肤在阴茎前端形成的双层环行游离皱襞，称为阴茎包皮。在尿道外口下方，包皮与皮肤皱襞相连，称为包皮系带，进行包皮环切术时，勿损伤包皮系带，以免影响阴茎的勃起功能。幼儿阴茎包皮较长，包裹整个阴茎头，随着年龄增长，包皮逐渐后退，成年后，如包皮不能退缩完全暴露阴茎头，称为包皮过长；包皮不能上翻露出阴茎头者称为包茎。包皮垢积存于包皮与阴茎头之间，可引起炎症或诱发阴茎癌。

包皮过长或包茎

　　儿童时包皮较长，包绕整个阴茎头。随着年龄增长，阴茎头发育增大，包皮逐渐后缩，包皮口扩大，阴茎头裸露。如成年时，阴茎头仍被包皮包绕，但能上翻而露出阴茎头者，称为包皮过长；包皮口过小，难以上翻露出阴茎头者，则称为包茎。包皮过长或包茎常影响排尿，包皮腔内易存留污物，污物长期刺激可能是阴茎癌的诱因之一，应行包皮环切术，以露出阴茎头。包皮切除术时一定要保留包皮系带，以免阴茎勃起时阴茎头向下屈曲和疼痛。

链接

三、男 性 尿 道

　　男性尿道（male urethra）具有排尿和排精的功能，起于尿道内口，止于尿道外口，全长 16～22cm，管径平均为 5～7mm。根据其行程由后向前分为前列腺部、膜部和海绵体部（图 2-7-8）。临床上将海绵体部称为前尿道，前列腺部和膜部合称为后尿道。

　　1. 前列腺部　长 2～3cm，为尿道穿过前列腺的部分，管腔后壁有射精管和前列腺排泄管的开口。

　　2. 膜部　长约 1.5cm，为尿道穿过尿生殖膈的部分，短而狭窄，周围有尿道括约肌环绕，该肌为骨骼肌，可控制排尿。膜部位置比较固定，骨盆骨折时，易损伤此部。

　　3. 海绵体部　长 12～17cm，为尿道穿过尿道海绵体的部分。其后端膨大为尿道球部，是尿道最宽的部分，此处有尿道球腺的开口；前端扩大为尿道舟状窝。

　　男性尿道全长有 3 处狭窄、3 处扩大和 2 处弯曲。3 处狭窄分别位于尿道内口、膜部和

考点提示：
男性尿道的
分部、狭窄
和弯曲

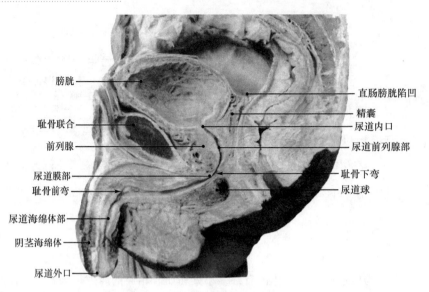

膀胱

耻骨联合

前列腺

尿道膜部

耻骨前弯

尿道海绵体部

阴茎海绵体

尿道外口

直肠膀胱陷凹

精囊

尿道内口

尿道前列腺部

耻骨下弯

尿道球

图 2-7-8 男性盆腔正中矢状切面

尿道外口，其中尿道外口最狭窄。3处扩大分别位于前列腺部、尿道球部和尿道舟状窝。2处弯曲分别是：位于耻骨联合下方、凹向前上方的耻骨下弯，此弯曲恒定不变；位于耻骨联合前下方、凹向后下方的耻骨前弯。阴茎勃起或将阴茎头向上提起时，此弯曲可消失。

男性导尿术

男性病人因病情危重、下腹部手术、麻醉及昏迷等因素常需行导尿术，插管时应结合男性尿道的解剖特点，操作时将阴茎提起与腹部呈60°角，使耻骨前弯变直利于导尿管通过，轻柔缓慢插入18～20cm，或见到尿液后再插入2cm固定即可。前列腺增生患者可致尿道前列腺部狭窄，造成插管困难，应予注意。

链接

案例 7-1

患者，男，68岁。因尿频，尿急，排尿困难多年，昨晚饮酒后受凉，尿潴留1天入院。查体：体温36.5℃，脉搏90次/分，下腹膨隆、胀痛，全腹柔软。叩诊膀胱区呈浊音，外生殖器外观无明显异常。导尿后直肠指诊发现前列腺增大，底部能触及，前列腺沟消失，表面光滑，质地中度硬而有弹性。B超检查：前列腺增大，膀胱内未见结石。

问：1. 患者为何会出现排尿困难及尿潴留？

2. 结合解剖学知识说明给该患者导尿时应注意什么？

第 2 节 女性生殖系统

女性生殖系统（female reproductive system）亦分为内生殖器和外生殖器两部分（图2-7-9）。内生殖器包括生殖腺（卵巢）、输送管道（输卵管、子宫和阴道）。外生殖器即女阴。乳房和会阴与生殖关系密切，在本章一并叙述。卵巢即女性的生殖腺，能产生卵子和分泌女性激素。卵巢产生的卵子成熟后，排入腹膜腔，经输卵管腹腔口进入输卵管，在输卵管内受精后移至子宫，植入子宫内膜，发育成为胎儿。分娩时，胎儿出子宫口，经阴道娩出。

考点提示：
女生殖系统的组成和功能

一、女性内生殖器

（一）卵巢

卵巢（ovary）为女性的生殖腺，其功能是产生卵子和分泌女性激素（图2-7-10）。

1. 卵巢的位置和形态　卵巢左、右各一，位于小骨盆腔侧壁髂总血管分叉处的卵巢窝内。呈扁卵圆形，分为内、外侧两面，上、下两端和前、后两缘。前缘借卵巢系膜连于子宫阔韧带的后层，中部有血管和神经出入，后缘游离。卵巢的形态和大小随年龄增长呈现差异，幼女卵巢较小，表面光滑，性成熟期卵巢最大，以后由于

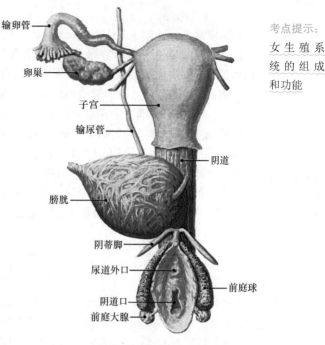

图 2-7-9　女性生殖系统模式图

多次排卵，卵巢表面出现瘢痕而变得凹凸不平，35～40岁卵巢开始缩小，50岁左右随月经停止而逐渐萎缩。

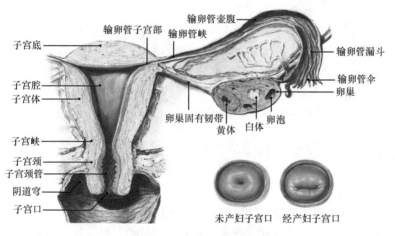

图 2-7-10　子宫、输卵管及卵巢

卵巢的位置主要靠韧带维持。卵巢悬韧带又称为骨盆漏斗韧带，是起自小骨盆腔侧缘，向下至卵巢上端的腹膜皱襞，内有卵巢血管、淋巴管和神经走行，是寻找卵巢血管的标志。卵巢固有韧带由结缔组织和平滑肌表面覆以腹膜构成，起自卵巢下端，连于输卵管与子宫结合处的后下方。

2. 卵巢的结构　卵巢为实质性器官，表面覆有单层扁平或立方上皮，上皮下方为薄层致密结缔组织，称为白膜。卵巢实质包括皮质和髓质两部分。皮质较厚，位于卵巢外周，由不同发育阶段的卵泡、黄体、白体、闭锁卵泡及结缔组织构成，结缔组织中含有低分化的基质细胞；髓质范围较小，位于卵巢中央，由结缔组织、神经、血管和淋巴管等构成。

（二）输卵管

输卵管（oviduct）长 10~14cm，是一对细长而弯曲的肌性管道。位于子宫底两侧、子宫阔韧带上缘内。外侧端游离，以输卵管腹腔口开口于腹膜腔，卵巢排出的卵即由此进入输卵管，内侧端连于子宫底，以输卵管子宫口开口于子宫腔，故女性腹膜腔可经输卵管、子宫、阴道与外界相通。输卵管由内向外分为四部分（图 2-7-10）。

1. 输卵管子宫部　为穿过子宫壁的一段，以输卵管子宫口通子宫腔。

2. 输卵管峡部　为紧贴子宫壁、细而直的一段，临床上常在此处进行输卵管结扎。

3. 输卵管壶腹部　约占输卵管全长的 2/3，管腔粗而弯曲，卵子常在此处受精。

4. 输卵管漏斗部　为外侧端的膨大部分，形似漏斗，游离缘有许多指状突起，称为输卵管伞，盖于卵巢表面，具有引导卵子进入输卵管的作用，也是手术时确认输卵管的标志。

临床上将输卵管与卵巢合称为子宫附件。

考点提示：
输卵管的分部及各部的临床意义

宫 外 孕

受精卵在子宫腔以外着床，称为宫外孕，临床上称为异位妊娠。其中，95% 为输卵管妊娠。输卵管炎症是其主要因素，炎症可使输卵管黏膜、纤毛甚至平滑肌受损，出现管腔粘连、狭窄、扭曲等病理改变，导致输卵管纤毛摆动和平滑肌蠕动障碍，使受精卵停留于受阻部位而着床。随着胚胎发育长大，可发生输卵管破裂出血，严重者可出现失血性休克，甚至死亡。

链接

案例 7-2

患者，女，22岁，已婚。平时月经规律，现停经6周，2小时前恶心、呕吐，左下腹疼痛伴肛门坠胀感及阴道出血入院。查体：体温37.0℃，脉搏105次/分，血压88/60mmHg，急性痛楚面容，腹肌紧张，左下腹压痛，反跳痛。妇科检查：宫颈举痛，子宫稍大，左侧附件增厚，压痛。妊娠实验阳性。B超显示宫内无孕囊，左附件区有混合性包块，27cm×1.8cm×2.1cm。诊断为宫外孕。

问：1. 宫外孕易发生于何处？

2. 简述输卵管的位置、分部及各部的临床意义。

（三）子宫

子宫（uterus）壁厚而腔小，是孕育胎儿、产生月经的肌性器官（图 2-7-10）。

1. 子宫的形态　成人未孕子宫呈前后略扁、倒置的梨形。长 7~8cm，宽 4~5cm，厚 2~3cm。子宫分为底、体和颈三部分。子宫底位于输卵管子宫口水平以上。子宫体位于底与颈之间。子宫颈是下端狭窄的圆柱状部分，上 2/3 位于阴道以上，称为子宫颈阴道上部，下 1/3 伸入阴道内，称为子宫颈阴道部，是炎症、肿瘤的好发部位。子宫体与子宫颈相接处较狭细，称为子宫峡，非妊娠时不明显，长约 1cm；至妊娠末期，可长达 7~10cm，壁变薄，产科常在此进行剖宫术。

子宫内腔较狭窄，分为上、下两部。上部位于子宫体内，称为子宫腔，呈前后略扁的倒三角形，两端借输卵管子宫口通输卵管，向下通子宫颈管。下部位于子宫颈内，称为子宫颈管，呈梭形，上通子宫腔，下借子宫口通阴道。未产妇的子宫口呈圆形，经产妇则呈横裂状。

考点提示：
子宫的位置、分部及子宫癌的好发部位

2. 子宫的位置　子宫位于小骨盆腔中央，膀胱与直肠之间，下接阴道，两侧连输卵管和子宫阔韧带。当膀胱空虚时，成人未孕子宫呈前倾前屈位（图 2-7-11）。前倾是指整个子宫向前倾斜，即子宫长轴与阴道长轴形成向前开放的夹角，略大于 90°。前屈是指子宫体与子宫颈之间形成向前开放的钝角，约为 170°。膀胱和直肠的充盈程度可影响子宫的位置。临床上可经直肠检查子宫及其周围的结构。

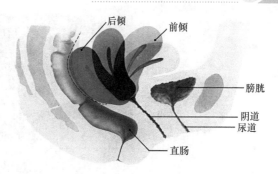

图 2-7-11 子宫前倾前屈位示意图

3. 子宫的固定装置 子宫的正常位置主要依靠盆底肌和阴道的承托、韧带的牵引来维持。若这些结构薄弱或受损，可导致子宫位置异常，如子宫脱垂等。其韧带主要有 4 对（图 2-7-12）。

（1）子宫阔韧带：是连于子宫两侧与盆腔侧壁之间的双层腹膜皱襞，略呈冠状位，其上缘游离，包裹输卵管、卵巢、卵巢固有韧带、血管、淋巴管、神经等，此韧带可限制子宫向两侧移动。

（2）子宫圆韧带：由平滑肌和结缔组织构成的索状结构，起于子宫前面的上外侧、输卵管子宫口下方，经子宫阔韧带两层间，穿腹股沟管，止于大阴唇皮下，此韧带是维持子宫前倾位的主要结构。

（3）子宫主韧带：由平滑肌和结缔组织构成，位于子宫阔韧带下部，从子宫颈连至盆腔侧壁。此韧带具有固定子宫颈和防止子宫脱垂的作用。

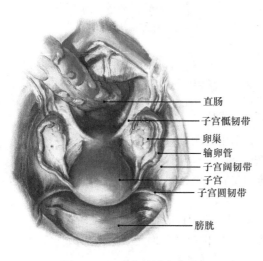

图 2-7-12 子宫的固定装置

（4）骶子宫韧带：由平滑肌和结缔组织构成，起于子宫颈后面，向后绕过直肠两侧，止于骶骨前面，此韧带有牵拉子宫颈向后上的作用，与子宫圆韧带共同维持子宫的前屈位。

（四）阴道

阴道（vagina）是富有伸展性的肌性管道，为女性的性交器官，也是月经排出和胎儿娩出的通道（图 2-7-10，图 2-7-13）。

阴道位于盆腔中央，前邻膀胱和尿道，后邻直肠与肛管。阴道前后壁平时处于相贴状态。阴道上部较宽，包绕子宫颈阴道部形成的环形凹陷，称为阴道穹。阴道穹可分为前部、后部和两侧部。后部最深，阴道穹后部与直肠子宫陷凹仅隔以阴道后壁和脏腹膜。当该陷凹有积液或积血时，临床上可经阴道穹后部穿刺或引流进行诊治。阴道下部较窄，开口于阴道前庭后部的阴道口，处女的阴道口有处女膜，处女膜呈环形、伞形或筛状，处女膜破裂后，阴道口周围留有处女膜痕。

二、女性外生殖器

女性外生殖器，即女阴（female pudendum），包括阴阜、大阴唇、小阴唇、阴道前庭、阴蒂、前庭球和前庭大腺等（图 2-7-13）。

1. 阴阜 为耻骨联合前方的皮肤隆起，皮下有较多脂肪组织。性成熟后，表面生有阴毛。

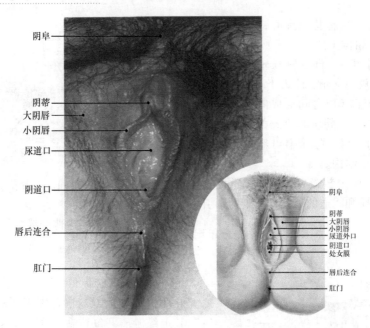

图 2-7-13　女性外生殖器

2. 大阴唇　为一对纵行隆起的皮肤皱襞，表面生有阴毛。大阴唇皮下埋有前庭球。两侧大阴唇的前、后端相互愈着，形成唇前、后连合。

3. 小阴唇　是位于大阴唇内侧的一对较薄的皮肤皱襞，表面光滑无毛。小阴唇向前包绕阴蒂，形成阴蒂包皮或阴蒂系带。

4. 阴道前庭　是位于两侧小阴唇之间的裂隙，其前部有尿道外口，后部有阴道口。

5. 阴蒂　相当于男性的阴茎，由两条阴蒂海绵体构成，表面包有阴蒂包皮，分为头、体、脚三部分。阴蒂头露于表面，富有感觉神经末梢，感觉敏锐。

6. 前庭大腺　位于阴道口两侧，形如豌豆，位于前庭球后端深面，其导管向内侧开口于阴道口两侧的阴道前庭内。该腺相当于男性的尿道球腺，分泌物有润滑阴道口的作用。如因炎症可致导管阻塞，可形成前庭大腺囊肿。

附：乳房和会阴

一、乳　房

乳房（breast）为哺乳动物的特有结构。男性乳房不发达，女性自青春期开始发育生长，妊娠期和哺乳期有泌乳活动。

1. 乳房的位置和形态　乳房位于胸前区，胸大肌与胸肌筋膜表面。上起第 2～3 肋，下达第 6～7 肋，内侧达胸骨旁线，外侧可达腋中线。

2. 乳房的形态　成年未产女性乳房呈半球形，紧张而富有弹性。乳房中央有乳头，未产女性多位于锁骨中线与第 4 肋间隙或第 5 肋相交处。乳头顶端有输乳管开口，乳头周围的皮肤色素较多，形成乳晕，表面有许多小隆起，即乳晕腺，可分泌脂性物质润滑乳头及周围皮肤，乳头和乳晕皮肤较薄嫩，易受损伤，哺乳期应注意保护（图 2-7-14）。

3. 乳房的结构　乳房由皮肤、乳腺、脂肪和纤维组织构成。纤维组织伸入乳腺内，将腺体分隔成 15～20 个乳腺小叶。每个乳腺小叶有 1 条输乳管，输乳管近乳头处膨大为输乳管窦，其末端变细，开口于乳头。乳腺小叶及输乳管均以乳头为中心呈放射状排列，故乳房手术时应做放射状切口，以减少对乳腺叶和输乳管的损伤。在乳房皮肤与胸肌筋膜之间，连有许多纤维结缔组织束，称为乳房悬韧带（Cooper 韧带），对乳腺起固定和支持作用（图 2-7-15）。当乳腺癌侵犯乳房悬韧带时，纤维组织增生，韧带缩短，向内牵拉皮肤，导致皮肤表面出现小凹陷，称为"酒窝征"；如皮下淋巴管被癌细胞阻塞，引起淋巴回流受阻，出现皮肤水肿，皮肤呈"橘皮样"改变。乳房皮肤的酒窝征和"橘皮样"改变是乳腺癌的体征之一。

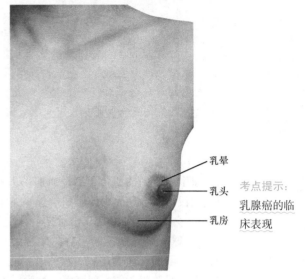

考点提示：
乳腺癌的临床表现

图 2-7-14 成年女性乳房

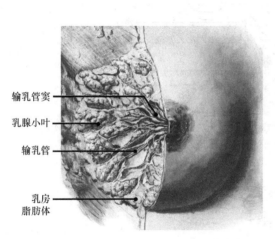

输乳管窦
乳腺小叶
输乳管
乳房脂肪体

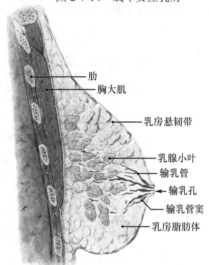

肋
胸大肌
乳房悬韧带
乳腺小叶
输乳管
输乳孔
输乳管窦
乳房脂肪体

图 2-7-15 成年女性乳房的形态结构

二、会 阴

会阴（perineum）有广义和狭义之分。广义会阴是指封闭小骨盆下口所有软组织的总称，呈菱形（图 2-7-16）。其境界与骨盆下口一致：前为耻骨联合下缘，后为尾骨尖，两侧为耻骨下支、坐骨支、坐骨结节和骶结节韧带，以两侧坐骨结节的连线为界，可将广义会阴分为前、后 2 个三角形区域。前方为尿生殖区（尿生殖三角），男性有尿道通过，女性有尿道和阴道通过；后方为肛区（肛门三角），中央有肛管通过。狭义会阴是指肛门与外生殖器之间的狭小区域。女性的狭义会阴即产科会阴，由于分娩时此区承受压力较大，易发生撕裂（会阴撕裂）伤，在分娩时应注意加以保护。

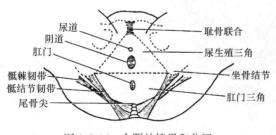

尿道
阴道
肛门
骶棘韧带
骶结节韧带
尾骨尖
耻骨联合
尿生殖三角
坐骨结节
肛门三角

图 2-7-16 会阴的境界和分区

考点提示：
会阴的境界和分区

会阴侧切术

在分娩过程中，会阴过紧或胎儿过大，估计娩出时会发生会阴撕裂，需行会阴侧切术。术者于局麻生效后，以左手示指、中指伸入阴道内，撑起阴道壁左侧，右手用钝头直剪自会阴后联合中线向左侧45°剪开会阴，长度为4～5cm，切口用纱布压迫止血。待胎盘娩出后立即缝合。临床上产科医生常通过会阴侧切术来防止会阴撕裂伤。

链接

（一）尿生殖区的肌与尿生殖膈

尿生殖区内的肌位于肛提肌前部下方，分为浅、深两层（图2-7-17～图2-7-19）。浅层有会阴浅横肌、球海绵体肌和坐骨海绵体肌，深层有会阴深横肌和尿道括约肌。

1. 会阴浅横肌　起于坐骨结节，止于会阴中心腱，起固定会阴中心腱的作用。

2. 球海绵体肌　起于会阴中心腱与尿道球下面的中缝，围绕尿道球与尿道海绵体后部，止于阴茎背面的筋膜。收缩时可使尿道变细缩短，协助排尿和射精，并参与阴茎勃起。在女性此肌覆盖于前庭球表面，称为阴道括约肌，可缩小阴道口。

会阴中心腱又称为会阴体，是狭义会阴深面的一个腱性结构，长约1.3cm，许多会阴肌

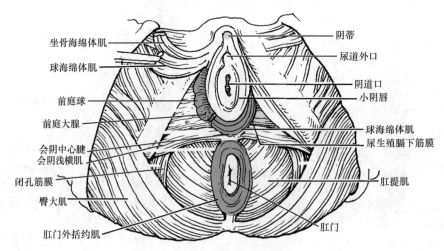

图 2-7-17　女性会阴浅层肌

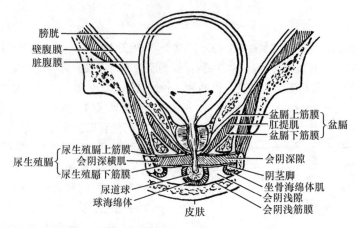

图 2-7-18　男性盆腔冠状切面（通过尿生殖膈）

附着于此，有加强盆底肌的作用。在女性此腱较强大，且具有韧性和弹性，分娩时有重要作用。

3. 坐骨海绵体肌 覆盖于阴茎脚表面，起于坐骨结节，止于阴茎脚下面。收缩时可压迫阴茎脚根部，阻止静脉血回流，参与阴茎勃起，又称为阴茎勃起肌。此肌在女性较薄弱，又称为阴蒂勃起肌。

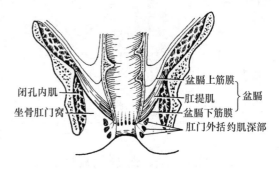

图 2-7-19 盆腔冠状切面（通过直肠）

4. 会阴深横肌 张于两侧坐骨支之间，肌纤维在中线上相互交织，部分纤维止于会阴中心腱，收缩时可稳定会阴中心腱。男性此肌内埋有尿道球腺。

5. 尿道括约肌 位于会阴深横肌前方，肌束呈环形围绕尿道膜部，是随意的尿道括约肌。在女性此肌还围绕阴道，称为尿道（阴道）括约肌，可缩紧尿道与阴道。

尿生殖膈由会阴深横肌、尿道括约肌及其覆盖于两肌表面的尿生殖膈上、下筋膜共同构成，具有加强盆底，协助承托盆腔器官的作用。

（二）肛区的肌与盆膈

肛区的肌有肛提肌、尾骨肌和肛门外括约肌等（图 2-7-17～图 2-7-19）。

1. 肛提肌 是一宽薄的扁肌，两侧汇合成漏斗状，尖向下，封闭小骨盆下口大部分。起于小骨盆侧壁的筋膜，肌纤维行下后及内侧，止于会阴中心腱、肛尾韧带及尾骨。具有承托盆腔器官，括约肛管和阴道的作用。

2. 尾骨肌 位于肛提肌后方，骶棘韧带上面。起于坐骨棘，呈扇形止于骶尾骨侧缘。

3. 肛门括约肌 是环绕肛门的骨骼肌，分为皮下部、浅部和深部三部分，是肛门的随意括约肌，具有控制肛门的作用。

盆膈由肛提肌、尾骨肌及覆盖于其表面的盆膈上、下筋膜共同构成，形成盆腔的底，中央有直肠通过。盆膈具有封闭小骨盆下口，支持和固定盆腔器官的作用，并与排便、分娩等有关。

（张钱友 董 博）

目 标 检 测

一、名词解释

1. 精索　　　2. 鞘膜腔
3. 耻骨下弯　4. 子宫峡
5. 狭义会阴　6. 阴道穹

二、简答题

1. 简述男、女性生殖系统的组成和功能。

2. 简述男性尿道的分部、狭窄和弯曲。

3. 简述输卵管的分部和常选的结扎部位。

4. 简述子宫的位置、分部、固定子宫的韧带及其作用。

第8章 腹 膜

📖 **学习目标**
1. 掌握：腹膜、腹膜腔与腹腔的概念。
2. 了解：腹膜与脏器的关系；腹膜形成的结构。

一、腹膜、腹膜腔与腹腔的概念

腹膜（peritoneum）是覆盖于腹、盆腔壁内面和腹、盆腔器官表面的一层浆膜（图2-8-1）。其由间皮和少量结缔组织构成，呈半透明，薄而光滑。其中，覆盖于腹、盆腔器官表面的腹膜较薄，称为脏腹膜（visceral peritoneum），构成器官的浆膜层；衬于腹、盆腔壁的腹膜较厚，称为壁腹膜（parietal peritoneum）。成人腹膜的解剖面积相当于体表面积，为 $1.7\sim2.0m^2$。

壁腹膜与脏腹膜相互延续移行，围成不规则的潜在性腔隙，称为腹膜腔（peritoneal cavity）。内含有少量浆液，在器官活动时可减少摩擦。男性腹膜腔是封闭的，而女性腹膜腔则借输卵管腹腔口，经输卵管、子宫、阴道与外界相通。正常情况下、输卵管腹腔口被其上皮分泌的黏液堵塞，空气和细菌不能通过。

考点提示：
腹膜腔与腹腔的概念

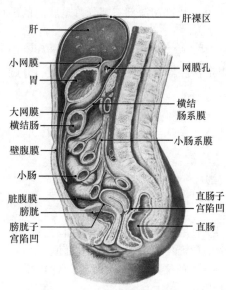

图 2-8-1 腹膜、腹膜腔与腹腔

（图中标注）肝裸区、肝、小网膜、胃、大网膜、横结肠、壁腹膜、小肠、脏腹膜、膀胱、膀胱子宫陷凹、网膜孔、横结肠系膜、小肠系膜、直肠子宫陷凹、直肠

广义的腹腔包括盆腔（图2-8-1）。腹腔是指小骨盆入口以上，膈与腹前、后壁和侧壁围成的腔。上方借膈与胸腔相邻，下方经小骨盆入口通盆腔；盆腔是指小骨盆入口以下、盆膈以上的腔，上方经小骨盆入口通腹腔，下方借盆膈与会阴部相邻。腹腔与腹膜腔是两个不同的概念，实际上腹腔内的器官均位于腹膜腔之外。

腹膜具有分泌、吸收、保护、支持、防御、修复等功能。①腹膜能分泌少量黄色澄清的浆液，正常情况下为100～200ml，可润滑腹膜，减少器官之间的摩擦。②腹膜对液体和微小颗粒有强大的吸收能力，每小时可吸收占体重8%的液体，但不同部位腹膜的吸收能力有差异，上腹部（特别是膈下区）腹膜的吸收能力较强，而盆腔腹膜的吸收能力较弱，同时腹膜也可吸收包括细菌在内的微粒物质。严重腹膜炎时可引起毒素大量吸收而导致感染性休克。故腹膜炎或手术后患者多采取半卧位，使有害液体流至下腹部，以减缓腹膜对有害物质的吸收。③腹膜形成的韧带、系膜等结构对腹、盆腔器官起固定和支持作用。④腹膜和腹膜腔内的浆液含有大量淋巴细胞、巨噬细胞和纤维素，可吞噬细菌和有害物质，起到防御作用，也可促进伤口愈合和炎症局限化。但若手术操作粗暴或腹膜在空气中暴露时间过久，也可造成肠袢纤维性粘连，甚至导致梗阻等。⑤壁腹膜对各种刺激极为敏感，腹前壁受刺激表现为该处疼痛，在临床上有助于判断病变部位和病变器官，脏腹膜主要对牵拉、膨胀及缺血等刺激较敏感，可引起疼痛、不适及呕吐。

二、腹膜与腹、盆腔器官的关系

根据腹、盆腔器官被腹膜覆盖的范围不同，可将腹、盆腔器官分为 3 类（图 2-8-1，图 2-8-2）。

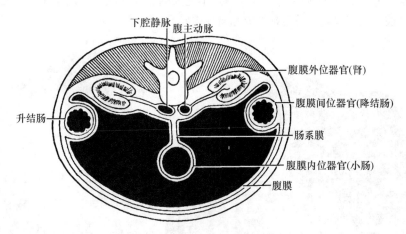

图 2-8-2　腹膜与脏器的关系示意图

（一）腹膜内位器官

此类器官全部包被腹膜，借系膜或韧带连于腹后壁，突入腹腔中，活动度较大。如胃、十二指肠上部、空肠、回肠、盲肠、阑尾、横结肠、乙状结肠、脾、卵巢和输卵管等。

（二）腹膜间位器官

此类器官三面包被腹膜，活动度较小。如升结肠、降结肠、直肠上段、肝、胆囊、子宫和充盈的膀胱等。

（三）腹膜外位器官

此类器官只有一面包被腹膜，固定于腹膜后方的腹、盆腔后壁上，几乎不能活动。如胰，肾，肾上腺，输尿管，十二指肠降部、水平部和升部，直肠中、下部等。

部分腹膜外位器官手术，可通过腹后壁入路，不进入腹膜腔而在腹膜外进行，从而避免发生腹膜腔感染和粘连。

三、腹膜形成的结构

脏、壁腹膜相互移行于腹、盆腔器官之间，形成了网膜、系膜、韧带、皱襞和隐窝等结构。这些结构不仅对器官起着连接和固定作用，也是血管、神经等出入器官的途径。

（一）网膜

网膜（omentum）是连于胃小弯和胃大弯的腹膜皱襞，内有血管、淋巴管和脂肪，包括小网膜和大网膜。

1. 小网膜（lesser omentum）　是连于肝门与胃小弯及十二指肠上部之间的双层腹膜结构（图 2-8-3）。其中连于肝门与胃小弯之间的部分，称为肝胃韧带，构成小网膜的左侧部，其间有胃左、右血管，神经和淋巴管等；连于肝门与十二指肠上部之间的部分，称为肝十二指肠韧带。构成小网膜的右侧部。其内有胆总管、肝固有动脉、肝门静脉、淋巴管、淋巴结和神经等。

2. **大网膜**（greater omentum）　是连于胃大弯与横结肠之间的 4 层腹膜结构（图 2-8-4）。呈围裙状悬垂于横结肠和空、回肠前面。构成小网膜的两层腹膜包裹胃和十二指肠上部的前、后面，至胃大弯处汇合，形成大网膜前两层，降至脐平面稍下方，返折向上形成大网膜后两层，并向上包被横结肠的前、后面移行为横结肠系膜，与腹后壁的腹膜相续，因成人大网膜的前、后层愈合，故前两层自胃大弯直接连于横结肠形成胃结肠韧带。大网膜面积大，内含脂肪、血管、淋巴管和巨噬细胞等，具有强大的防御功能，可移动至腹、盆腔病灶处，形成粘连，限制炎症病灶蔓延等。小儿大网膜较成人短，故阑尾炎穿孔或下腹部炎症时不易被大网膜包裹，易蔓延形成弥漫性腹膜炎。

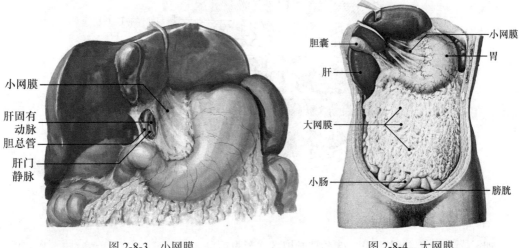

图 2-8-3　小网膜　　　　　　　　　图 2-8-4　大网膜

考点提示：
胃、十二指
肠溃疡穿孔
的腹部体征

3. **网膜囊**（omental bursa）　又称为小腹膜腔，是位于小网膜和胃后方与腹后壁腹膜之间的扁窄间隙（图 2-8-2）。属于腹膜腔的一部分，腹膜腔其余部分则称为大腹膜腔。网膜囊下部为大网膜前、后层之间的潜在性腔隙，随着年龄增长，该部位大网膜的前、后层逐渐粘连并消失。网膜囊上壁为肝尾状叶和膈；前壁为小网膜、胃后壁腹膜和胃结肠韧带；后壁为横结肠及其系膜、胰、左肾、左肾上腺等；下壁为大网膜的前、后层粘连处。网膜囊左侧为脾、胃脾韧带和脾肾韧带等；右侧借网膜孔通大腹膜腔。

4. **网膜孔**（omental foramen）　又称 Winslow 孔，位于小网膜游离右缘后方，成人可容纳一示指，其高度约在第 12 胸椎体至第 2 腰椎体之间的前方。上界为肝尾状叶；下界为十二指肠上部；前界为肝十二指肠韧带；后界为覆盖于下腔静脉表面的腹膜。该孔为网膜囊与腹膜腔之间的唯一通道，手术时可将示指伸入孔内，拇指与示指对合，探查肝十二指肠韧带内的结构和病变，如探查胆总管结石、了解肝固有动脉的走行等，也可压迫肝血管以暂时止血。

网膜囊的结构和毗邻特点

　　网膜囊的结构和毗邻特点在医疗实践中具有重要意义。如胃溃疡后壁穿孔时，内容物常局限于网膜囊内，形成上腹部局限性腹膜炎，常引起粘连，如胃后壁与横结肠系膜或胰腺粘连，从而增加了胃手术的复杂性。胃后壁、胰腺疾患或网膜囊积液时均须进行网膜囊探查，一般采取切开胃结肠韧带入路。但由于邻近器官的炎性病变粘连，胃结肠韧带与其深面的横结肠系膜可发生粘连，在切开胃结肠韧带时应特别注意。

链接

（二）系膜

系膜（mesentery）是脏、壁腹膜相互移行形成的将肠管连于腹后壁的双层腹膜结构（图 2-8-1，图 2-8-5）。内含进出肠管的血管、神经、淋巴管、淋巴结等。主要有肠系膜、横结肠系膜、乙状结肠系膜和阑尾系膜等。

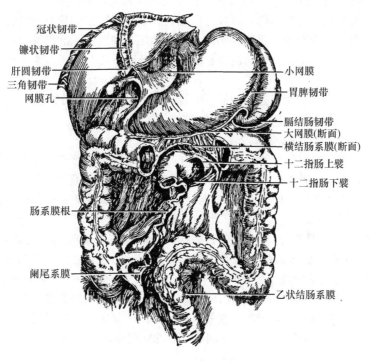

图 2-8-5　腹膜形成的结构

1. 肠系膜（mesentery）　又称为小肠系膜，是将空、回肠固定于腹后壁的双层腹膜结构，呈扇形，多皱褶。肠系膜根起自第 2 腰椎左侧，斜向右下止于右骶髂关节前方，长约 15cm，连于空、回肠的部分，称为肠系膜缘。肠系膜内含有肠系膜上血管及其分支、淋巴管、淋巴结、神经丛和脂肪等。但也易发生肠扭转或肠套叠。

2. 阑尾系膜（mesoappendix）　是阑尾与肠系膜下端之间的三角形双层腹膜结构。阑尾血管行于系膜游离缘内，阑尾切除术时，应从系膜游离缘进行血管结扎。

3. 横结肠系膜（transverse mesocolon）　是横连于横结肠与腹后壁的双层腹膜结构。其根部起自结肠右曲，主要沿胰前缘向左，至结肠左曲。系膜内含有中结肠血管及其分支、淋巴管、淋巴结和神经丛等。通常以横结肠系膜为标志将腹膜腔划分为结肠上区和结肠下区。

4. 乙状结肠系膜（sigmoid mesocolon）　是连于乙状结肠与左髂窝和骨盆左后壁的双层腹膜结构。系膜内含有乙状结肠血管、直肠上血管、淋巴管、淋巴结和神经丛等结构。该系膜较长，故乙状结肠活动度较大，易发生肠扭转而致肠梗阻。

（三）韧带

韧带（ligament）是连于腹、盆腔壁与器官间或连于相邻器官间的腹膜结构（图 2-8-1）。多数为双层，少数为单层，对器官起固定、支持和悬吊作用。

1. 肝的韧带　除了前面已述及的肝胃韧带和肝十二指肠韧带外，还有：①镰状韧带呈矢状位，是上腹前壁和膈下面连于肝上面的双层腹膜结构，侧面观呈镰刀状。游离缘含有肝圆韧带。镰状韧带位于中线右侧，腹壁手术时应注意避免损伤肝圆韧带及伴行的附脐静脉。②冠状韧带呈冠状位，由膈下面返折至肝膈面形成的前、后双层腹膜结构。两层间无腹膜被覆的肝表面，称为肝裸区。冠状韧带被镰状韧带分为左、右两部分，在冠状韧带左、右端，其前、后两层贴合增厚形成左、右三角韧带。③左三角韧带将左半肝与膈紧密相贴，右三角韧带不如左侧明显。

2. 脾的韧带　主要有：①胃脾韧带是连于胃底及胃大弯上份至脾门之间的双层腹膜结构，向下与大网膜左侧部相延续。内含有胃短血管和胃网膜左血管及淋巴管等。②脾肾韧带是连于脾门至左肾前面的双层腹膜结构。内含胰尾、脾血管、淋巴管及神经丛等。③膈脾韧带为脾肾韧带的上部，由脾上极连至膈下。此外脾下极与结肠左曲之间，偶尔有脾结肠韧带。

3. 胃的韧带　除了前面已述及的肝胃韧带、胃脾韧带和胃结肠韧带外，还有胃膈韧带，是胃贲门左侧和食管腹段连于膈下面的腹膜结构。

（四）腹膜皱襞、隐窝和陷凹

腹膜皱襞是腹、盆腔壁与器官之间或器官与器官之间腹膜形成的隆起，其深部常有血管走行。隐窝是皱襞与皱襞之间或皱襞与腹、盆腔壁之间形成的腹膜凹陷，可形成腹内疝。主要有肝肾隐窝，位于肝右叶与右肾之间，是仰卧位时腹膜腔的最低部位，腹膜腔内的液体易积存于此（图 2-8-5）。

陷凹是较大的腹膜隐窝，主要位于盆腔内，由腹膜在盆腔器官之间移行返折而成（图 2-8-1）。男性在直肠与膀胱之间有直肠膀胱陷凹，凹底距肛门约 7.5cm；女性在子宫与膀胱之间有小而浅的膀胱子宫陷凹。子宫与直肠之间形成一个大而深的直肠子宫陷凹（Douglas 腔），与阴道后穹之间仅隔以阴道后壁和脏腹膜，凹底距肛门约 3.5cm。在立位或坐位时，男性的直肠膀胱陷凹和女性的直肠子宫陷凹是腹膜腔的最低部位，腹膜腔积液易聚积于此。故临床上可行直肠前壁或阴道穹后部穿刺抽取液体或引流，以诊治疾病。

考点提示：腹膜陷凹的临床意义

腹腔穿刺术

腹腔穿刺术简称腹穿，是用穿刺针从腹前壁刺入腹膜腔的一项诊疗技术。常用于检查积液性质以协助诊断，或进行腹腔内给药。当有大量腹水时，亦可穿刺放液以减轻症状。常选穿刺部位为脐与左髂前上棘连线中、外 1/3 交点。

（吴　宝）

目 标 检 测

名词解释

1. 腹膜腔　　2. 腹腔　　　　3. 网膜囊　　4. 肝肾隐窝

5. 直肠子宫陷凹

第3篇 脉管系统

脉管系统（vascular system）是机体内连续而封闭的管道系统，包括心血管系统和淋巴系统。心血管系统由心、动脉、毛细血管和静脉组成，血液在其内循环流动，主要功能是运输物质，并有内分泌作用。淋巴系统包括淋巴管道、淋巴器官和淋巴组织，淋巴沿淋巴管道向心流动，最后汇入静脉，具有帮助静脉回流组织液的作用。

考点提示：脉管系统的组成和功能

第9章 心血管系统

> **📖 学习目标**
>
> 1. 掌握：心血管系统的组成；血液循环的概念及体、肺循环的途径；心的位置，心腔的结构，心传导系；全身各动脉主干的名称和位置；全身主要浅静脉的名称和位置，肝门静脉的组成、属支及与上、下腔静脉系的交通。
> 2. 熟悉：心的血液供应及体表投影；全身的压迫止血点。
> 3. 了解：血管吻合及侧支循环的类型和意义；肺循环的血管。

第1节 概 述

一、心血管系统的组成

心血管系统（cardiovascular system）包括心、动脉、毛细血管和静脉（图3-9-1）。

1. 心（heart） 为中空性器官，主要由心肌构成，具有节律性收缩和舒张的功能，能推动血液在心血管系统内不停地循环流动。心被心间隔分为互不相通的左、右半心，每半心又分为心房和心室，故心有右心房、右心室、左心房和左心室4个腔。同侧的心房与心室之间借房室口相通。心房与静脉相接，心室发出动脉。房室口与动脉口均有结缔组织构成的纤维环，环上附有瓣膜，血液顺流时开放，反流时关闭，保证了血液在心腔内的单向流动。

2. 动脉（artery） 是运送血液离开心室的血管。管腔呈圆形，管壁厚，弹性大，随心室舒缩而搏动。动脉由心室发出，在行程中反复分支，其管径逐渐变细，最后移行为毛细血管。

3. 毛细血管（capillary） 是连于微动脉与微静脉之间的微细血管。管壁薄，通透性大，数量多，分布广，管内血流缓慢，是血液与组织液之间进行物质交换的场所。

4. 静脉（vein） 是运送血液回心房的血管。始于毛细血管，与同级动脉比较，管壁薄，管腔大，在回心过程中不断接受属支，管径逐级变粗，最后汇入心房。

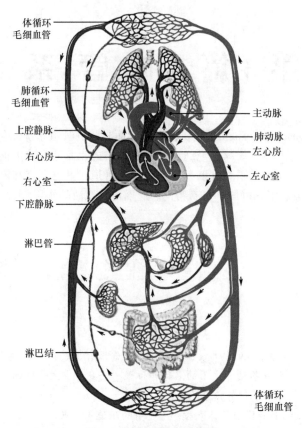

体循环毛细血管

肺循环毛细血管

上腔静脉

右心房

右心室

下腔静脉

淋巴管

淋巴结

主动脉

肺动脉

左心房

左心室

体循环毛细血管

图 3-9-1　血液循环示意图

二、血液循环

　　血液在心血管系统内按一定方向周而复始的循环流动过程，称为血液循环（blood circulation）。根据循环途径，可将血液循环分为体循环（大循环）和肺循环（小循环）两部分（图 3-9-1）。

　　1. 体循环（systemic circulation）　血液自左心室开始，经主动脉及各级分支到达全身毛细血管网，在此 O_2 和营养物质透过毛细血管壁进入组织间隙，供组织细胞利用，组织细胞的代谢废物和 CO_2 进入血液，这样鲜红色的动脉血变成了暗红色的静脉血。再通过各级静脉，最后经上、下腔静脉及冠状窦返回右心房。其特点是行程长、流经范围广，主要功能是运输物质。

　　2. 肺循环（pulmonary circulation）　血液自右心室开始，经肺动脉干及各级分支到达肺泡周围的毛细血管网，在此与肺泡进行气体交换，即吸入 O_2，排出 CO_2，使暗红色的静脉血变成鲜红色的动脉血，再经肺静脉返回左心房。其特点是行程短、流经范围窄（只流经肺）。肺动脉内流动的是静脉血，肺静脉内流动的是动脉血。

考点提示：
血液循环的
概念和途径

三、血管吻合与侧支循环

　　血管之间借吻合支或交通支彼此连接，形成血管吻合（vascular anastomosis）。人体的血管吻合形式多种多样，除经动脉、毛细血管、静脉相连通外，动脉之间、静脉之间、动脉与静脉之间也可借吻合支或交通支彼此相连（图 3-9-2）。

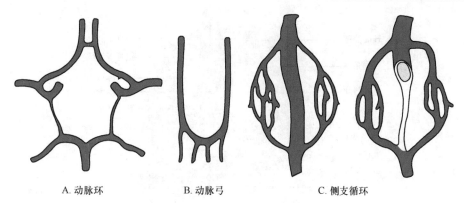

A. 动脉环　　　　　　B. 动脉弓　　　　　　C. 侧支循环

图 3-9-2　血管吻合与侧支循环

1. 动脉间吻合　动脉干之间可借交通支相连，如动脉网、动脉环、动脉弓等，其意义在于能缩短循环途径，调节局部血流量。

2. 静脉间吻合　远比动脉间吻合丰富，除具有与动脉相似的吻合形式外，浅静脉之间常吻合成静脉网（弓）；深静脉之间常吻合成静脉丛，其意义在于保证静脉受压时回流通畅。

3. 动-静脉间吻合　小动脉与小静脉之间，借吻合支直接相连，其意义在于缩短循环途径、调节局部血流量、提高局部温度。

4. 侧支吻合　较大的动脉主干在行程中发出与其平行的侧支，并与同一主干远侧端发出的返支相吻合，称为侧支吻合。正常状态下侧支管径较细，若主干阻塞时，侧支逐渐增粗，血液可经扩大的侧支吻合到达阻塞部远侧的血管主干。这种通过侧支建立的循环，称为侧支循环。对保证器官在病理状态下的血液供应具有重要意义（图 3-9-2）。

第 2 节　心

一、心的位置、外形与毗邻

心是血液循环的动力器官，其位置、形态和大小随性别、年龄、体重、身高和健康状况等因素而有差异。

（一）心的位置和毗邻

心位于胸腔中纵隔内，向左前下方倾斜，外裹以心包，约 2/3 位于前正中线左侧，1/3 在前正中线右侧（图 3-9-3）。上方连接出入心的大血管；下方邻膈；两侧与胸膜腔和肺相邻；前方与胸骨体和第 2～6 肋软骨相邻，后方平对第 5～8 胸椎体，与左主支气管、食管、左迷走神经、胸主动脉等相邻。心大部分被肺和胸膜覆盖，仅左肺心切迹内侧部分与胸骨体下部左半及左侧第 4～6 肋软骨相邻。临床上通常在胸骨左缘第 4 肋间隙处进行心内注射。

考点提示：
心的位置及
心内注射术
的部位

心内注射术

心内注射术是针对心搏骤停患者，在进行胸外心按压的同时，向心内注射一定药物以促进心复跳的一种治疗方法。常选取左侧第 4 肋间隙距胸骨左缘 1～2cm 处垂直刺入 4～5cm，抽得回血后将药液快速注入右心室内。

链接

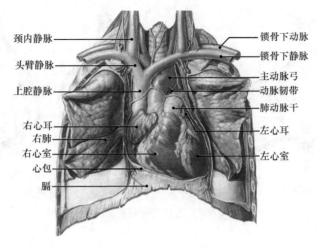

图 3-9-3　心的位置

（二）心的外形

心似倒置的前后略扁的圆锥体，大小与本人拳头相近，长轴斜行，与身体正中线呈45°角，分为1尖、1底、2面、3缘和4条沟（图3-9-4）。

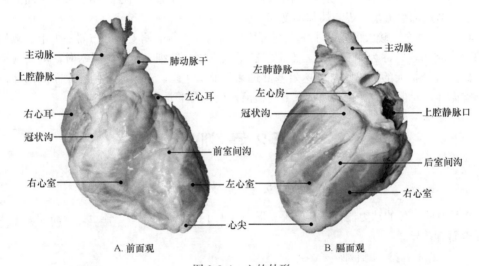

A. 前面观　　　　　　　　　　　　　　B. 膈面观

图 3-9-4　心的外形

考点提示：
心尖的体表投影

1. **心尖**　钝圆，朝向左前下方，由左心室构成，与左胸前壁贴近，在左侧第5肋间隙距左锁骨中线内侧1~2cm处，可触及心尖搏动。

2. **心底**　朝向右后上方，大部分由左心房构成，小部分由右心房构成。上、下腔静脉分别从上、下方注入右心房，左、右肺静脉分别从两侧注入左心房。

3. **两面**　前面又称为胸肋面，稍隆突，朝向前上方，与胸骨和肋软骨相邻，大部分由右心房和右心室构成，小部分由左心室和左心耳构成。下面又称为膈面，朝向后下方，较水平，借心包与膈相邻，大部分由左心室、小部分由右心室构成。

4. **三缘**　左缘钝圆，斜向左下方，大部分由左心室构成，仅上方小部分由左心耳构成；右缘垂直而钝圆，由右心房构成；下缘锐利，近水平位，由右心室和心尖构成。

5. **四条沟**　冠状沟近似于冠状位，前方被肺动脉干中断，是心房和心室在心表面的分界标志；在心室胸肋面和膈面，各有1条自冠状沟向心尖延伸的浅沟，分别称为前室间沟和后室间沟。作为左、右心室在心表面的分界标志。两沟在心尖右侧汇合处略凹陷，称为心尖切迹。房间沟位于心底，是左、右心房之间的浅沟，为心房在心表面的分界。房间沟、后室间沟与冠状沟相交处，称为房室交点，是心表面的重要标志。心表面的沟内均有血管走行，并被脂肪组织覆盖。

二、心腔的结构

（一）右心房

右心房（right atrium）位于心右上部，壁薄而腔大，向左前方突出的部分，称为右心耳，内有许多并行排列的梳状肌。在右心房后内侧壁的房间隔前下部有一卵圆形浅窝，称为卵圆窝，此处较薄，为胎儿时期卵圆孔闭合后的遗迹，房间隔缺损多发生于此（图 3-9-5）。

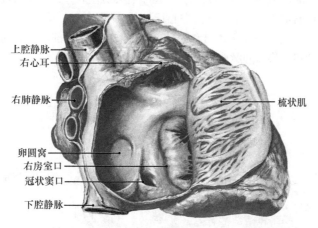

图 3-9-5　右心房的内部结构

右心房有 3 个入口，分别是位于右心房上方的上腔静脉口，位于右心房下方的下腔静脉口和位于下腔静脉口与右房室口之间的冠状窦口，分别导入上半身、下半身和心壁回流的静脉血。出口只有 1 个，即右房室口，位于右心房前下方，通向右心室。

（二）右心室

右心室（right ventricle）位于右心房左前下方（图 3-9-6），构成心胸肋面的大部分，腔内面有许多纵横交错的肌性隆起，称为肉柱，其中横过室腔至室间隔下部的肌束，称为隔缘肉柱（节制索），内有心传导系的右束支通过，有防止心室过度扩张的作用。右心室有 1 个入口和 1 个出口。入口即右房室口，口周围有由致密结缔组织构成的三尖瓣环，环上附有 3 片近似三角形的瓣膜，称为

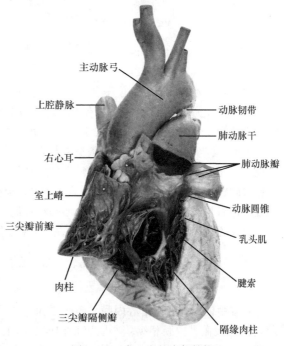

图 3-9-6　右心室的内部结构

三尖瓣（右房室瓣）。瓣尖伸向右心室腔，三尖瓣游离缘借数条腱索连于乳头肌上，后者为室壁突入腔内的锥形肌隆起。在功能上，三尖瓣环、三尖瓣、腱索和乳头肌是一个整体，称为三尖瓣复合体。当右心室收缩时，三尖瓣相互靠拢，紧密封闭右房室口，由于乳头肌的收缩和腱索牵拉，使三尖瓣不致翻向右心房，可防止血液反流入右心房，保证了血液的单向流动；当右心室舒张时，三尖瓣开放，右心房血液经右房室口流入右心室。

右心室左上部逐渐变细，称为动脉圆锥。其上端有1个出口，即肺动脉口，通肺动脉干。肺动脉口周围的纤维环上附有3片袋口向上的半月形瓣膜，称为肺动脉瓣。当右心室收缩时，血液冲开肺动脉瓣进入肺动脉干；右心室舒张时，3个口袋状瓣膜被反流血液充盈而关闭，阻止血液反流入右心室。

（三）左心房

左心房（left atrium）构成心底的大部分，位于右心房左后方，后面与食管相邻，左心房扩大时可压迫食管。向右前方突出的部分为左心耳，内也有梳状肌，当心功能障碍时，血流变慢，较易形成附壁血栓。左心房有4个入口和1个出口。入口即在后部两侧分别有左肺上、下静脉口和右肺上、下静脉口，将肺静脉血导入左心房；出口即左房室口，通向左心室（图3-9-7）。

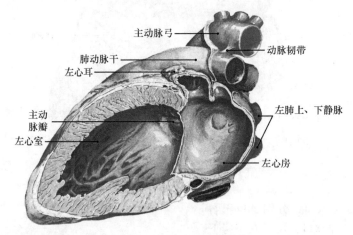

图 3-9-7　左心房的内部结构

（四）左心室

考点提示：心腔内的血流方向和各瓣膜的位置

左心室（left ventricle）位于右心室的左后方，构成心左缘及心尖，呈圆锥体形，壁厚9～12mm，是右心室的3倍。左心室有1个入口和1个出口。入口即左房室口，口周围的致密结缔组织环为二尖瓣环，环上附有2片近似三角形的瓣膜，称为二尖瓣（左房室瓣），瓣尖朝向左心室腔，二尖瓣游离缘亦借数条腱索与乳头肌相连。二尖瓣环、二尖瓣、腱索和乳头肌在功能上亦是一个整体，称为二尖瓣复合体，功能同三尖瓣复合体。出口为主动脉口，位于左房室口的右前方，左心室血经此口射入主动脉而流向全身（图3-9-8）。口周围亦附有3个袋口向上的半月形瓣膜，称为主动脉瓣，形态和功能与肺动脉瓣相同。每片主动脉瓣与主动脉壁之间形成的袋状间隙，称为主动脉窦，左、右窦分别有左、右冠状动脉的开口。

三、心的构造

（一）心壁

心壁由内向外依次由心内膜、心肌层和心外膜构成。心内膜是衬于心腔内面的一层光滑薄膜，与大血管内膜相续；心肌层是构成心的主体，由心肌纤维和结缔组织构成，包括心房肌和心室肌两部分。心房肌较薄，心室肌较厚，左心室肌最厚。心肌纤维有外斜、中环、

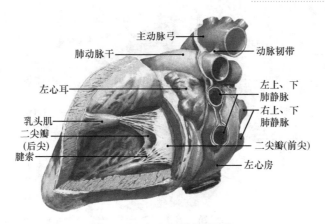

图 3-9-8 左心室的内部结构

风湿性心瓣膜病

风湿性心瓣膜病简称为风心病，是由于风湿热活动，累及心瓣膜而造成的心瓣膜病变。表现为二尖瓣、三尖瓣、主动脉瓣和肺动脉瓣中一个或几个瓣膜狭窄和（或）关闭不全。临床上狭窄或关闭不全常同时存在，但常以一种为主。患病初期常无明显症状，后期则表现为心慌气短、乏力、咳嗽、下肢水肿、咳粉红色泡沫痰等心功能失代偿的表现。本病多发于冬春季节，寒冷、潮湿和拥挤环境下，初发年龄多在 5～15 岁，复发多在初发后3～5 年内。

链接

案例 9-1

患者，女，65 岁。间隙性头痛、头晕 10 余年，加重 3 个月来院就诊。查体：身高155cm，体重 75kg，血压 190/140mmHg。心脏超声检查显示：左心室肥大。临床诊断为原发性高血压、左心室肥厚。

问：1. 心位于何处，心腔内防止血液反流的结构有哪些？
2. 心腔内的血液是沿什么方向流动的？

内纵 3 层。心房肌和心室肌分别附着于互不相连的心纤维环上，故心房、心室不会同时收缩；心外膜为浆膜心包的脏层，贴于心肌层和大血管根部表面。

（二）心瓣膜与心纤维支架

心瓣膜包括房室瓣和动脉瓣，由心内膜向心腔内突出形成，表面被覆内皮，内部为致密结缔组织，能防止血液反流。

在心房肌与心室肌之间，有致密结缔组织环绕房室口和动脉口周围构成的支架，称为心纤维支架，是心肌和心瓣膜的附着处。包括二尖瓣环、三尖瓣环、主动脉瓣环、肺动脉瓣环以及左、右纤维三角（图 3-9-9），它们构成了心壁的支架。

（三）心间隔

1. 房间隔（interatrial septum） 位于左、右心房之间，由双层心内膜中间夹以结缔组织和少量心房肌构成，较薄，卵圆窝处最薄。

2. 室间隔（interventricular septum） 位于左、右心室之间，大部分由心肌构成，称为

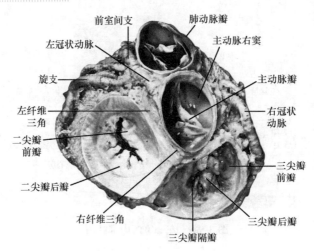

图 3-9-9　纤维环和纤维三角

肌部；其后上方为一不规则的膜性结构，称为膜部，是室间隔缺损的好发部位。

四、心传导系

　　心传导系是由特殊分化的心肌纤维构成，包括窦房结、房室结、房室束及其分支（图 3-9-10）。主要功能是产生和传导冲动，控制心的节律性活动。

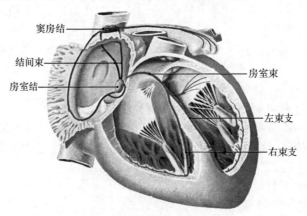

图 3-9-10　心传导系模式图

（一）窦房结

　　窦房结（sinuatrial node）位于上腔静脉与右心耳交界处的心外膜深面，呈长椭圆形，是心的正常起搏点。

（二）房室结

　　房室结（atrioventricular node）位于冠状窦口与右房室口之间的心内膜深面，呈扁椭圆形，是心的潜在起搏点。

（三）房室束及其分支

　　房室束（atrioventricular bundle）又称为 His 束，由房室结前端发出，前行穿过右纤维三角，沿室间隔膜部后下缘前行，至室间隔肌部上缘分为左、右束支。

　　1. 左束支　呈扁带状，沿室间隔左侧心内膜深面下行，在室间隔肌部上、中 1/3 交界水平分为前、后、间隔 3 组，分布于左心室内面。

　　2. 右束支　呈圆索状，沿室间隔右侧心内膜深面下行，至右心室前乳头肌根部，分布于右心室。此支主干较细长，发出分支较迟，易受局部病灶影响而发生传导阻滞。

（四）Purkinje 纤维网

左、右束支的分支在心内膜深面交织成心内膜下 Purkinje 纤维网，由网发出纤维进入心室壁内，形成心肌内 Purkinje 纤维网，最后与心室肌相连。

正常情况下，窦房结发出的冲动，先传至心房肌，引起心房肌兴奋，同时也传向房室结，经延搁后，通过房室束及其分支传至 Purkinje 纤维网，最后传至心室肌，引起心室肌兴奋。心传导系任何部位出现病变均会引起心律失常。

人工心起搏

人工心起搏是用人造的脉冲电流刺激心，以带动心跳的疗法，是治疗缓慢性心律失常的重要进展之一。正常心搏的发源地位于窦房结。如窦房结发生病变，起搏频率减少，或发不出冲动，心就会停止搏动。如窦房结能正常发放冲动，但潜在起搏点房室结发生病变，则从窦房结发出的冲动不能下传至心室，产生房室传导阻滞。而心室自主节律性很慢，这时病人也会有生命危险。人工心起搏器的出现，给这些患者带来了福音。

链接

五、心 的 血 管

心的动脉主要来于左、右冠状动脉；心的静脉血绝大部分经冠状窦汇入右心房（图 3-9-11）。心本身的血液循环，称为冠脉循环。

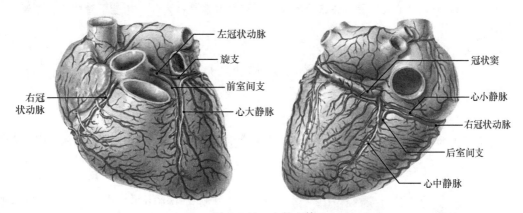

左冠状动脉
旋支
前室间支
心大静脉
右冠状动脉
冠状窦
心小静脉
右冠状动脉
后室间支
心中静脉

图 3-9-11　心的血管

（一）动脉

1. 左冠状动脉（left coronary artery）　起自主动脉左窦，主干短而粗，经左心耳与肺动脉干之间，分为两支：①前室间支是左冠状动脉主干的直接延续，沿前室间沟下行，末端绕心尖切迹至后室间沟。分布于左心室前壁、部分右心室前壁和室间隔前上 2/3；②旋支沿冠状沟向左走行，绕心左缘至左心室膈面，分布于左心房、左心室左侧面、膈面及窦房结等。

2. 右冠状动脉（right coronary artery）　起于主动脉右窦，经右心耳与肺动脉干之间入冠状沟向右走行，绕心右缘至房室交点处分出后室间支和左室后支，分布于右心房、右心室、室间隔后下 1/3、部分左心室膈面、房室结和窦房结等。

（二）静脉

心的静脉与动脉伴行，大多通过心大、中、小静脉汇入冠状窦。

冠状动脉性心脏病

　　冠状动脉性心脏病简称冠心病，是由于冠状动脉管腔狭窄甚至闭塞，导致心肌血流量减少，供氧不足，出现一系列缺血性表现，如胸闷、憋气、心绞痛、心肌梗死甚至猝死等。目前，治疗冠状动脉狭窄的有效方法有球囊血管成形术，或放入支架扩张血管。冠状动脉严重狭窄时，还可施行冠状动脉搭桥术。

链·接

　　1. 冠状窦（coronary sinus）　位于心膈面，左心房与左心室之间的冠状沟内，经冠状窦口注入右心房，主要属支有：①心大静脉与前室间支伴行，入冠状沟后向左走行，绕心左缘至心膈面，注入冠状窦左端；②心中静脉起于心尖部，伴后室间支上行，注入冠状窦右端；③心小静脉起于心下缘，与右冠状动脉伴行，注入冠状窦右端。冠状窦的属支之间以及属支与心前静脉之间均有丰富的吻合。

　　2. 心前静脉　起自右心室前壁，注入右心房，有1～4支。

　　3. 心最小静脉　是位于心壁内的小静脉，直接注入心房或心室。

案例9-2

　　患者，男，66岁。心前区压榨性疼痛半小时来院就诊。患者于发病前1小时进行重体力劳动，突感心前区疼痛，休息半小时未见缓解，疼痛向左肩部放射。查体：体温36.7℃，呼吸18次/分，脉搏120次/分，血压75/58mmHg。面色苍白，皮肤湿冷。心电图显示：S-T段明显抬高，T波倒置。临床诊断为冠心病心绞痛急性发作、急性下壁梗死、心源性休克。

　　问：1. 心的动脉来源有哪些？

　　　　2. 为何心出现问题会出现全身症状？

六、心　　包

心包（pericardium）是包裹心及出入心大血管根部的锥形囊，分为内、外两层，内层为浆膜心包，外层为纤维心包（图3-9-12）。

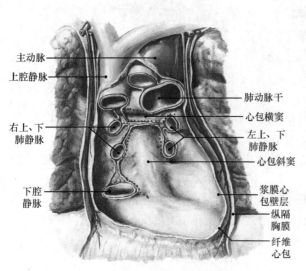

图3-9-12　心包

主动脉
上腔静脉
右上、下肺静脉
下腔静脉
肺动脉干
心包横窦
左上、下肺静脉
心包斜窦
浆膜心包壁层
纵隔胸膜
纤维心包

　　1. 纤维心包　是心包的外层，由致密结缔组织构成，上方与心的大血管外膜相续，下方附于膈中心腱。可防止心过度扩张，还可起屏障作用。

　　2. 浆膜心包　薄而光滑，分为脏、壁两层。壁层衬于纤维心包内面，与纤维心包紧密相贴；脏层覆盖于心表面，即心外膜。脏、壁两层在大血管根部相互移行，形成的潜在腔隙，称为心包腔，内含有少量浆液，起润滑作用。由于纤维心包伸缩性小，当心包腔内大量积液时，不易向外扩张，导致心舒张受限。在心包腔内，浆膜心包脏、壁两层转折处形成较大的间隙，称为心包窦。

主要有：心包横窦位于升主动脉、肺动脉干后方与上腔静脉、左心房前壁之间的间隙；心包斜窦位于左心房后壁与心包后壁之间的间隙；心包前下窦位于心包腔最下部。

心包腔穿刺术

心包腔穿刺术是穿刺针直接刺入心包腔的诊疗技术，常用于判定积液性质与病原体；有心脏压塞时，穿刺抽液以减轻症状；化脓性心包炎时，穿刺排脓、注药等。心前区穿刺时，穿刺针依次穿过皮肤、浅筋膜、深筋膜、胸大肌、肋间外肌、肋间内肌、胸内筋膜、纤维心包、浆膜心包壁层，进入心包腔。心包腔穿刺术应严格掌握适应证，穿刺前做好充分准备。要向患者说明穿刺的目的，消除紧张情绪，必要时给镇静剂。穿刺时要严格遵循规范，术中、术后均需密切观察呼吸、血压、脉搏等的变化。

链接

七、心的体表投影

心在胸前壁的体表投影可以用以下 4 点及其以弧形连线来表示（图 3-9-13）。

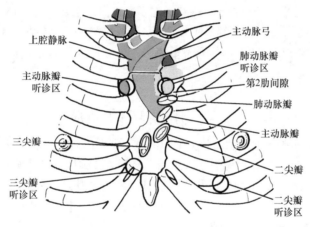

图 3-9-13　心的体表投影

1. **左上点**　在左侧第 2 肋软骨下缘，距胸骨左缘约 1.2cm 处。
2. **右上点**　在右侧第 3 肋软骨上缘，距胸骨右缘约 1cm 处。
3. **右下点**　在右侧第 6 胸肋关节处。
4. **左下点**　在左侧第 5 肋间隙，左锁骨中线内侧 1～2cm 处（或距前正中线 7～9cm 处）。

左、右上点连线为心上界；左、右下点连线为心下界；左上、下点间突向左的弧形连线为心左界；右上、下点间微突向右的弧形连线为心右界。了解心在胸前壁的投影，对临床上叩诊时判断心界大小具有实际意义。

胸外心按压术

胸外心按压术是心搏骤停时采用人工方法使心恢复搏动的急救方法。主要通过有节律地胸外按压，将心挤压于胸骨与脊柱之间，使血液从心室排出，放松时胸骨及两侧肋骨、肋软骨借助弹性回缩而恢复原先位置，胸腔负压增加，静脉血回流入心房，心得到充盈。如此反复按压以代替心功能，推动血液循环，并借助机械刺激恢复心的节律。

链接

第3节 动 脉

一、肺循环的动脉

肺动脉干（pulmonary trunk）是一粗而短的动脉干，起自右心室，在升主动脉前方向左后上方斜行，至主动脉弓下方分为左、右肺动脉。左肺动脉较短，水平向左，经食管、胸主动脉前方至左肺门，分为上、下两支进入左肺的上、下叶。右肺动脉较长，水平向右，经升主动脉和上腔静脉后方达右肺门，分3支进入右肺上、中、下叶。

肺动脉干分叉处稍左侧与主动脉弓下缘之间的结缔组织索，称为动脉韧带（图3-9-6），是胎儿时期动脉导管闭合后的遗迹。若出生后6个月尚未闭锁，则称为动脉导管未闭，是先天性心脏病之一。

> **动脉导管未闭**
>
> 动脉导管未闭是小儿先天性心脏病的常见类型之一，占先天性心脏病发病率的15%，胎儿时期动脉导管被动开放是血液循环的重要通道，出生后，大约15小时即发生功能性关闭，80%在出生后3个月内解剖性关闭。一年内解剖学上应完全关闭。若持续开放，并产生病理或生理性改变，即称为动脉导管未闭。
>
> 链接

二、体循环的动脉

考点提示：主动脉的起止、行程和分部

主动脉（aorta）是体循环的动脉主干。由左心室发出后向右上方斜行，再弯向左后，沿脊柱左前方下行，穿膈的主动脉裂孔入腹腔，至第4腰椎体下缘平面分为左、右髂总动脉。依其行程分为升主动脉、主动脉弓和降主动脉。降主动脉又以膈的主动脉裂孔为界分为胸主动脉和腹主动脉（图3-9-14）。

（一）升主动脉

升主动脉（ascending aorta）沿上腔静脉左侧行向右前上方，至右侧第2胸肋关节高度移行为主动脉弓。升主动脉发出左、右冠状动脉。

（二）主动脉弓

主动脉弓（aortic arch）是升主动脉的延续，呈弓形弯向左后方，跨左肺根，至第4胸椎体下缘左侧移行为胸主动脉。从主动脉弓上方自右向左发出头臂干、左颈总动脉和左锁骨下动脉。头臂干为一粗短动脉干，向右上方斜行至右胸锁关节后方分为右颈总动脉和右锁骨下动脉。

主动脉弓壁外膜下有丰富的神经末梢，为压力感受器，可感受血压变化。在主动脉弓下壁近动脉韧带处有2~3个粟粒状小体，称为主动脉小球，属化学感受器，可感受血液中CO_2、O_2分压的变化。

1. **颈总动脉（common carotid artery）** 是头颈

考点提示：升主动脉、主动脉弓的分支

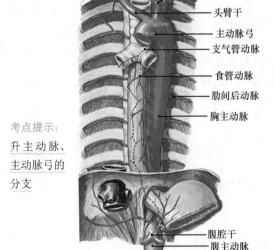

左锁骨下动脉
左颈总动脉
头臂干
主动脉弓
支气管动脉
食管动脉
肋间后动脉
胸主动脉
腹腔干
腹主动脉

图3-9-14 主动脉走行及其分支概况

部的动脉主干。左侧起自主动脉弓，右侧起自头臂干。均经胸锁关节后方，沿气管、喉与食管外侧上行，至甲状软骨上缘平面分为颈内动脉和颈外动脉（图3-9-15）。颈总动脉上段位置表浅，在胸锁乳突肌中段前缘可摸到其搏动。当头面部大出血时，可将该动脉向后内压向第6颈椎横突，进行急救止血。

颈总动脉分叉处有2个重要结构：①颈动脉窦是颈总动脉末端与颈内动脉起始处的膨大，窦壁内有丰富的游离神经末梢，为压力感受器，可感受血压的变化；②颈动脉小球是扁椭圆形小体，借结缔组织连于颈总动脉分叉处后方，属化学感受器，能感受血液中CO_2、O_2分压及H^+浓度的变化。

（1）颈内动脉（internal carotid artery）：在颅外一般无分支。发出后上行至颅底，经颈动脉管入颅腔，分布于脑和视器（参见第15章）。

（2）颈外动脉（external carotid artery）：起始后，上行穿腮腺至下颌颈高度分为颞浅动脉和上颌动脉两终支。其主要分支有（图3-9-15）：

1）甲状腺上动脉：自颈外动脉起始处发出，行向前下方，分布于甲状腺上部和喉。

2）舌动脉：在甲状腺上动脉稍上方约平下颌角高度发出，分布于舌、口底结构和腭扁桃体等。

3）面动脉：在舌动脉稍上方发出，向前经下颌下腺深面，至咬肌止点前缘越过下颌体下缘至面部，经口角与鼻翼外侧至内眦，改称为内眦动脉。分布于面部、下颌下腺和腭扁桃体等。在咬肌前缘与下颌体下缘交界处，可摸到面动脉搏动。面部出血时，可在该处压迫止血。

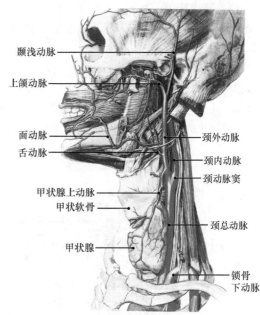

图 3-9-15　头颈部的动脉

4）颞浅动脉：在外耳门前方上行，越过颧弓根至颞部皮下，分布于腮腺和额、颞、顶部软组织。在外耳门前方、颧弓根部可摸到颞浅动脉搏动，头前外侧部出血时，可在该处压迫止血。

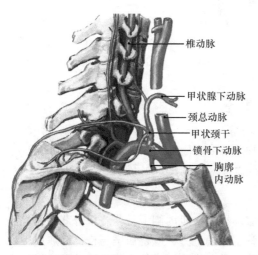

图 3-9-16　锁骨下动脉及其分支

5）上颌动脉：经下颌颈深面入颞下窝，分布于外耳道、鼓室、颊、腭扁桃体、牙及牙龈、咀嚼肌、鼻腔和腭等处。其分支脑膜中动脉向上穿棘孔入颅中窝，分布于颅骨及硬脑膜；该动脉前支经过颅骨翼点内面，故翼点骨折时，易损伤该动脉引起硬膜外血肿。

2. 锁骨下动脉（subclavian artery）　左侧起自主动脉弓，右侧起自头臂干，均经胸锁关节后方斜向外至颈根部，呈弓状经胸膜顶前方穿斜角肌间隙，至第1肋外侧缘延续为腋动脉。在锁骨中点上方的锁骨上大窝内可摸到锁骨下动脉搏动，当上肢出血时，可将该动脉压向第1肋进行止血。其主要分支有（图3-9-16）：

（1）椎动脉：在前斜角肌内侧起于锁骨下

动脉上壁，向上穿第 6～1 颈椎横突孔，经枕骨大孔入颅腔，分布于脑和脊髓。

（2）胸廓内动脉：在椎动脉起始处相对侧发出，向下入胸腔，经第 1～6 肋软骨后面，距胸骨外侧缘 1.5cm 处下降，分为肌膈动脉和腹壁上动脉两终支。后者穿膈入腹直肌鞘，并与腹壁下动脉吻合。胸廓内动脉分布于乳房、心包、膈和腹壁诸肌等。

（3）甲状颈干：为一短干，起自锁骨下动脉，分数支至颈部和肩部。主要分支有甲状腺下动脉和肩胛上动脉。前者分布于甲状腺下部、咽、喉、气管和食管；后者分布于冈上肌、冈下肌和肩胛骨。

3. 腋动脉（axillary artery）　续于锁骨下动脉，经腋窝深部至大圆肌下缘移行为肱动脉（图 3-9-17）。主要分支有胸肩峰动脉、胸外侧动脉、肩胛下动脉、旋肱后动脉等，分布于肩、胸前壁和乳房等。

4. 肱动脉（brachial artery）　沿肱二头肌内侧缘下行至肘窝，在桡骨颈平面分为桡动脉和尺动脉（图 3-9-18）。在肘窝稍上方，肱二头肌腱内侧，肱动脉位置较表浅，可触及其搏动，此处是测量血压时听诊的部位。当前臂和手部大出血时，可在臂中部将该动脉压向肱骨进行止血。其重要分支是肱深动脉，与桡神经伴行，分布于肱三头肌和肱骨。

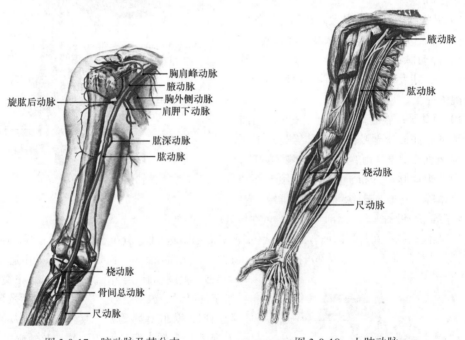

图 3-9-17　腋动脉及其分支　　　　图 3-9-18　上肢动脉

血 压 测 量

　　血压是临床上观察病人病情的一项重要检测指标。肱动脉距心较近，坐位时肱动脉、心以及血压计保持在同一水平。故临床上常选择肱动脉进行血压测量。肱动脉在肘窝稍上方，肱二头肌腱内侧位置表浅，可触及其搏动，为临床测量血压的听诊部位。

链接

5. 桡动脉（radial artery）　由肱动脉分出后，经肱桡肌内侧下行，绕桡骨茎突远端至手背，后穿第 1 掌骨间隙达手掌。桡动脉在桡骨茎突稍上方，肱桡肌腱与桡侧腕屈肌腱之间位置表浅，可触及其搏动，是诊脉的常用部位。其分支有：①拇主要动脉分布于拇指掌面两侧缘和示指桡侧缘；②掌浅支与尺动脉末端吻合成掌浅弓。

6. 尺动脉（ulnar artery） 由肱动脉分出后，在尺侧腕屈肌与指浅屈肌之间，经屈肌支持带浅面，豌豆骨桡侧达手掌。其分支有：①骨间总动脉自尺动脉上端发出后分为骨间前、后动脉，分布于前臂诸肌、桡骨、尺骨；②掌深支与桡动脉末端吻合成掌深弓。

7. 掌浅弓和掌深弓

（1）掌浅弓：由尺动脉末端与桡动脉掌浅支吻合而成，位于掌腱膜与屈指肌腱之间。弓上发出 1 条小指尺掌侧动脉和 3 支指掌侧总动脉。前者分布于小指尺侧缘，后者达掌指关节附近，又分为 2 条指掌侧固有动脉，分布于第 2～5 指相对缘。故手指出血时可在两侧压迫止血（图 3-9-19）。

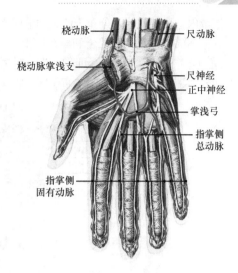

图 3-9-19 手掌的动脉

（2）掌深弓：由桡动脉末端与尺动脉掌深支吻合而成，位于屈指肌腱深面，弓上发出 3 条掌心动脉，至掌指关节附近分别注入指掌侧总动脉。

（三）胸主动脉

胸主动脉（thoracic aorta）是主动脉弓的延续，其分支有壁支和脏支。

1. 壁支 由胸主动脉后外侧壁发出，有肋间后动脉、肋下动脉和膈上动脉。其中肋间后动脉、肋下动脉行于第 3～11 对肋间隙和第 12 肋下方，分布于胸壁、腹壁上部、背部和脊髓等处。第 1、2 对肋间后动脉来自锁骨下动脉。

2. 脏支 细小，主要有支气管支、食管支和心包支等，分布于同名器官。

（四）腹主动脉

腹主动脉（abdominal aorta）沿脊柱左前方下行，至第 4 腰椎体下缘平面分为左、右髂总动脉。其分支亦有脏支和壁支（图 3-9-20）。

1. 壁支 包括 4 对腰动脉、1 对膈下动脉和 1 条骶正中动脉。分布于腹、盆腔后壁、膈下面、肾上腺、脊髓及其被膜等。

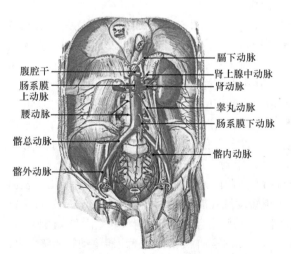

图 3-9-20 腹主动脉及其分支

2. 脏支 有成对和不成对 2 种。

成对脏支有肾上腺中动脉、肾动脉、睾丸动脉。

（1）肾上腺中动脉：约平第 1 腰椎体起自腹主动脉侧壁，横行向外，分布至肾上腺中部，并与肾上腺上、下动脉吻合。

（2）肾动脉：平第 1～2 腰椎间盘高度起自腹主动脉，横行经肾门入肾，入肾门前发出肾上腺下动脉至肾上腺。

（3）睾丸动脉：在肾动脉稍下方由腹主动脉前壁发出，沿腰大肌前面斜向外下，穿腹股沟管参与构成精索，分布于睾丸和附睾。在女性为卵巢动脉，在卵巢悬韧带内下降入盆腔，分布于卵巢和输卵管壶腹。

不成对脏支有腹腔干和肠系膜上、下动脉。

（1）腹腔干（celiac trunk）：为一粗短动脉干，在主动脉裂孔稍下方发自腹主动脉前壁，立即分为3支（图3-9-21）。分布于肝、胆囊、胰、脾、食管腹部、胃、十二指肠上部和大网膜等。

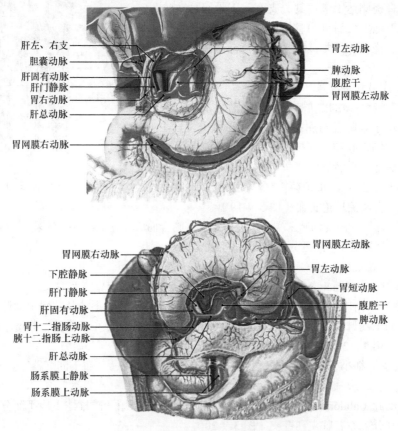

肝左、右支
胆囊动脉
肝固有动脉
肝门静脉
胃右动脉
肝总动脉
胃网膜右动脉

胃左动脉
脾动脉
腹腔干
胃网膜左动脉

胃网膜右动脉
下腔静脉
肝门静脉
肝固有动脉
胃十二指肠动脉
胰十二指肠上动脉
肝总动脉
肠系膜上静脉
肠系膜上动脉

胃网膜左动脉
胃左动脉
胃短动脉
腹腔干
脾动脉

图 3-9-21　腹腔干及其分支

1）胃左动脉：斜向左上方至胃贲门附近，在小网膜两层之间沿胃小弯向右行，与胃右动脉吻合。分布于食管腹部、贲门和胃小弯左侧的胃壁。

2）肝总动脉：行向右前方在十二指肠上部上缘进入肝十二指肠韧带内，分为肝固有动脉和胃十二指肠动脉。①肝固有动脉行于肝十二指肠韧带内，在肝门静脉前方、胆总管左侧上行至肝门，分为左、右两支入肝。右支在入肝门前还发出胆囊动脉，经胆囊三角上行，分布于胆囊。肝固有动脉起始处还发出胃右动脉，在小网膜内行至幽门上缘，再沿胃小弯向左与胃左动脉吻合，分布于十二指肠上部和胃小弯右侧的胃壁。②胃十二指肠动脉在十二指肠上部后方下降，至幽门下缘分为胃网膜右动脉和胰十二指肠上动脉。胃网膜右动脉行于大网膜内沿胃大弯左行，与胃网膜左动脉吻合，分布于胃大弯右侧和大网膜。胰十二指肠上动脉在胰头与十二指肠降部之间下降，分布于胰头和十二指肠，并与胰十二指肠下动脉吻合。

3）脾动脉：与脾静脉伴行，沿胰上缘行向左达脾门，分数条脾支经脾门入脾。沿途发出胰支，分布于胰体和胰尾。主要分支有：①胃短动脉在脾门处发出，有3~5支，分布于胃底；②胃网膜左动脉沿胃大弯行向右，与胃网膜右动脉吻合，分布于胃大弯左侧和大网膜。

（2）肠系膜上动脉（superior mesenteric artery）：平第1腰椎体高度由腹主动脉前壁发出，经胰头后方下行，越过十二指肠水平部前面入肠系膜根，行向右下达右髂窝，分布于胰、十二指肠、空肠、回肠及结肠左曲以上的大肠。

主要分支有（图 3-9-22）：

1）胰十二指肠下动脉：行于胰头与十二指肠之间，分布于胰和十二指肠，并与胰十二指肠上动脉吻合。

2）空、回肠动脉：有 12～16 支，自肠系膜上动脉左侧壁发出，行于肠系膜内，分布于空、回肠。

3）回结肠动脉：为肠系膜上动脉右侧壁发出的最下方分支，分布于回肠末端、盲肠和升结肠。回结肠动脉发出阑尾动脉，行于阑尾系膜游离缘内，分布于阑尾。

4）右结肠动脉：在回结肠动脉上方发自肠系膜上动脉右壁，分布于升结肠，并

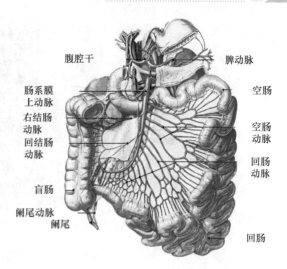

图 3-9-22　肠系膜上动脉及其分支

与中结肠动脉和回结肠动脉的分支吻合。

5）中结肠动脉：在胰下缘发出，进入横结肠系膜，与左、右结肠动脉吻合，营养横结肠。

（3）肠系膜下动脉（inferior mesenteric artery）：平第 3 腰椎体高度发自腹主动脉前壁，在腹后壁腹膜后方行向左下方，分布于降结肠、乙状结肠和直肠上部。主要分支有（图 3-9-23）：

1）左结肠动脉：沿腹后壁向左行，分布于降结肠，并与中结肠动脉和乙状结肠动脉吻合。

2）乙状结肠动脉：进入乙状结肠系膜内，分布于乙状结肠。

3）直肠上动脉：是肠系膜下动脉的直接延续，行至第 3 骶椎处分为两支，沿

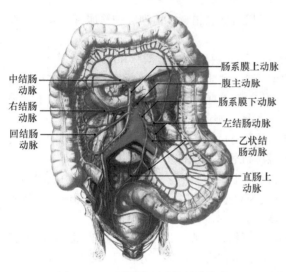

图 3-9-23　肠系膜下动脉及其分支

直肠上部两侧下降，分布于直肠上部，并与直肠下动脉和肛动脉吻合。

（五）髂总动脉

髂总动脉（common iliac artery）左、右各一，在第 4 腰椎体下缘由腹主动脉分出，沿腰大肌内侧行向外下方，至骶髂关节前方分为髂内动脉和髂外动脉。

1. 髂内动脉（internal iliac artery）　为一短干，沿盆腔侧壁下行，亦发出脏支和壁支（图 3-9-24）。

（1）壁支：分布于盆壁，主要有闭孔动脉、臀上动脉、臀下动脉。

1）闭孔动脉：伴闭孔神经穿闭膜管至大腿内侧，分布于髋关节和大腿肌内侧群。

2）臀上动脉：经梨状肌上孔出盆腔至臀部，分布于臀中肌、臀小肌和髋关节。

3）臀下动脉：经梨状肌下孔出盆腔至臀部，分布于臀大肌。

（2）脏支：分布于盆腔器官和外生殖器。

1）脐动脉：为胎儿时期的动脉干，出生后远侧端闭锁形成脐内侧韧带，近侧段仍保留

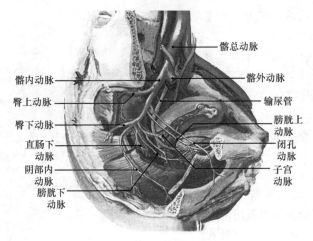

图 3-9-24　髂内动脉及其分支（女）

管腔，发出膀胱上动脉分布于膀胱尖和膀胱体。

2）膀胱下动脉：沿盆腔侧壁下行，分布于膀胱底、精囊、前列腺和输尿管下段。在女性还发出小支至阴道。

3）直肠下动脉：行向内下方，分布于直肠下部，并与直肠上动脉和肛动脉吻合。

4）子宫动脉：沿盆腔侧壁下行，经子宫阔韧带底部，在子宫颈外侧约 2cm 处越过输尿管前方并与之交叉后，沿子宫颈外侧上行，分布于子宫、阴道、输卵管和卵巢。在子宫手术结扎子宫动脉时，要注意该动脉与输尿管的关系，避免误伤输尿管。

5）阴部内动脉：自梨状肌下孔出盆腔，再经坐骨小孔入坐骨肛门窝，发出肛动脉、会阴动脉、阴茎（蒂）动脉等，分布于外生殖器、肛管和会阴部。

2. 髂外动脉（external iliac artery）　沿腰大肌内侧缘下行，经腹股沟韧带中点深面至股前部，移行为股动脉。髂外动脉的主要分支为腹壁下动脉，经腹股沟管深环内侧上行入腹直肌鞘，分布于腹直肌，并与腹壁上动脉吻合。

3. 股动脉（femoral artery）　为髂外动脉的延续，在股三角内下行、经收肌管出收肌腱裂孔至腘窝，移行为腘动脉（图 3-9-25）。在腹股沟韧带中点稍下方，股动脉位置表浅，可触及其搏动，当下肢出血时，可将该动脉压向股骨进行止血。其主要分支是股深动脉。行向后下内，沿途分出旋股内侧动脉、旋股外侧动脉和 3～4 条穿动脉，分布于大腿肌和股骨。

4. 腘动脉（popliteal artery）　续股动脉，在腘窝深部下行，至腘窝下角处分为胫前动脉和胫后动脉。腘动脉发出数条关节支和肌支，分布于膝关节及其附近的肌。

5. 胫后动脉（posterior tibial artery）　是腘动脉的延续，沿小腿后面浅、深屈肌之间下行，经内踝后方入足底。主要分支有（图 3-9-26）：

（1）腓动脉：由胫后动脉起始处分出，斜向外下，沿腓骨内侧下行，分布于胫、腓骨和小腿肌后群。

（2）足底内侧动脉：较小，沿足底内侧前行，分布于足底肌内侧群和皮肤。

（3）足底外侧动脉：较粗，沿足底外侧前行，至第 5 跖骨底转向内侧，至第 1 跖骨间隙，与足背动脉的足底深支吻合构成足底深弓。营养足底的大部分肌。

（4）足底深弓：位于跖骨底附近，骨间肌浅面。从弓凸侧发出 4 条趾足底总动脉，前行至跖趾关节附近，各分为 2 条趾足底固有动脉，分布于相邻足趾的相对缘。故足趾出血时亦可在两侧压迫止血。

6. 胫前动脉（anterior tibial artery）　由腘动脉分出后，穿小腿骨间膜至小腿前面，在小腿肌前群之间下行，至踝关节前方移行为足背动脉（图3-9-27）。分布于小腿肌前群和皮肤。

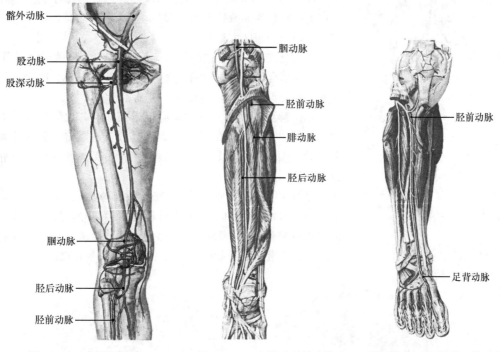

图 3-9-25　大腿的动脉　　　　图 3-9-26　小腿后面的动脉　　　　图 3-9-27　小腿前面的动脉

7. 足背动脉　在距小腿关节前方续于胫前动脉，经蹈长伸肌腱与趾长伸肌腱之间前行，至第1跖骨间隙近侧端分为第1趾背动脉和足底深支两终支，沿途分布于足背、足趾和足底等处。在踝关节前方，内、外踝连线中点可触及足背动脉搏动。当足背出血时，可向深部压迫该动脉进行止血。

考点提示：
用于压迫止
血的动脉

常用的压迫止血点

1. 颞浅动脉　在外耳门前方，颧弓后端压向颧弓。
2. 面动脉　在下颌体下缘与咬肌前缘相交处压向下颌骨。
3. 颈总动脉　在胸锁乳突肌中段前缘，向后压向第6颈椎横突。
4. 锁骨下动脉　在锁骨中点上方的锁骨上大窝内压向第1肋。
5. 肱动脉　在肘窝稍上方，肱二头肌腱内侧压向肱骨。
6. 桡动脉　在桡骨茎突稍上方，肱桡肌腱与桡侧腕屈肌腱之间压向桡骨。
7. 股动脉　在腹股沟韧带中点稍下方压向股骨。
8. 足背动脉　在踝关节前方，内、外踝连线中点压向足背。

第4节　静　脉

静脉是运送血液回心房的血管，起于毛细血管，止于心房。与同级动脉比较有以下特点：①管腔大，管壁薄，弹性小。其管腔较同级动脉大，属支多，血液总容量是动脉的2

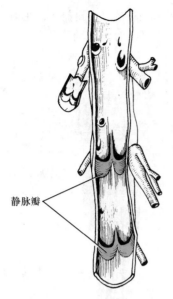

图 3-9-28　静脉瓣

倍以上，故压力较低，血流缓慢。②数量多，分为浅、深两种。浅静脉位于浅筋膜内，又称为皮下静脉，无动脉伴行，最后注入深静脉。临床上常选取浅静脉进行静脉穿刺。深静脉位于深筋膜深面或体腔内，多与动脉伴行，收集血液的范围与伴行动脉分布区大致一致。③吻合丰富。浅静脉之间、深静脉之间以及浅、深静脉之间均有广泛吻合。当某一静脉发生阻塞时，其吻合便成为重要的血液回流途径。浅静脉常吻合成静脉网，深静脉常吻合成静脉丛。④有静脉瓣（图 3-9-28）。静脉瓣是由静脉内膜凸入管腔折叠而形成向心开放的半月形小袋，是防止血液反流的重要装置。其数目与受重力影响的大小有关。四肢静脉瓣较多，下肢更多，头面部静脉和肝门静脉无静脉瓣。

此外，还存在一些特殊的静脉（图 3-9-29）：板障静脉位于颅顶扁骨的板障内，壁薄无静脉瓣，通过导静脉与硬脑膜窦和头皮静脉相通；硬脑膜窦为颅内硬脑膜两层之间形成的管腔，无平滑肌和静脉瓣，故颅脑外伤时不易止血。

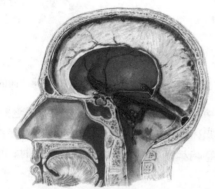

A. 硬脑膜窦

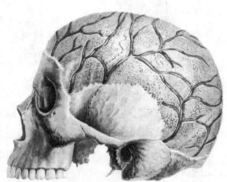

B. 板障静脉

图 3-9-29　特殊静脉

一、肺循环的静脉

　　肺静脉（pulmonary veins）每侧 2 条，分别称为左肺上、下静脉和右肺上、下静脉。起于肺泡毛细血管，向肺门逐渐汇合，注入左心房后部。将含 O_2 量高的动脉血注入左心房。

二、体循环的静脉

　　体循环的静脉包括上腔静脉系、下腔静脉系和心静脉系（参见心的血管）。

（一）上腔静脉系

　　上腔静脉系由上腔静脉及其属支组成，收集头、颈、上肢、部分胸腔器官、胸壁以及脐以上腹前外侧壁的静脉血（图 3-9-30）。

　　上腔静脉（superior vena cana）为一粗大静脉干（图 3-9-30）。由左、右头臂静脉在右侧第 1 胸肋关节后方汇合而成，沿升主动脉右侧下行，注入右心房。注入前还收集奇静脉的血液。头臂静脉（brachiocephalic vein）又称为无名静脉，左、右各一。由同侧颈内静脉

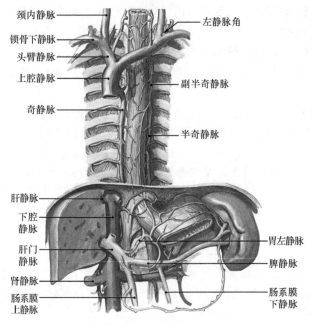

图 3-9-30 体循环的大静脉

与锁骨下静脉在胸锁关节后方汇合而成，汇合处的夹角，称为静脉角。有淋巴导管注入。

1. 头颈部的静脉 主要有颈内静脉、颈外静脉和锁骨下静脉等（图 3-9-31）。

（1）颈内静脉（internal jugular vein）：为颈部最大的静脉干。在颈静脉孔处续乙状窦，伴颈内动脉、颈总动脉下行，至胸锁关节后方与锁骨下静脉汇合成头臂静脉。颈内静脉的颅内属支主要收集脑膜、脑、视器、前庭蜗器及颅骨的静脉血（详见第 15 章）。颅外属支主要收集面、颈部等处的静脉血，主要有：

1）面静脉：起自内眦静脉，伴面动脉行向外下，至下颌角下方与下颌后静脉的前支汇合，在舌骨大角平面注入颈内静脉（图 3-9-32），收集面前部软组织的静脉血。面静脉借眼静脉及翼静脉丛与颅内海绵窦相通。面静脉在口角平面以上无静脉瓣，当发生化脓性感染

考点提示：
面静脉的特点及面部危险三角的位置

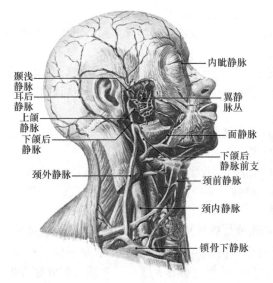

图 3-9-31 头颈部的静脉

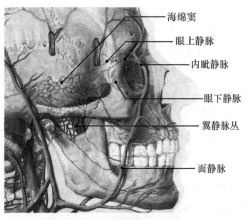

图 3-9-32 面静脉及交通支

时，若处理不当（如挤压等），可导致颅内感染。故临床上通常将鼻根至两侧口角之间的三角区，称为"危险三角"。

2）下颌后静脉：由颞浅静脉和上颌静脉在腮腺内汇合而成，分前、后两支，前支注入面静脉，后支与耳后静脉及枕静脉汇合成颈外静脉。下颌后静脉收集颞浅动脉和上颌动脉分布区的静脉血。

（2）颈外静脉（external jugular vein）：是颈部最粗大的浅静脉。由下颌后静脉的后支与耳后静脉及枕静脉汇合而成。沿胸锁乳突肌表面下降，穿深筋膜注入锁骨下静脉。

（3）锁骨下静脉（subclavian vein）：在第1肋外侧缘续腋静脉，伴同名动脉经前斜角肌前方行向内，至胸锁关节后方与颈内静脉汇合成头臂静脉。收集颈外静脉和上肢的静脉血。锁骨下静脉管腔大、位置恒定，临床上常用于进行静脉穿刺、心血管造影及长期留置导管等。

颈外静脉的临床应用

颈外静脉位置表浅，临床常用作小儿穿刺抽血的部位。正常人站位或坐位时，颈外静脉常不显露，当患心脏病或上腔静脉阻塞引起颈外静脉回流不畅时，在体表可见静脉充盈轮廓，称为颈静脉怒张。

链接

2. 上肢的静脉   分为浅、深两组。深静脉与同名动脉伴行。多为2条，最后汇成1条腋静脉，注入锁骨下静脉。收集同名动脉分布区的静脉血；浅静脉位于浅筋膜内，起自指背浅静脉，向上汇集成手背静脉网。主要有（图3-9-33）：

（1）头静脉：起自手背静脉网桡侧，转至前臂前面，沿肱二头肌外侧上行，经三角肌与胸大肌间沟，穿深筋膜注入腋静脉或锁骨下静脉。在肘窝处借肘正中静脉与贵要静脉相交通。

（2）贵要静脉：起自手背静脉网尺侧，转至前臂尺侧上行，在肘窝处接受肘正中静脉后，沿肱二头肌内侧上升至臂中部，穿深筋膜注入肱静脉或腋静脉。该静脉较粗，位置表浅恒定，临床上常用于静脉穿刺或插管等。

（3）肘正中静脉：斜行于肘窝皮下，连于头静脉与贵要静脉之间，接收前臂正中静脉的血液。该静脉变异较多，是临床上注射、输液或抽血的常选部位。

3. 胸部的静脉   胸前壁以及脐以上腹前壁浅层的静脉注入腋静脉；深层则注入头臂静脉。主要有：

（1）奇静脉：在右膈脚处起自右腰升静脉，穿膈沿脊柱右侧上行至第4胸椎体高度，弓形向前绕右肺根上方注入上腔静脉。沿途接收食管静脉、支气管静脉、右肋间后静脉及半奇静脉的血液。

（2）半奇静脉：起自左腰升静脉，穿膈后沿脊柱左侧上行至第8～9胸椎体高度，越过脊柱前方注入奇静脉。收集左侧下部肋间后静脉及副半奇静脉的血液。

（3）副半奇静脉：沿脊柱左侧下行注入半奇静脉，收集左侧中、上部肋间后静脉的血液。奇静脉和半奇静脉借腰升静脉、腰静脉与髂总静脉、下腔静脉相交通。构成了上、下腔静脉系之间的侧支吻合，具有重要生理意义。

（4）椎静脉丛：按其位置分为椎内静脉丛和椎外静脉丛，在脊柱周围的为椎外静脉丛，在椎管内的为椎内静脉丛，二者之间有广泛吻合（图3-9-34）。椎静脉丛收集脊髓、被膜、椎骨和邻近肌的静脉血。椎静脉丛分别与椎静脉、肋间后静脉、腰静脉和骶外侧静脉等相交通，向上与颅内硬脑膜窦相通，向下与盆腔静脉丛相通。

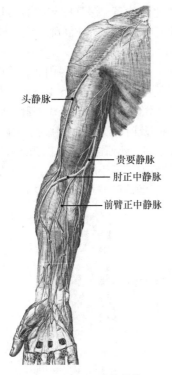

图 3-9-33 上肢浅静脉

头静脉

贵要静脉
肘正中静脉
前臂正中静脉

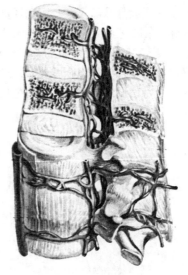

图 3-9-34 椎静脉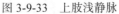丛

（二）下腔静脉系

下腔静脉系由下腔静脉及其属支构成，收集下肢、盆部和腹部的静脉血。

下腔静脉（inferior vena cava）是人体最大的静脉干，由左、右髂总静脉在第 4～5 腰椎体右前方汇合而成，沿腹主动脉右侧上行，经肝的腔静脉沟，穿膈的腔静脉孔入胸腔，注入右心房（图 3-9-35）。

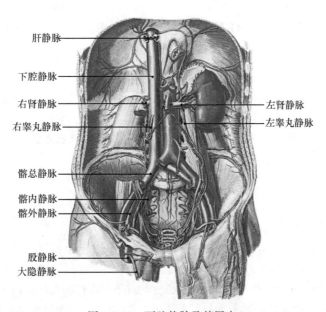

肝静脉

下腔静脉

右肾静脉
右睾丸静脉

左肾静脉
左睾丸静脉

髂总静脉

髂内静脉
髂外静脉

股静脉
大隐静脉

图 3-9-35 下腔静脉及其属支

1. 下肢的静脉　亦分为浅、深两种，静脉瓣比上肢多。深静脉与同名动脉伴行，收集同名动脉分布区的静脉血。最后汇入1条股静脉，向上注入髂外静脉。浅静脉起自趾背浅静脉，在跖骨远侧皮下形成足背静脉弓。主要有：

考点提示：
大隐静脉的
临床意义

（1）大隐静脉：是全身最长的静脉（图3-9-36）。起于足背静脉弓内侧，经内踝前方，沿小腿内侧面、膝关节后内方、大腿前内侧上行，于耻骨结节外下方3～4cm处，穿隐静脉裂孔注入股静脉。在注入股静脉前还接收腹壁浅静脉、阴部外静脉、旋髂浅静脉、股内侧浅静脉和股外侧浅静脉5条属支。收集足、小腿、大腿内侧部及前部浅层的静脉血。大隐静脉行程长，在内踝前方位置表浅，临床上常在此行静脉切开或穿刺，此处也是静脉曲张的好发部位。

考点提示：
用于穿刺的
静脉

（2）小隐静脉：起自足背静脉弓外侧，经外踝后方，沿小腿后面上行，至腘窝处穿深筋膜注入腘静脉。小隐静脉收集足外侧和小腿后部浅层的静脉血（图3-9-37）。

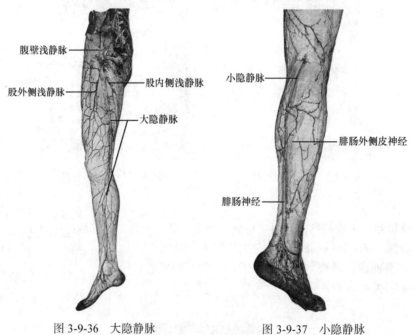

图3-9-36　大隐静脉　　　　　　图3-9-37　小隐静脉

下肢静脉曲张

　　下肢静脉曲张是下肢浅静脉（大隐静脉和小隐静脉及其属支）内压增高，发生扩张、延长、弯曲成团状，晚期可并发慢性溃疡的病变。本病多见中年男性，或长期负重、站立工作者。下肢静脉曲张是四肢血管疾患中最常见之一。常因静脉曲张及其合并症，尤其是溃疡而就医。

链接

案例9-3

　　患者，男，52岁。因双下肢浅静脉迂曲扩张、长时间站立后双小腿酸胀不适10余年入院。查体：双下肢可见浅静脉迂曲扩张，扩张处触之柔软，触痛（－）。双下肢肌张力正常，腓肠肌握痛（－）。双下肢动脉搏动正常。双下肢深静脉通畅试验（－）、大隐静脉瓣功能试验（＋）、交通支静脉瓣功能试验（＋）。辅助检查：彩超显示双下肢浅静脉迂曲扩张、双下肢深静脉通畅，深静脉瓣功能正常，双侧大隐静脉瓣及交通支静脉瓣重度关闭不全。诊断为大隐静脉曲张。

　　问：1. 简述大隐静脉的起始、行程和注入部位。

　　　　2. 大隐静脉主要有哪些属支，为什么大隐静脉易发生曲张？

　　2. 盆部的静脉　主要有髂总静脉、髂内静脉、髂外静脉及其属支。

　　（1）髂总静脉（common iliac vein）：由髂内静脉与髂外静脉在骶髂关节前方汇合而成，向内上方斜行至第 4～5 腰椎体右前方，与对侧髂总静脉汇合成下腔静脉。

　　（2）髂内静脉（internal iliac vein）：短而粗，与同名动脉伴行，收集盆部的静脉血。其属支分别起自膀胱、直肠、子宫及阴道等处的静脉丛。

　　（3）髂外静脉（external iliac vein）：在腹股沟韧带深面续股静脉，伴同名动脉，收集下肢及腹前壁下部的静脉血。

　　3. 腹部的静脉　分为壁支和脏支两种。

　　壁支包括膈下静脉和腰静脉。腰静脉有 4 对，直接注入下腔静脉。各腰静脉之间纵行相连形成腰升静脉，左、右腰升静脉分别向上注入半奇静脉和奇静脉，向下注入髂总静脉。

　　脏支包括成对和不成对两种。成对脏支直接或间接注入下腔静脉。不成对脏支（除肝静脉外）先汇合成肝门静脉入肝，再经肝静脉回流入下腔静脉。脏支主要有：①肾上腺中静脉成对，左侧注入左肾静脉，右侧直接注入下腔静脉。②肾静脉成对，起自肾门，与同名动脉伴行，注入下腔静脉。左肾静脉长于右侧，越过腹主动脉前方，并接受左肾上腺静脉和左睾丸（卵巢）静脉。③睾丸静脉成对，起自睾丸和附睾，在精索内吻合成蔓状静脉丛，在腹股沟管深环处合成睾丸静脉，伴同名动脉上行。右睾丸静脉以锐角注入下腔静脉，左侧以直角注入左肾静脉，故睾丸静脉曲张多见于左侧。在女性此静脉称为卵巢静脉，起自卵巢静脉丛，伴同名动脉经卵巢悬韧带上升，其回流途径同男性。④肝静脉有 2～3 条，由小叶下静脉汇合成右、中、左 3 条肝静脉，行于肝实质内，收集肝血窦的血液，在腔静脉沟上部注入下腔静脉。

静脉穿刺术

　　静脉穿刺术分为浅静脉穿刺术和深静脉穿刺术。浅静脉穿刺术常用于采血、献血、输血、输液和注射药物等。常选的静脉有：手背静脉网、贵要静脉、头静脉、肘正中静脉、足背静脉弓、大隐静脉、小儿头皮静脉、颈外静脉等。穿经层次为皮肤、皮下组织和静脉壁；深静脉穿刺术适用于外周静脉穿刺困难需长期输液治疗，或大量、快速扩容通道的建立、胃肠外营养治疗、药物治疗（化疗、高渗、刺激性）、血液透析、血浆置换术等；也适用于心导管检查明确诊断。常选的静脉有颈内静脉、锁骨下静脉、股静脉等。

链接

　　肝门静脉系由肝门静脉及其属支组成，收集腹腔内不成对器官（除肝外）的静脉血（图 3-9-38）。肝门静脉系的起始端和末端均为毛细血管，无静脉瓣。故肝门静脉回流受阻内压升高时，血液可反流。

　　（1）肝门静脉的组成：肝门静脉（hepatic portal vein）为一粗而短的静脉干，长 6～8cm。由肠系膜上静脉与脾静脉在胰颈后方汇合而成，经十二指肠上部后方进入肝十二指肠

考点提示：
肝门静脉的
组成、特点
及吻合

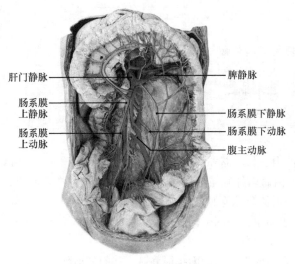

图 3-9-38　肝门静脉及其属支

韧带内，沿胆总管和肝固有动脉后方上行，至肝门处分为左、右两支入肝，在肝内反复分支最后汇入肝血窦，与来自肝固有动脉的血液混合，逐级汇入肝静脉。

（2）肝门静脉的属支：多数收集同名动脉分布区的静脉血。主要有（图 3-9-38）：①肠系膜上静脉伴同名动脉右侧行于肠系膜内，与脾静脉汇合成肝门静脉；②脾静脉在脾门处由数条脾支汇合而成，与肠系膜上静脉汇合成肝门静脉，并接收肠系膜下静脉和胃短静脉的血液；③肠系膜下静脉起始部与同名动脉伴行，多数注入脾静脉，有的汇入肠系膜上静脉；④胃左静脉沿胃小弯与同名动脉伴行，汇入肝门静脉；⑤胃右静脉与同名动脉伴行，汇入肝门静脉；⑥胆囊静脉起于胆囊，汇入肝门静脉或其右支；⑦附脐静脉起自脐周静脉网，沿肝圆韧带入肝，注入肝门静脉左支。

（3）肝门静脉系与上、下腔静脉系之间的吻合：主要有 3 处（图 3-9-39）：①经食管静脉丛与上腔静脉系吻合。吻合途径：肝门静脉→胃左静脉→食管静脉丛→食管静脉→奇静脉→上腔静脉。②经直肠静脉丛与下腔静脉系吻合。吻合途径：肝门静脉→脾静脉→肠系膜下静脉→直肠上静脉→直肠静脉丛→直肠下静脉或肛静脉→髂内静脉→髂总静脉→下腔静脉。③通过脐周静脉网分别与上、下腔静脉系吻合。吻合途径：肝门静脉→附脐静脉→脐周静脉网，向上→上腔静脉，向下→下腔静脉。

正常情况下，上述吻合支细小，血流量较少。当肝门静脉回流受阻（如肝硬化或肝门静脉高压）时，血液不能正常回流入肝，而是经上述吻合途径形成侧支循环。随着血流量增多，吻合支扩张迂曲，呈现静脉曲张现象。若食管静脉丛曲张，呈串珠样改变，破裂则引起呕血；直肠静脉丛曲张，易形成痔，破裂则引起便血；同时还会出现脾淤血肿大、胃肠淤血和腹水等；脐周静脉网曲张，曲张的静脉自脐向周围呈放射状分布，临床上称为"海蛇头"征。

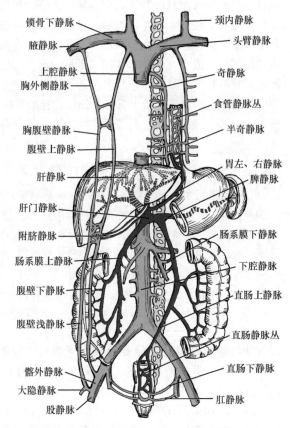

图 3-9-39　肝门静脉与上、下腔静脉间的吻合

肝　硬　化

　　肝硬化是以肝组织弥漫性纤维化、假小叶和再生结节形成为特征的慢性肝病，我国以病毒性肝炎导致的肝硬化为多见，国外以酒精中毒多见。肝硬化主要表现为肝功能减退和肝门静脉高压症。主要表现为脾大、胃肠淤血、侧支循环的建立与开放、腹水等。

（邓仁川）

目 标 检 测

一、名词解释

1. 动脉　　　　2. 血液循环
3. 心传导系　　4. 窦房结
5. 心包腔　　　6. 静脉角
7. 面部危险三角

二、简答题

1. 简述血液循环的概念和途径。
2. 归纳用于压迫止血的动脉名称和部位。
3. 手背输液后，药物经哪些途径到达阑尾？
4. 口服药物后，药物经哪些途径从尿液中排出？
5. 肝硬化患者，为何出现呕血、便血和腹水？

第10章 淋巴系统

📖 **学习目标**

1. 掌握：淋巴系统的组成及功能；脾的位置和形态。
2. 熟悉：胸导管和右淋巴导管的组成、行程、注入部位及引流范围。
3. 了解：全身主要部位的淋巴结群。

淋巴系统（lymphatic system）是脉管系统的重要组成部分，由淋巴组织、淋巴管道和淋巴器官组成（图3-10-1）。淋巴管道和淋巴结的淋巴窦内流动着的淋巴液，简称为淋巴。淋巴一般为无色透明，仅自小肠绒毛中央乳糜管至胸导管内的淋巴因含乳糜颗粒而呈乳白色。

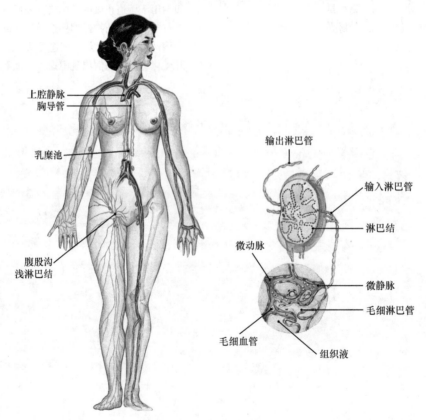

上腔静脉
胸导管
乳糜池
腹股沟
浅淋巴结

输出淋巴管
输入淋巴管
淋巴结
微动脉
微静脉
毛细淋巴管
毛细血管
组织液

图 3-10-1　淋巴系统模式图

当血液流经毛细血管动脉端时，血液内的水分及溶于血浆的葡萄糖、电解质等营养物质不断透过毛细血管壁进入组织间隙形成组织液，供组织细胞利用。其代谢产物大部分经毛细血管静脉端重吸收入血，而小部分水分及大分子物质（如蛋白质等）则进入毛细淋巴管，成为淋巴。淋巴在向心流动过程中，经各级淋巴结过滤后，由淋巴导管导入静脉。故淋巴系统是心血管系统的辅助成分，可协助静脉回流组织液，而淋巴器官和淋巴组织可过滤淋

考点提示：淋巴液的形成

136

巴，清除体内病原体，参与免疫应答，构成机体内重要的防御系统。

第 1 节　淋 巴 管 道

淋巴管道可分为毛细淋巴管、淋巴管、淋巴干和淋巴导管（图 3-10-1）。

一、毛细淋巴管

毛细淋巴管（lymphatic capillary）是淋巴管道的起始部分，以盲端起于组织间隙，并彼此吻合成网。除脑、脊髓、脾、骨髓、上皮、角膜、晶状体、牙釉质及软骨外，毛细淋巴管几乎遍布全身。其管壁薄，通透性大于毛细血管，一些大分子物质（如蛋白质、细菌、异物和肿瘤细胞等）较易进入毛细淋巴管，随淋巴运行。

考点提示：
毛细淋巴管的特征

二、淋 巴 管

淋巴管（lymphatic vessel）由毛细淋巴管汇合而成。管壁与静脉相似，但管腔内有丰富的瓣膜，可防止淋巴反流。相邻两对瓣膜间的淋巴管扩张，使其外观呈串珠样。淋巴管分为浅、深两类。浅淋巴管行于浅筋膜内，多与浅静脉伴行，最后穿深筋膜注入深淋巴管。深淋巴管行于深筋膜深面，常与深部的神经血管束伴行。浅、深淋巴管之间有广泛的交通支，参与形成淋巴侧支循环。

淋巴管病变的临床意义

当局部有炎症时，细菌进入毛细淋巴管，沿淋巴管蔓延，形成淋巴管炎。表现为该淋巴管所在区域发红，临床上称为"起红线"。由于某些原因（如丝虫病）阻塞淋巴管，造成淋巴回流不畅，严重者可造成水肿，称为"象皮肿"。乳腺癌晚期，癌细胞沿淋巴管播散，阻塞淋巴管，淋巴回流障碍，造成乳房皮肤水肿，毛囊凹陷，乳房表面凹凸不平，呈现"橘皮样"外观。

链　接

三、淋 巴 干

全身各部淋巴管在向心回流行程中与一系列淋巴结中继，在颈根部和膈下汇合成 9 条淋巴干（lymphatic trunk）。即左、右颈干收集头、颈部的淋巴；左、右锁骨下干收集上肢及部分胸、腹壁的淋巴；左、右支气管纵隔干收集部分胸、腹壁及胸腔器官的淋巴；左、右腰干收集下肢、盆部、部分腹壁及腹腔成对器官的淋巴；单一肠干收集腹腔不成对器官的淋巴（图 3-10-2）。

案例 10-1

患者，男，7 岁。左手背被蚊虫叮咬后，剧烈瘙痒，搔抓后出现明显红肿，很快从叮咬处向上至左前臂乃至上臂出现一条"长红线"。

问：1. 分析该患者出现"红线"的原因。
　　2. 为何会出现"长红线"呢？

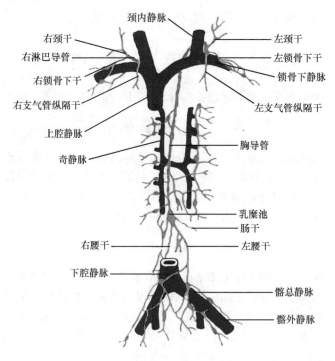

图 3-10-2　淋巴干和淋巴导管

四、淋巴导管

9 条淋巴干汇合成 2 条淋巴导管（lymphatic duct），即胸导管和右淋巴导管（图 3-10-3，图 3-10-4）。

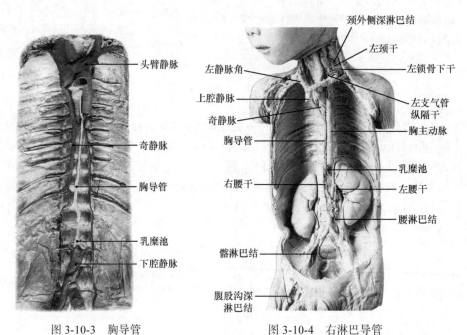

图 3-10-3　胸导管　　　　　　　图 3-10-4　右淋巴导管

1. 胸导管（thoracic duct）　是人体最粗大的淋巴导管，全长 30～40cm。由左、右腰干和单一肠干在第 1 腰椎体前方汇合而成，其起始处膨大，称为乳糜池。胸导管向上伴腹主动脉穿膈的主动脉裂孔入胸腔，经食管后方沿脊柱右前方上行，至第 5 胸椎体高度转至脊柱左前方，出胸廓上口至颈根部，注入左静脉角。在注入前还接收左颈干、左锁骨下干和左支气管纵隔干的淋巴。胸导管收集下肢、盆部、腹部、左胸部、左上肢及左头颈部的淋巴，即下半身和左侧上半身（全身约 3/4 部位）的淋巴。

2. 右淋巴导管（right lymphatic duct） 为一短干，长 1~1.5cm，由右颈干、右锁骨下干、右支气管纵隔干在右胸锁关节后方汇合而成，注入右静脉角。右淋巴导管收集右上肢、右胸部及右头颈部的淋巴，即右侧上半身（全身约 1/4 部位）的淋巴。

淋巴回流

淋巴流动速度极慢，在淋巴导管内，每分钟流量不到 1ml。在静息状态下，每小时约有 120ml 淋巴返回血液，运动时可增加 3~14 倍。淋巴回流的主要因素在于新的淋巴不断产生，推动毛细淋巴管内的淋巴前进，而毛细淋巴管的排空，又促进新的淋巴生成。另外，淋巴管平滑肌的收缩与淋巴管外压力的变化，也能促进淋巴回流。

第 2 节 淋巴器官

淋巴器官主要由淋巴组织构成，分为中枢淋巴器官和周围淋巴器官两种。中枢淋巴器官包括胸腺和骨髓，发生较早，并不断向周围淋巴器官输送新淋巴细胞，决定周围淋巴器官的发育程度；周围淋巴器官包括淋巴结、扁桃体、脾等，发生较晚，可接受中枢淋巴器官输入的淋巴细胞，是进行免疫应答的主要场所。

一、淋巴结

淋巴结（lymph node）是主要的周围淋巴器官，在哺乳动物较发达，常成群分布。淋巴结呈圆形或扁椭圆形，质软，色灰红。一侧隆凸，有数条输入淋巴管进入；另一侧凹陷，称为淋巴结门，有 1~2 条输出淋巴管、神经和血管出入。淋巴管在向心运行过程中，要经过多个淋巴结。因此，一个淋巴结的输出淋巴管即为下一个淋巴结的输入淋巴管。

（一）淋巴结的功能

1. 免疫应答 抗原物质进入淋巴结后，巨噬细胞等可捕获、处理抗原，并将抗原信息传递给 T、B 淋巴细胞。T、B 淋巴细胞受抗原刺激后分裂增殖为效应性 T 淋巴细胞和浆细胞，分别参与细胞免疫应答和体液免疫应答。

2. 过滤淋巴 进入淋巴结的淋巴常带有细菌、病毒等抗原物质，当缓慢流经淋巴窦时，巨噬细胞可清除其中的抗原物质。

局部淋巴结的临床意义

淋巴结常成群分布，数目不恒定。引流某一器官或部位淋巴的一组淋巴结，称为该器官或部位的局部淋巴结。当某些器官或部位发生病变时，病变部位的细菌、病毒或肿瘤细胞可沿淋巴管进入相应的局部淋巴结，引起局部淋巴结增生、肿大，以产生大量的淋巴细胞来杀灭这些病原体，防止病变进一步扩散。如局部淋巴结不能阻止其扩散，则病变可沿淋巴管道向下一级淋巴结蔓延。因此局部淋巴结肿大常反应其引流范围存在病变。熟悉淋巴结的位置及其引流范围和引流途径，具有重要的临床意义。

（二）全身主要部位的淋巴结群

淋巴结数目众多，按位置分为浅淋巴结和深淋巴结两种。浅淋巴结位于浅筋膜内，深淋巴结位于深筋膜深面。淋巴结多沿血管配布，常成群分布于关节屈侧或体腔隐蔽处。

1. 头、颈部的淋巴结　多位于头、颈交界处以及颈内、外静脉周围。其输出淋巴管注入颈外侧深淋巴结。主要有枕淋巴结、乳突淋巴结、腮腺淋巴结、下颌下淋巴结、颈前淋巴结和颈外侧浅、深淋巴结等（图3-10-5，图3-10-6）。

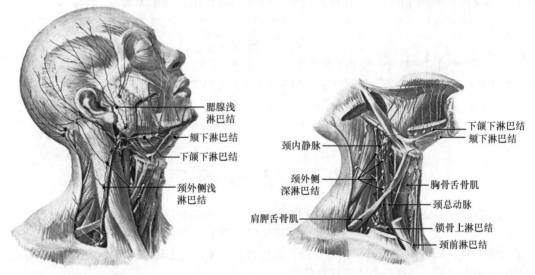

图 3-10-5　头颈部浅淋巴管和淋巴结　　　　图 3-10-6　头颈部深淋巴管和淋巴结

（1）下颌下淋巴结：位于下颌下三角内下颌下腺周围，收集面部及口腔的淋巴。

（2）颈外侧浅淋巴结：位于胸锁乳突肌浅面，沿颈外静脉排列，收集颈外侧浅层及头部淋巴结的输出淋巴管，其输出淋巴管注入颈外侧深淋巴结。

（3）颈外侧深淋巴结：位于胸锁乳突肌深面，上部位于鼻咽后方，称为咽后淋巴结，主要引流鼻咽部、腭扁桃体、舌根的淋巴。鼻咽癌患者，癌细胞常先转移至该淋巴结；下部位于锁骨上方，称为锁骨上淋巴结，引流头颈部、胸壁上部和乳房上部的淋巴，其输出淋巴管合成颈干，注入胸导管或右淋巴导管。食管癌或胃癌患者，癌细胞可经胸导管或左颈干转移至左锁骨上淋巴结，引起该淋巴结肿大。

2. 上肢的淋巴结　上肢淋巴管与血管伴行，直接或间接注入腋淋巴结（图3-10-7）。腋淋巴结位于腋窝内，是上肢的主要淋巴结，沿腋血管及其分支排列。乳腺癌患者癌细胞常转移至腋淋巴结。腋淋巴结按位置分为5组。

（1）胸肌淋巴结：位于胸小肌下缘，沿胸外侧血管排列，收集胸壁、脐以上腹前外侧壁及乳房外侧部和中央部的淋巴，其输出淋巴管注入中央淋巴结或尖淋巴结。

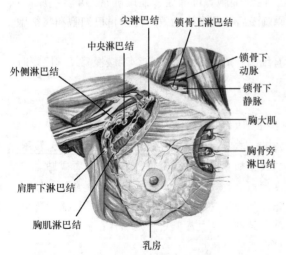

图 3-10-7　腋淋巴结和乳房的淋巴回流

（2）外侧淋巴结：沿腋静脉远侧段排列，收集上肢的淋巴，其输出淋巴管注入中央淋巴结、尖淋巴结或锁骨上淋巴结。

（3）肩胛下淋巴结：沿肩胛下血管排列，收集肩胛区和项、背部的淋巴，其输出淋巴管注入中央淋巴结或尖淋巴结。

（4）中央淋巴结：位于腋窝中央的疏松结缔组织内，接收上述 3 组淋巴结的输出淋巴管，其输出淋巴管注入尖淋巴结。

（5）尖淋巴结：沿腋静脉近侧段排列，接收上述 4 组淋巴结的输出淋巴管及乳房上部的淋巴，其输出淋巴管组成锁骨下干，注入胸导管或右淋巴导管。

考点提示：
腋淋巴结的
名称、位置
及收集范围

案例 10-2

患者，女，45 岁。因左锁骨上窝有数个大小不等的包块来院就诊。医生建议他去做胃镜检查，并详细询问了病史，怀疑为胃癌。

问：1. 你认为这种怀疑正确吗？
　　2. 为什么胃癌患者可在左锁骨上窝摸到肿大的淋巴结？

3. 胸部的淋巴结　主要有胸骨旁淋巴结和支气管肺淋巴结（图 3-10-8）。

（1）胸骨旁淋巴结：沿胸廓内血管排列，收集胸前壁、腹前壁上部、乳房内侧部、膈、肝上面的淋巴，其输出淋巴管注入支气管纵隔干。

（2）支气管肺淋巴结：位于肺门处，又称为肺门淋巴结。引流肺的淋巴，其输出淋巴管汇合成支气管纵隔干，注入胸导管或右淋巴导管。

4. 腹部的淋巴结　位于腹后壁和腹腔周围，沿腹部血管排列（图 3-10-9，图 3-10-10）。

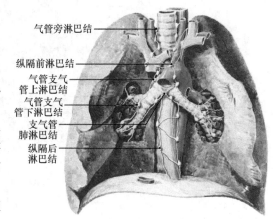

气管旁淋巴结
纵隔前淋巴结
气管支气管上淋巴结
气管支气管下淋巴结
支气管肺淋巴结
纵隔后淋巴结

图 3-10-8　胸腔淋巴结

（1）腹壁的淋巴结：脐平面以上腹前壁淋巴管注入腋淋巴结或胸骨旁淋巴结，脐平面以下腹前淋巴管注入腹股沟浅淋巴结或髂外淋巴结，腹后壁淋巴管注入腰淋巴结。腰淋巴结位于下腔静脉和腹主动脉周围，收集腹后壁和腹腔内成对器官的淋巴以及髂总淋巴结的输出淋巴管。其输出淋巴管汇合成腰干，注入乳糜池。

（2）腹腔器官的淋巴结：数量较多，沿动脉干及其分支排列。主要有位于腹腔干周围的腹腔淋巴结及肠系膜上、下动脉根部的肠系膜上、下淋巴结，引流同名动脉分布区的淋巴，其输出淋巴管汇合成肠干，注入乳糜池。

5. 盆部的淋巴结　沿盆部血管排列，主要有髂内淋巴结、髂外淋巴结、骶淋巴结和髂总淋巴结。

（1）髂内淋巴结：沿髂内血管及其分支排列，引流大部分盆壁、盆腔器官、会阴、大腿后部及臀部的淋巴，其输出淋巴管注入髂总淋巴结。

（2）髂外淋巴结：沿髂外血管及其分支排列，引流腹前壁下部、膀胱、前列腺或子宫等

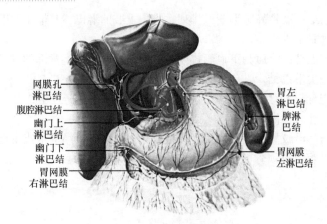

网膜孔
淋巴结
腹腔淋巴结
幽门上
淋巴结
幽门下
淋巴结
胃网膜
右淋巴结

胃左
淋巴结
脾淋
巴结
胃网膜
左淋巴结

图 3-10-9　腹腔淋巴结

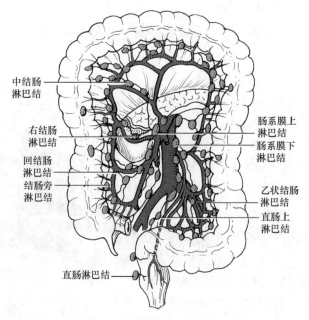

中结肠
淋巴结

右结肠
淋巴结

回结肠
淋巴结
结肠旁
淋巴结

肠系膜上
淋巴结
肠系膜下
淋巴结

乙状结肠
淋巴结
直肠上
淋巴结

直肠淋巴结

图 3-10-10　肠系膜上、下淋巴结

的淋巴，并收集腹股沟浅、深淋巴结的输出淋巴管，其输出淋巴管注入髂总淋巴结。

（3）髂总淋巴结：沿髂总血管排列，收集髂内、外淋巴结的输出淋巴管，其输出淋巴管注入腰淋巴结。

6. 下肢的淋巴结　下肢淋巴管与血管伴行，直接或间接注入腹股沟淋巴结。腹股沟淋巴结以阔筋膜为界，分为浅、深两组（图 3-10-11）。

（1）腹股沟浅淋巴结：位于腹股沟韧带下方，分为上、下两组。上组沿腹股沟韧带下方排列，收集脐以下腹前外侧壁、臀部、会阴部、外生殖器和肛管下段的淋巴；下组沿大隐静脉末端排列，收集除足外侧缘和小腿后外侧部以外整个下肢的浅淋巴。其输出淋巴管大部分注入腹股沟深淋巴结，小部分注入髂外淋巴结。

（2）腹股沟深淋巴结：沿股静脉根部排列，收集下肢的深淋巴以及足外侧缘和小腿后外侧部的浅淋巴，输出淋巴管注入髂外淋巴结。

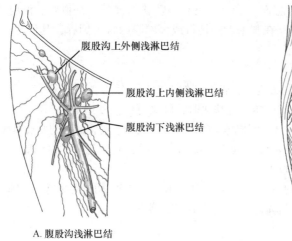
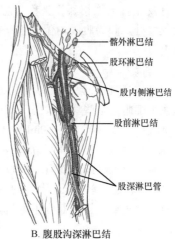

A. 腹股沟浅淋巴结

腹股沟上外侧浅淋巴结

腹股沟上内侧浅淋巴结

腹股沟下浅淋巴结

髂外淋巴结

股环淋巴结

股内侧淋巴结

股前淋巴结

股深淋巴管

B. 腹股沟深淋巴结

图 3-10-11 腹股沟淋巴结

案例 10-3

　　患者，女，30 岁。因车祸后被送到医院，检查发现左侧第 10 肋骨折，脸色苍白，烦躁并出虚汗，血压 86/54mmHg。

　　问：该患者腹部什么器官最可能受伤，为什么？

二、脾

　　脾（spleen）是人体最大的淋巴器官，不同个体间大小和重量差异较大，同一个体可因功能状况不同而有所变化。

（一）脾的位置和形态

　　脾位于左季肋区，第 9～11 肋深面，上缘平第 9 肋，下缘平第 11 肋，长轴与第 10 肋一致。正常情况下，在左肋弓下不能触及。脾呈椭圆形，暗红色，质软而脆，受暴力冲击时易破裂。脾分为上、下两缘，前、后两端，内、外两面（图 3-10-12）。上缘锐利，有 2～3 个脾切迹，是触诊脾的标志；外侧面光滑隆凸，与膈相贴，又称为膈面，内侧面凹陷，与胃

考点提示：脾的位置、形态

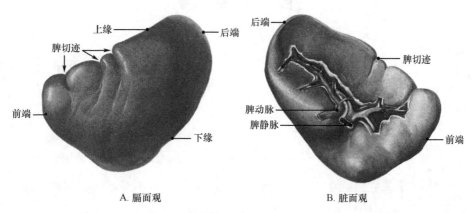

上缘

脾切迹

前端

后端

下缘

A. 膈面观

后端

脾切迹

脾动脉

脾静脉

前端

B. 脏面观

图 3-10-12 脾

底、左肾及左肾上腺相邻，又称为脏面，脏面中央有裂隙状的脾门，是血管、淋巴管、神经等出入之处。脾为腹膜内位器官，在脾附近的韧带或大网膜内常见副脾，其位置、大小、数目不定。

（二）脾的功能

1. 造血　脾在胚胎早期有造血功能。自骨髓开始造血后，脾变为淋巴器官，但仍留有少量造血干细胞。某些病理状态下或机体严重缺血时，脾又可以恢复造血功能。

2. 储血　脾能储存 40～60ml 血液，当机体急需时脾被膜收缩，可将储存的血液释放入血。

3. 滤血　脾血窦内巨噬细胞可清除血液中的细菌、异物、衰老死亡的血细胞等。当脾功能亢进时，可致红细胞或血小板减少。

4. 参与免疫应答　脾内大量的 T、B、NK 淋巴细胞均参与机体的免疫应答。脾是对血源性物质产生免疫应答的部位，也是体内产生抗体最多的器官。

脾切除后凶险感染

脾切除后凶险感染（OPSI）是婴幼儿脾切除后远期的一个特殊问题，脾切除后机体免疫功能减弱和抗感染力下降，易患性增高。其临床特点是起病隐匿，开始可有轻度感冒症状。发病突然凶猛，骤然寒战高热、头痛、恶心、呕吐、腹泻、昏迷、休克，并发 DIC。OPSI 发病率不高，病死率高。治疗应早用抗生素，维护重要器官的功能。

链 接

三、胸　　腺

胸腺（thymus）位于胸骨柄后方，上纵隔前部，有时向上突入颈根部，达甲状腺下缘，向下伸入前纵隔。常分为不对称的左、右两叶，每叶多呈扁条状，质软。幼儿时期胸腺较大，性成熟期后达到最大，以后逐渐萎缩退化。成人胸腺被脂肪组织代替。

胸腺是中枢淋巴器官，兼具内分泌功能，能分泌胸腺素，可使骨髓产生的淋巴干细胞转化为 T 淋巴细胞。胸腺对新生儿和婴幼儿淋巴组织的正常发育至关重要；至青春期，因主要淋巴组织均已发育完全，故此时切除胸腺对免疫功能的影响较小。

（唐兴国）

目 标 检 测

一、名词解释

1. 乳糜池　　2. 脾切迹　　3. 脾门

二、简答题

1. 简述淋巴系统的组成及功能。

2. 列出淋巴干的名称及引流范围。

3. 简述胸导管的起始、行程、注入部位及收集范围。

第4篇 感 觉 器

感觉器（sensory organ）又称为感觉器官或感官。由感受器及其附属结构组成，如视器、前庭蜗器（位听器）、嗅器、味器（味蕾）、皮肤等。

感受器（receptor）是机体内能接受内、外环境的各种刺激，并将其转化为神经冲动的特殊结构。其种类繁多，分布广泛，功能各异。根据其所在部位和接受刺激的来源不同可分为3类：①内感受器：分布于内脏、心血管和腺体等处，感受内环境的理化刺激，如压力、渗透压、温度和离子浓度等；②外感受器：分布于视器、前庭蜗器、皮肤、黏膜等处，感受外界刺激，如痛、温度、触、压、光和声等；③本体感受器：分布于肌、腱、关节和内耳等处，感受机体的位置、运动、振动和平衡等状态产生的刺激。

第11章 视 器

📖 学习目标

1. 掌握：眼的组成，眼球壁的层次及各层的结构特点；眼球屈光系统的组成；房水的产生及循环途径。

2. 熟悉：眼副器的组成，眼外肌的名称及作用。

3. 了解：眼的血管、神经分布。

视觉是通过视觉系统活动而产生的一种特殊感觉，人类借此获得外界各种物体、文字图像等形象与色彩的主观映像。人脑获得的信息中有99%以上来源于视觉。

视器（visual organ）又称为眼（eye），由眼球和眼副器两部分构成。能感受可见光的刺激，并将其转化为神经冲动，沿视觉传导通路传入大脑皮质的视觉中枢，产生视觉（图4-11-1）。

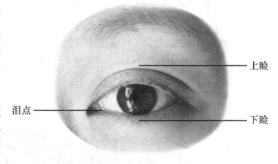

图4-11-1 视器（眼）

第1节 眼 球

眼球（eyeball）为视器的主要部分，略呈球形，位于眼眶内。其前方有眼睑保护，周围有眼副器，后方借视神经与间脑相连。具有感受光线刺激和屈光成像的作用。眼球由眼球壁和眼球内容物构成。

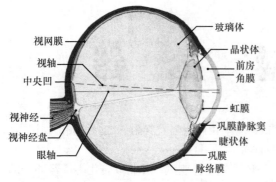

视网膜
视轴
中央凹
视神经
视神经盘
眼轴

玻璃体
晶状体
前房
角膜
虹膜
巩膜静脉窦
睫状体
巩膜
脉络膜

图 4-11-2　眼球的水平切面

考点提示：
眼球壁的层
次及各层的
结构特点

一、眼　球　壁

眼球壁由外向内依次分为外膜、中膜和内膜 3 层（图 4-11-2）。

（一）外膜

外膜又称为纤维膜。由致密的纤维结缔组织构成，厚而坚韧，具有维持眼球形态和保护眼球的作用。外膜分为角膜和巩膜两部分。

1. 角膜（cornea）　占眼球外膜的前 1/6，无色透明，微向前凸，富有弹性，具有屈光作用。角膜内无血管，其营养依靠房水和角膜周边的血管供给，但富含感觉神经末梢，感觉敏锐。角膜由前向后依次分为角膜上皮、前界层、角膜基质、后界层和角膜内皮 5 层。

角膜移植术

角膜移植术是用同种异体健康的角膜，置换发生病变的角膜，达到增视、治疗某些角膜病或改善外观等的手术。角膜移植术分为两种：一是全层（穿透性）角膜移植术。以全层透明角膜代替全层混浊角膜。手术要求移植片内皮细胞具有良好的活性，故移植片需取自死后数小时内的眼球。二是板层角膜移植术。将浅层病变角膜组织切除，留下一定厚度的角膜作为移植床，用一块同样大小和厚度的移植片放在移植床上。要求移植片和移植床必须平整且相互吻合，以达到良好的光学效果。

链　接

2. 巩膜（sclera）　占眼球外膜的后 5/6，呈乳白色，不透明，厚而坚韧，前接角膜，后方与视神经鞘相延续。具有维持眼球形态、保护眼球的作用。在巩膜与角膜交界处深面有一环形小管，称为巩膜静脉窦，是房水回流的通道。

（二）中膜

中膜又称为血管膜。由疏松结缔组织构成，含有丰富血管和色素细胞，呈棕黑色，有营养眼球和遮光作用。中膜由前向后依次分为虹膜、睫状体和脉络膜三部分（图 4-11-3）。

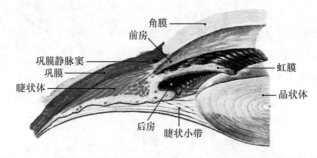

角膜
前房
巩膜静脉窦
巩膜
睫状体
后房
睫状小带
虹膜
晶状体

图 4-11-3　眼球的水平切面局部放大（示虹膜、睫状体和晶状体）

1. 虹膜（iris）　位于中膜最前部，角膜后方、晶状体前方。虹膜呈冠状位的圆盘状，中央的圆孔，称为瞳孔，光线经瞳孔进入眼球内。在活体上透过角膜可见到虹膜和瞳孔。虹膜内有两种不同排列方向的平滑肌：一种为瞳孔括约肌，呈环形，环绕于瞳孔周围，收缩时可缩小瞳孔；另一种为瞳孔开大肌，呈放射状，收缩时可开大瞳孔。在弱光或视远物时，瞳孔开大；在强光或视近物时，瞳孔缩小。瞳孔开大或缩小，可调节进入眼球内的光线。虹膜颜色有种族差异。虹膜与角膜之间的环状间隙，称为虹膜角膜角（前房角），与巩膜静脉窦相邻。房水由此渗入巩膜静脉窦。

2. 睫状体（ciliary body） 位于虹膜后外方，角膜与巩膜移行处内面，是中膜最厚的部分。睫状体前部有向内突出并呈放射状排列的突起，称为睫状突。由睫状突发出许多睫状小带与晶状体囊相连。睫状体内有睫状肌。其收缩与舒张，可通过睫状小带调节晶状体的曲度。睫状体还具有产生房水的作用（图 4-11-4）。

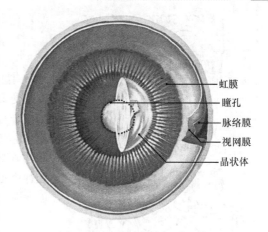

图 4-11-4　眼球前半部后面观
（示虹膜、睫状体和晶状体）

3. 脉络膜（choroid） 约占中膜的后 2/3，位于睫状体后方，柔软光滑并有弹性。外面与巩膜疏松相连，内面紧贴视网膜的色素上皮层，后部有视神经穿过。脉络膜内含有丰富的血管和色素细胞，呈棕色，具有营养眼球壁和吸收眼内散射光线的作用。

（三）内膜

内膜又称为视网膜（retina），贴附于中膜内面。其分为两部分：位于虹膜与睫状体内面的部分无感光功能，称为视网膜盲部；位于脉络膜内面的部分有感光作用，称为视网膜视部（图 4-11-2）。

在视网膜视部后面正中偏鼻侧呈灰白色的圆盘状结构，称为视神经盘（视神经乳头），有视神经及视网膜中央动、静脉出入。此处无视细胞（感光细胞），称为生理盲点。在视神经盘颞侧约 3.5mm 处的黄色斑块状结构，称为黄斑，中央凹陷，称为中央凹，是感光、辨色力最敏锐的部位（图 4-11-5）。

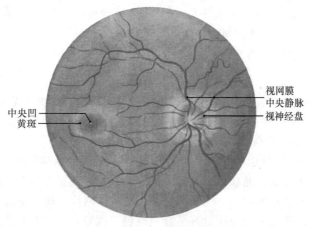

图 4-11-5　眼底

视网膜分为内、外两层。外层为色素上皮层，内层为神经层（图 4-11-6），两层之间连接疏松。临床上的视网膜剥离症，即是两层之间发生分离。

1. 色素上皮层 由单层立方上皮构成，可吸收光线，保护感光细胞免受过强光线的刺激。色素上皮层还能储存维生素 A。

2. 神经层　位于色素上皮层内面，由外向内依次分为 3 层。①视细胞层：由视锥细胞和视杆细胞构成。视锥细胞有感受强光和辨色的能力，视物精确性高；视杆细胞能感受弱光，无辨色能力，视物精确性差。黄斑区主要由密集排列的视锥细胞构成，是视觉最敏锐区。②双极细胞层：由双极细胞构成，属双极神经元，其突起分别与视细胞和节细胞形成突触。③节细胞层：由节细胞构成，为多极神经元，其树突与双极细胞形成突触，轴突沿视网膜内面向视神经盘集中，出眼球壁后构成视神经。

二、眼球内容物

眼球内容物由前向后包括房水、晶状体和玻璃体，它们均无色透明，无血管分布，与角膜一起统称为眼的屈光系统，能使所视物体在视网膜上清晰成像。

1. 房水（aqueous humor）　是充填于眼房内的无色透明液体，具有屈光、营养眼球及维持眼内压的作用。眼房是角膜与晶状体之间的间隙，被虹膜分为前房和后房，前、后房借瞳孔相通（图 4-11-3）。

房水由睫状体产生，从眼球后房经瞳孔到眼球前房，最后经前房角渗入巩膜静脉窦，回到静脉。若房水回流受阻，可引起眼内压升高，导致视力减退甚至失明，临床上称为青光眼。

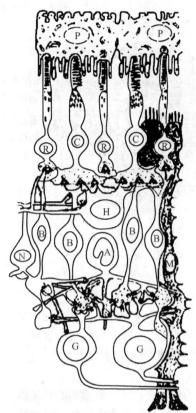

图 4-11-6　视网膜细胞电镜结构模式图

案例 11-1

患者，女，11 岁。自诉头痛多年，近来加重，眼球疼痛，伴恶心、呕吐，视力模糊，来眼科就诊。医生检查时发现虹膜与晶状体粘连，眼内压明显增高。临床诊断为青光眼。

问：1. 青光眼为何会引起眼内压增高？

　　2. 青光眼的原因有哪些？

2. 晶状体（lens）　位于虹膜与玻璃体之间，呈双面凸透镜状，无色透明，富有弹性，无血管、神经分布。晶状体由外面的晶状体囊和内部的晶状体纤维组成，具有屈光作用。晶状体囊周缘借睫状小带与睫状体相连（图 4-11-3，图 4-11-4）。

晶状体的曲度可随睫状肌的舒缩而发生变化。当视近物时，睫状肌收缩，睫状体向前内移位，导致睫状小带松弛，晶状体因自身弹性变厚，其屈光能力增强，物像前移于视网膜上，产生清晰的视觉；视远物时，睫状肌舒张，晶状体回位，睫状小带拉紧，使晶状体变薄，屈光能力减弱，使远来的光线恰好落在视网膜上成像。老年人晶状体弹性下降，睫状肌对晶状体的调节能力减弱，看近物时，晶状体屈光度不能相应增大，导致视物不清，俗称老花眼。晶状体可因病变或创伤等原因而变混浊，称为白内障。

3. 玻璃体（vitreous body）　为无色透明的胶状物质，呈球状，填充于视网膜与晶状体之间，具有屈光和支撑视网膜的作用。

第 2 节 眼 副 器

眼副器包括眉、眼睑、结膜、泪器、眼球外肌和眶内结缔组织等。对眼球起支持、保护和运动等作用（图 4-11-7）。

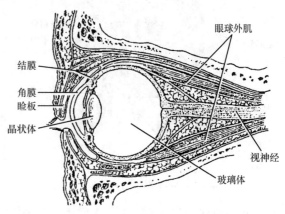

图 4-11-7 眶内结构（矢状切面观）

一、眼 睑

眼睑（eyelids）即眼皮，位于眼球前方，对眼球起保护作用。眼睑分为上睑和下睑，上、下睑之间的裂隙为睑裂。睑裂的内、外侧角，分别称为内眦和外眦。内眦钝圆，外眦较锐。上、下睑的游离缘为睑缘，生有睫毛，有阻挡灰尘和减弱强光照射的作用。睫毛根部的皮脂腺为睑缘腺（睫毛腺），其分泌物可润滑睑缘，防止泪液外溢。睑缘腺感染时形成睑腺炎。在上、下睑缘近内眦处的小隆起为泪乳头，其顶部的小孔为泪点，是上、下泪小管的入口。

眼睑从外向内依次分为 5 层：即皮肤、皮下组织、肌层、睑板和睑结膜。眼睑的皮肤薄而柔软；皮下组织较疏松，易发生水肿；肌层主要有眼轮匝肌和提上睑肌，前者收缩可闭合睑裂，后者收缩时可上提上睑；睑板由致密结缔组织构成，呈半月形板状结构，为眼睑的支架。睑板内有睑板腺，开口于睑缘，分泌物能润滑睑缘和防止泪液外溢；当睑板腺导管阻塞时，可形成睑板腺囊肿（霰粒肿）；睑结膜贴附于睑板内面。

二、结 膜

结膜（conjunctiva）为富含血管、薄而透明的黏膜。衬贴于眼睑内面的部分为睑结膜，覆盖于巩膜前面的部分为球结膜，上、下睑的睑结膜与球结膜返折移行处，分别形成结膜上穹和结膜下穹。上、下眼睑闭合时，各部分结膜共同围成的囊状腔隙，称为结膜囊，通过睑裂与外界相通。结膜炎和沙眼是结膜的常见疾病。

沙 眼

沙眼是由沙眼衣原体引起的一种慢性传染性结膜角膜炎，因其在睑结膜表面形成粗糙不平的外观，形似沙粒而得名，早期结膜出现乳头或滤泡状增生，角膜血管翳，晚期睑结膜出现瘢痕，致眼睑内翻畸形，加重角膜的损害，严重影响视力。患者症状为刺痒、畏光、流泪、异物感和视力减退等。双眼患病，多发生于儿童或青少年。

链接

三、泪 器

泪器由泪腺和泪道两部分构成（图 4-11-8）。

1. 泪腺（lacrimal gland） 位于眼眶上壁前外侧部的泪腺窝内，其排泄管开口于结膜上穹外侧。泪腺分泌泪液，有冲洗结膜囊、湿润角膜的作用。泪液中尚含溶菌酶，具有杀菌作用。

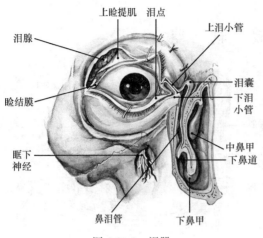

上睑提肌　泪点

泪腺

上泪小管

睑结膜

泪囊
下泪
小管

眶下
神经

中鼻甲
下鼻道

鼻泪管　　下鼻甲

图 4-11-8　泪器

2. 泪道（lacrimal passage）包括泪点、泪小管、泪囊和鼻泪管。泪小管起于泪点，分别形成上、下泪小管，开始垂直于睑缘向上、下走行，后水平转向内侧，注入泪囊。泪囊位于眼眶内侧壁的泪囊窝内，上端为盲端，向下移行为鼻泪管，开口于下鼻道。

四、眼球外肌

眼球外肌是位于眼球周围的骨骼肌，共 7 块：包括 1 块提上睑肌、4 块直肌和 2 块斜肌（图 4-11-9）。

提上睑肌收缩能上提上睑，开大睑裂。4 块直肌均起自视神经管内的总腱环，分别止于眼球前部巩膜的上、下、内、外侧面。上直肌位于眼球上方，收缩时使瞳孔转向上内方；下直肌位于眼球下方，收缩时使瞳孔转向下内方；内直肌位于眼球内侧，收缩时使瞳孔转向内侧；外直肌位于眼球外侧，收缩时使瞳孔转向外侧。上斜肌也起于总腱环，前行并穿眼眶内侧壁前上方，后转向后外，止于眼球后外侧面，收缩时使眼球转向下外方；下斜肌起于眼眶下壁前内侧，经眼球下方止于眼球后外侧面，收缩时使眼球转向上外方。

考点提示：
眼球外肌的
作用

正常情况下，在各眼球外肌的协调作用下，眼球能随视物需要进行恰当的运动，当某一肌发生病变时，将会导致斜视或复视。

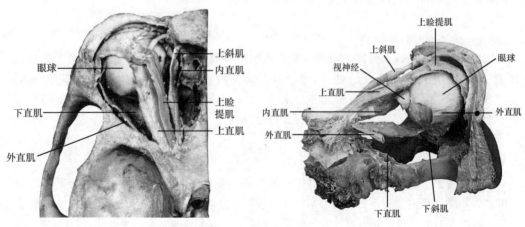

图 4-11-9　眼球外肌

第 3 节　眼的血管和神经

一、眼的动脉

眼的血液供应主要来自眼动脉，是颈内动脉在颅内的分支，与视神经伴行经视神经管入眶，分布于眼球及眼副器。眼动脉最重要的分支是视网膜中央动脉（图 4-11-10），随视神经入眼球，至视神经盘分为4支，即视网膜颞侧上、下小动脉和视网膜鼻侧上、下小动脉，分布于视网膜。临床上常用检眼镜观察这些结构，对高血压等疾病的诊断有非常重要的意义。

二、眼 的 静 脉

眼的静脉主要收集视网膜中央静脉的血液。经眼上、下静脉注入海绵窦。向前与内眦静脉及面静脉吻合，且无静脉瓣，故面部感染可蔓延到颅内。

三、眼 的 神 经

分布于眼的神经来源较多。有动眼神经、滑车神经、展神经、视神经、三叉神经和交感神经等（参见第16章）。

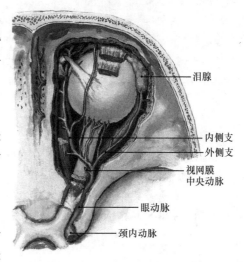

泪腺
内侧支
外侧支
视网膜中央动脉
眼动脉
颈内动脉

图 4-11-10　眼动脉

（王卒平）

目 标 检 测

一、名词解释

1. 巩膜静脉窦　2. 前房角　3. 视神经盘
4. 黄斑　5. 结膜囊

二、简答题

1. 简述房水的循环途径。
2. 眼的屈光系统有哪些？
3. 试述泪液的产生及排出途径。

第 12 章 前 庭 蜗 器

📖 **学习目标**

1. 掌握：前庭蜗器的组成；外耳道、鼓膜的形态；中耳和内耳各部的主要形态结构；小儿咽鼓管的结构特点。
2. 熟悉：鼓室6个壁；内耳各感受器的名称、位置和功能；声波的传导路径。
3. 了解：耳郭的形态特点。

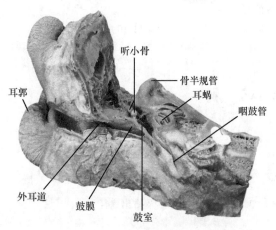

图 4-12-1　前庭蜗器

前庭蜗器（vestibulocochlear organ）又称为耳（位听器），由外耳、中耳和内耳三部分构成（图 4-12-1）。外耳和中耳是传导声波的结构，内耳是听觉和位觉感受器的所在部位。听觉感受器能感受声波刺激，位觉感受器能感受头部位置变动、重力变化和运动速度等刺激。二者虽功能不同，但结构上关系密切。

第 1 节 外 耳

外耳（external ear）包括耳郭、外耳道和鼓膜三部分。

一、耳 郭

耳郭（auricle）位于头部两侧，主要以弹性软骨为支架，外覆皮肤构成（图 4-12-2）。耳郭下部悬垂的部分为耳垂，无软骨，仅由皮肤和皮下组织构成，含有丰富的血管和神经末梢。耳郭中部的深窝内有外耳门，其前外方的突起为耳屏。耳郭的主要功能是收集声波并将其传入外耳道。

二、外 耳 道

外耳道（external acoustic meatus）是介于外耳门与鼓膜之间的弯曲管道（图 4-12-1），长 2～2.5cm，其外侧 1/3 为软骨部，是耳郭软骨的延续，朝向后上内；内侧 2/3 为骨部，位于颞骨内，朝向前下内。检查外耳道及鼓膜时应将耳郭拉向后上方，使外耳道变直，以便于观察。婴幼儿外耳道软骨部和骨部尚未发育完全，外耳道短而狭窄，鼓膜的位置近似水平位，故检查外耳道及鼓膜时，应将耳郭拉向后下方。

外耳道皮肤较薄，皮下组织较少，皮肤与骨膜或软骨膜结合紧密，故外耳道发生疖肿时，因张力较大，压迫感觉神经末梢，引起剧烈疼痛。外耳道的皮肤内含有耵聍腺，分泌的黄褐色黏稠物为耵聍，干燥后可形成痂块，阻塞外耳道，影响听力。

三、鼓 膜

鼓膜（tympanic membrane）为椭圆形浅漏斗状的半透明薄膜（图 4-12-3）。其位于外耳道与中耳鼓室之间，外侧面斜向前下外，与外耳道下壁呈约 45° 角。婴幼儿鼓膜接近水平位。鼓膜中心向内凹陷，称为鼓膜脐。前下方的三角形反光区，称为光锥，是检查鼓膜的标志。当鼓膜异常时，光锥可变形或消失。鼓膜前上 1/4 为松弛部，薄而松弛，活体呈浅红色；后下 3/4 为紧张部，紧张坚实，活体呈苍白色。鼓膜具有放大并传导声波的功能。

考点提示：
外耳道和鼓膜的结构特点

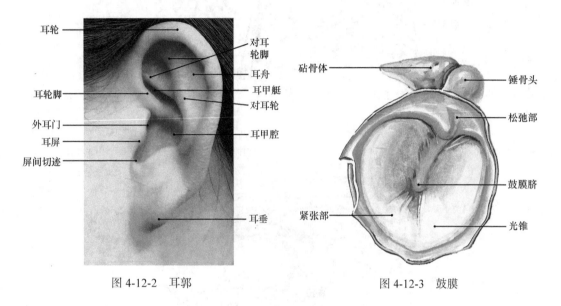

图 4-12-2 耳郭   图 4-12-3 鼓膜

第 2 节 中 耳

中耳（middle ear）介于外耳与内耳之间，位于颞骨岩部内，包括鼓室、咽鼓管、乳突小房和乳突窦。各部内面均衬有黏膜并相互延续，故病变时可相互蔓延。

一、鼓 室

鼓室（tympanic cavity）位于鼓膜与内耳之间，是颞骨岩部内的不规则含气小腔。向前借咽鼓管与鼻咽相通，向后借乳突窦通乳突小房。鼓室内有 3 块听小骨。

1. 鼓室的壁　鼓室的形态不规则，有 6 个不规则的壁（图 4-12-4）。

（1）上壁：即鼓室盖，由颞骨岩部前面构成，分隔鼓室与颅中窝。

（2）下壁：即颈静脉壁，分隔鼓室与颈内静脉起始部。

（3）前壁：即颈动脉壁，与颈动脉管相邻，其上部有咽鼓管的鼓室口。

（4）后壁：即乳突壁，上部有乳突窦开口，可经乳突窦通乳突小房。

（5）外侧壁：即鼓膜壁，大部分借鼓膜与外耳道分隔。

（6）内侧壁：为迷路壁，即内耳外侧壁。此壁中部隆起，称为岬，后上方为卵圆形的前庭窗，有镫骨底附着，通向内耳的前庭。岬后下方有圆形的蜗窗，活体被第 2 鼓膜封闭，通向内耳的鼓阶。前庭窗后上方有面神经管凸，内为面神经管，有面神经通过，面神经管壁薄，中耳炎时易损伤面神经而引起相应的症状。

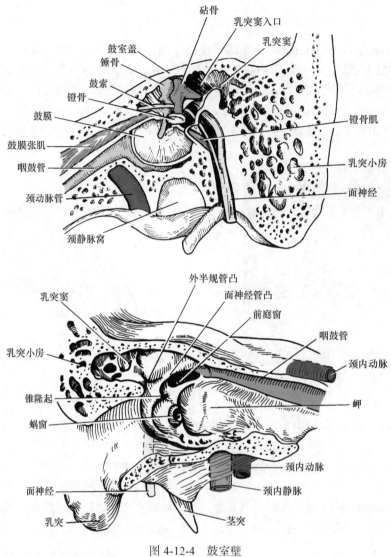

图 4-12-4　鼓室壁

2. 听小骨（auditory ossicles）　由外向内依次为锤骨、砧骨和镫骨（图 4-12-5，图 4-12-6）。锤骨柄连于鼓膜，镫骨底封闭前庭窗，砧骨分别连于锤骨和镫骨。3 块听小骨借关节构成听

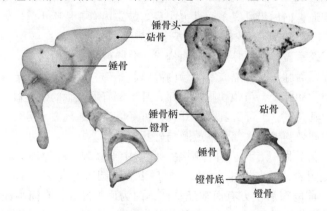

图 4-12-5　听小骨

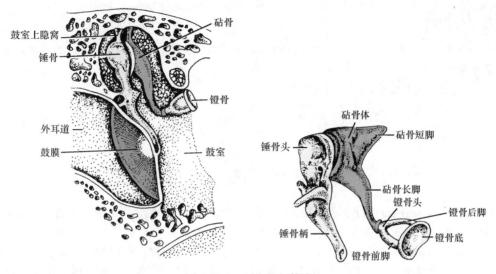

图 4-12-6 听小骨与鼓膜

骨链。可将鼓膜振动放大的声波传至内耳。

3. 运动听小骨的肌 包括镫骨肌和鼓膜张肌。镫骨肌收缩可牵拉镫骨而减少镫骨底对内耳的压力;鼓膜张肌收缩可牵拉锤骨柄使鼓膜紧张。

二、咽 鼓 管

咽鼓管(auditory tube)是连通鼻咽与鼓室的管道,长 3.5～4.0cm。借咽鼓管鼓室口和咽鼓管咽口分别通鼓室和鼻咽,内衬黏膜并与咽部和鼓室黏膜相续。平时咽鼓管咽口呈闭合状态,当吞咽、哈欠或尽力张口时开放,以维持鼓膜内外侧压力平衡。对维持其正常位置、形态及振动均有重要意义。

小儿咽鼓管较成人短而直,接近水平位,管腔较大。故咽部感染时易沿此管蔓延至鼓室,引起中耳炎。

考点提示:
小儿咽鼓管
的结构特点

中 耳 炎

中耳炎是由细菌感染引起的中耳鼓室黏膜炎症。常发生于 8 岁以下儿童,其发病原因与小儿咽鼓管部的解剖结构密切相关。小儿咽鼓管宽而短,位置近于水平。故患上呼吸道感染时,鼻咽部的细菌易经咽鼓管蔓延至鼓室,引起中耳炎。

三、乳突小房和乳突窦

乳突小房(mastoid cells)是颞骨乳突内一些相互连通的含气小腔。乳突窦(mastoid antrum)是介于乳突小房与鼓室之间的腔隙,向前开口于鼓室后壁上部,向后下与乳突小房相通。乳突小房和乳突窦内衬黏膜,并与鼓室黏膜相续,故中耳炎时,易并发乳突炎。

患者，女，7 岁。1 个月前感冒，10 天后出现右耳疼痛，到医院就诊，医生诊断为右侧急性中耳炎。

问：1. 病原菌经何途径到达中耳？
　　2. 为何小儿易患中耳炎？

第 3 节　内　耳

内耳（internal ear）位于颞骨岩部内，介于鼓室与内耳道底之间，由一系列结构复杂的弯曲管道组成，故又称为迷路，包括骨迷路和膜迷路两部分（图 4-12-7）。骨迷路是颞骨岩部内的骨性隧道；膜迷路与骨迷路的形态相似，是套在骨迷路内封闭的膜性管道。骨迷路与膜迷路间充满外淋巴，膜迷路内含有内淋巴，内外淋巴互不相通。位、听觉感受器位于膜迷路内。

一、骨　迷　路

骨迷路（bony labyrinth）由后外向前内沿颞骨岩部长轴排列，包括依次互相连通的骨半规管、前庭和耳蜗三部分（图 4-12-7）。

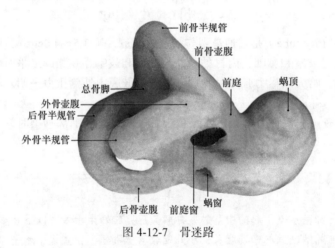

图 4-12-7　骨迷路

1. 骨半规管（bony semicircular canals）　由 3 个相互垂直的半环形骨性小管组成，分别称为前、后、外骨半规管。每个骨半规管的一端为单骨脚，另一端膨大为壶腹骨脚，其膨大部分为骨壶腹。前、后骨半规管的单骨脚合成一个总骨脚，3 个骨半规管分别开口于前庭。

2. 前庭（vestibule）　位于骨半规管与耳蜗之间，为不规则的椭圆形小腔，内藏膜迷路的椭圆囊和球囊。前庭外侧壁即鼓室内侧壁，上有前庭窗和蜗窗；内侧壁为内耳道底，有血管、神经穿行；后壁通向骨半规管，前壁通向耳蜗。

3. 耳蜗（cochlea）　位于骨迷路前部，前庭前方，形似蜗牛壳，由骨性蜗螺旋管环绕蜗轴盘绕 2.5 圈构成（图 4-12-8）。耳蜗的尖端为蜗顶，朝向前外侧；蜗底朝向后内侧。蜗轴位于耳蜗中央，由骨松质构成，呈水平位的圆锥形。其向蜗螺旋管内伸出的螺旋形骨板，称为骨螺旋板。与膜迷路的蜗管共同将蜗螺旋管分隔成上方的前庭阶和下方的鼓阶两部分。

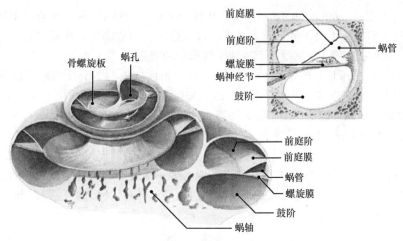

图 4-12-8 耳蜗纵切面

前庭阶通前庭，鼓阶连于蜗窗。前庭阶与鼓阶在蜗顶借蜗孔相通。

二、膜 迷 路

膜迷路（membranous labyrinth）形似骨迷路，是套在骨迷路内的膜性管囊，借纤维束固定于骨迷路的壁上，也由相互连通的三部分构成（图 4-12-9，图 4-12-10）。

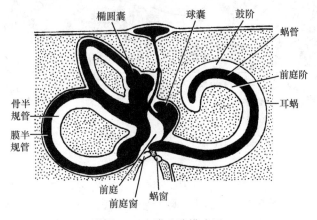

图 4-12-9 膜迷路模式图

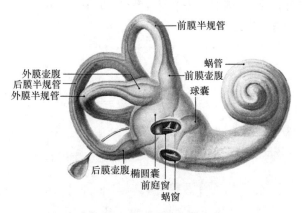

图 4-12-10 骨迷路和膜迷路

1. **膜半规管（semicircular ducts）**　是套在骨半规管内的 3 个相互垂直的半环形膜性小管，形状与骨半规管相似。每个膜半规管在骨壶腹内也相应膨大，称膜壶腹。其壁内有位觉感受器，称为壶腹嵴，能感受头部变速旋转运动的刺激。

考点提示：
内耳各感受
器的位置和
功能

2. **椭圆囊（utricle）和球囊（saccule）**　是位于前庭内的 2 个互相连通的膜性囊，二者有细管相连。椭圆囊与膜半规管相通，球囊与蜗管相通。两囊的内壁上也有位觉感受器，分别称为椭圆囊斑和球囊斑，能感受头部静止的位置和直线变速运动的刺激。

3. **蜗管（cochlear duct）**　位于蜗螺旋管内，连于骨螺旋板与蜗螺旋管外侧壁之间（图 4-12-11）。下起自前庭，并与球囊相通，上至蜗顶呈盲端而终。蜗管横切面呈三角形，上壁借前庭膜（蜗管前庭壁）邻前庭阶；外侧壁即蜗螺旋管的内骨膜；下壁借基底膜（膜螺旋板）邻鼓阶。基底膜上有呈螺旋形突向蜗管内腔的隆起，称为螺旋器（Corti 器），为听觉感受器。

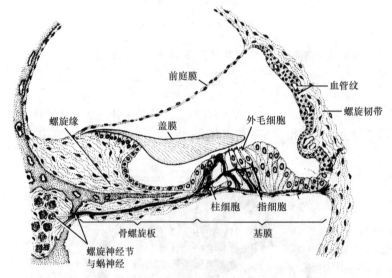

图 4-12-11　蜗管切面

耳　聋

耳聋按病变部位及性质可分为四类：即传导性耳聋、神经性耳聋、混合性耳聋和中枢性耳聋。螺旋器以前的听觉传导路损伤引起的耳聋称传导性耳聋；螺旋器和蜗神经损伤引起的耳聋，称神经性耳聋；传导性耳聋和感音神经性耳聋同时存在称混合性耳聋；中枢性耳聋的病变位于脑干与大脑。

链接

声波的传导途径（图4-12-12）

空气传导：声波经耳郭和外耳道传至鼓膜，使鼓膜振动，再经听骨链传至前庭窗，首先引起前庭阶和鼓阶外淋巴振动，继而引起蜗管内淋巴振动，刺激螺旋器，螺旋器将机械性刺激转化为神经冲动，传入大脑皮质的听觉中枢，形成听觉。

骨传导：声波经颅骨、骨迷路（外淋巴振动）、膜迷路（内淋巴振动）传入，刺激螺旋器，螺旋器将刺激转化成神经冲动，传入大脑皮质的听觉中枢，形成听觉。

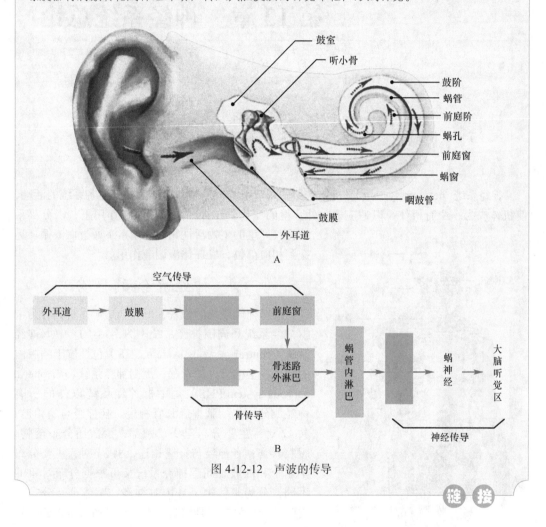

图4-12-12　声波的传导

（王卒平）

目 标 检 测

一、名词解释

1. 光锥　2. 壶腹嵴　3. 椭圆囊斑
4. 球囊斑　5. 螺旋器

二、简答题

1. 小儿为何易患中耳炎？
2. 试述声波的传导途径。

第 5 篇　神经内分泌系统

第 13 章　神经系统总论

📖 学习目标
1. 掌握：神经系统的区分；神经系统的常用术语。
2. 了解：神经系统的活动方式；反射弧的组成。

神经系统（nervous system）是机体主要的调节系统，控制和调节全身其他各系统的活动，使机体成为一个有机体，以适应内、外环境的变化。在神经系统的主导作用下，内分泌系统将其产生的生物活性物质（激素）通过血液循环运送到相应部位，发挥体液调节作用。

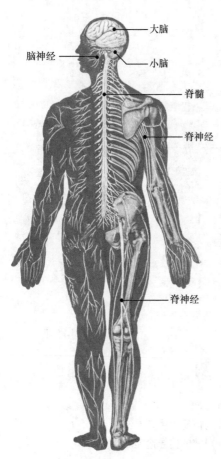

图 5-13-1　神经系统概况

大脑
脑神经
小脑
脊髓
脊神经
脊神经

一、神经系统的区分

根据神经系统的位置、形态和功能，将其分为中枢神经系统和周围神经系统（图 5-13-1）。中枢神经系统（central nervous system, CNS）包括位于颅腔内的脑和位于椎管内的脊髓；周围神经系统（peripheral nervous system, PNS）是中枢神经系统以外的所有神经成分，包括脑神经和脊神经。脑神经与脑相连，共 12 对，主要分布至头、颈部，少数还分布至胸、腹腔器官；脊神经与脊髓相连，共 31 对，主要分布至躯干和四肢。周围神经系统又可根据分布对象的不同，分为躯体神经和内脏神经。躯体神经分布于皮肤、骨、关节和骨骼肌；内脏神经通过脑神经和脊神经连于脑和脊髓，并随脑神经和脊神经分布至内脏、心血管和腺体。在周围神经系统中，躯体神经和内脏神经均含有感觉（传入）纤维和运动（传出）纤维。根据功能不同，内脏运动神经又分为交感神经和副交感神经两部分。

二、神经系统的活动方式

神经系统活动的基本方式是反射（reflex）。反射是指在中枢神经系统参与下，机体对内、外环境刺激作出的适宜反应。完成反射的结构基础是反射弧（reflex arc），包括感受器、传入（感觉）神经、中枢、传出（运动）神经和效应器五部分（图5-13-2）。各种反射活动只有在反射弧完整时才能进行，反射弧的任何部分损伤，反射活动即出现障碍。临床上常用检查反射的方法来协助诊断某些疾病。

考点提示：
反射弧的组成

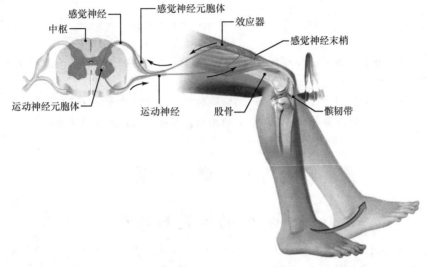

图5-13-2 反射弧模式图

三、神经系统的常用术语

在神经系统中，不同部位的神经元胞体和突起有不同的集聚方式，因而命名为不同的术语。

1. 灰质与皮质　在中枢神经系统内，神经元胞体和树突聚集的部位，新鲜时色泽灰暗，称为灰质（gray matter）。位于大、小脑表面的灰质，又称为皮质（cortex）。

2. 白质与髓质　在中枢神经系统内，神经纤维聚集的部位，因有髓鞘而色泽白亮，称为白质（white matter）。位于大、小脑深部的白质，又称为髓质（medulla）。

3. 神经核和神经节　形态与功能相似的神经元胞体聚集成团或柱，在中枢神经系统内（除皮质外）称为神经核（nucleus）；在周围神经系统内称为神经节（ganglion）。

4. 纤维束和神经　在中枢神经系统内，起止、行程和功能相同的神经纤维集合在一起，称为纤维束（fasciculus）；在周围神经系统内，神经纤维聚集成粗细不等的条索状结构，称为神经（nerve）。

5. 网状结构　在中枢神经系统内，由灰质和白质混合而形成的结构，称为网状结构（reticular formation）。即某些部位的神经纤维交织成网，网眼内含有大小不等的神经细胞团。

（叶　明）

目 标 检 测

名词解释

1. 灰质　2. 白质　3. 神经核　4. 神经节　　　5. 纤维束　6. 反射　7. 反射弧

第14章 中枢神经系统

📖 **学习目标**

1. 掌握：脊髓的位置、外形和内部结构；脑的组成，脑干的外形，大脑半球的分叶，大脑皮质各功能区的位置。
2. 熟悉：脊髓和脑干内各纤维束的名称和功能；内囊的位置、分部及临床意义。
3. 了解：脑干内各脑神经核与脑神经的关系；各脑室的位置和通联关系。

第1节 脊 髓

一、脊髓的位置和外形

考点提示：腰椎穿刺术的部位

脊髓（spinal cord）位于椎管内，成人长40~45cm，上端在枕骨大孔处与延髓相接，下端成人约平第1腰椎体下缘，新生儿可达到第3腰椎体下缘（图5-14-1）。故临床上常在第3~5腰椎棘突之间进行腰椎穿刺，不致伤及脊髓。

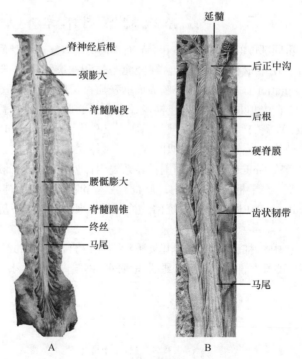

图5-14-1 脊髓的位置和外形

脊髓呈扁圆柱形，全长有两处膨大。上部有由第4颈节至第1胸节构成的颈膨大，连接分布于上肢的神经；下部有由第2腰节至第3骶节构成的腰骶膨大，连接分布于下肢的神经。脊髓末端逐渐变细，称为脊髓圆锥，下端借无神经组织的终丝固定于尾骨背面。

腰椎穿刺术

腰椎穿刺术是经腰椎棘突间隙进针，刺入蛛网膜下隙抽取脑脊液进行检查，或注入药物治疗的操作技术。穿刺部位通常选在第 3～5 腰椎棘突之间，两侧髂嵴最高点连线可作为定位标志。穿刺针依次穿过皮肤、浅筋膜、棘上韧带、棘间韧带和黄韧带进入硬膜外隙，穿刺针穿过黄韧带时有明显的落空感，再向前进针穿过硬脊膜和脊髓蛛网膜即达蛛网膜下隙，拔出针芯可见脑脊液流出。

链　接

脊髓表面有 6 条纵行的沟或裂，包括位于脊髓前面正中的前正中裂，后面正中的后正中沟。此两沟裂将脊髓分为左、右对称的两半。在前正中裂和后正中沟之间各有 1 对前外侧沟和后外侧沟，沟内分别有脊神经前、后根附着（图 5-14-2）。

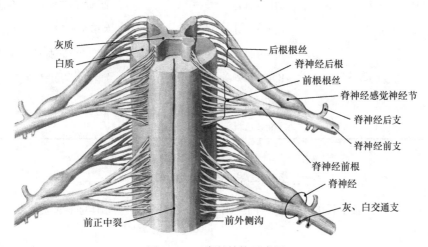

图 5-14-2　脊髓结构示意图

脊髓两侧连有 31 对脊神经，每对脊神经所对应的一段脊髓，称为 1 个脊髓节段。因此，脊髓共有 31 节，即颈节 8 个、胸节 12 个、腰节 5 个、骶节 5 个和尾节 1 个。

在胚胎 3 个月以前，脊髓长度与椎管基本一致，脊髓各节段与相应椎骨大致齐平，所有脊神经根几乎呈水平方向经相应的椎间孔出入。自胚胎第 4 个月开始，脊髓生长速度慢于脊柱，由于脊髓上端与延髓相接，位置固定，因而脊髓各节段与椎骨的对应关系发生了变化。即脊髓各节段高于相应椎骨。出生时，脊髓下端与第 3 腰椎下缘齐平，至成年时，脊髓下端仅达第 1 腰椎体下缘（图 5-14-3）。由于脊髓比脊柱短，以致腰、骶、尾部脊神经根行至相应的椎间孔之前，在椎管内几乎垂直下行一段距离，并在脊髓圆锥以下围绕终丝，形成马尾。

了解脊髓节段与椎骨的对应关系，对确定脊髓病变的部位和临床治疗有重要价值（表 5-14-1）。

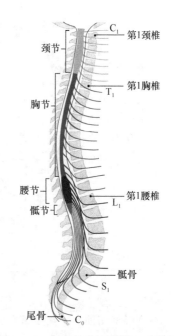

图 5-14-3　脊髓节段与椎骨的对应关系

案例 14-1

　　患者，男，6岁。因发热、呕吐、头痛来院就诊。查体：患儿精神委靡，呕吐频繁、呈喷射状、颈项强直，脑膜刺激征阳性，临床诊断为脑膜炎。需行腰椎穿刺术，抽取脑脊液检查以明确诊断。

　　问：1. 腰椎穿刺术常选何部位进行，为什么？

　　　　2. 行腰椎穿刺术时，如何进行定位？

表 5-14-1　脊髓节段与椎骨的对应关系

脊髓节段	对应椎骨	推算举例
上颈髓 $C_{1\sim4}$	与同序椎骨一致	如第 2 颈髓对应第 2 颈椎
下颈髓 $C_{5\sim8}$ 和上胸髓 $T_{1\sim4}$	比同序椎骨高 1 个椎体	如第 6 颈髓对应第 5 颈椎
中胸髓 $T_{5\sim8}$	比同序椎骨高 2 个椎体	如第 7 胸髓对应第 5 胸椎
下胸髓 $T_{9\sim12}$	比同序椎骨高 3 个椎体	如第 10 胸髓对应第 7 胸椎
腰髓 $L_{1\sim5}$	平第 10~12 胸椎	
骶髓 $S_{1\sim5}$、尾髓 C_0	平第 1 腰椎	

二、脊髓的内部结构

　　脊髓中央有贯穿其全长的中央管，内含脑脊液。围绕中央管周围的是灰质，灰质外周是白质（图 5-14-4）。

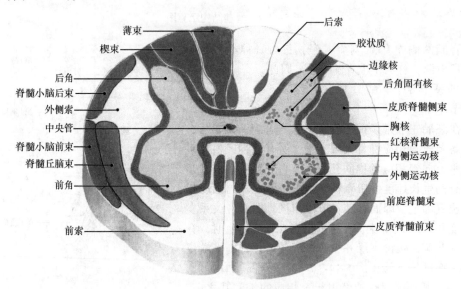

图 5-14-4　脊髓内部结构

（一）灰质

　　在脊髓横切面上，灰质呈左、右对称的"H"形。每侧灰质分别向前、后伸出前角和后角，前、后角之间的部分为中间带。自胸 1 至腰 3 脊髓节段，中间带向外侧突出形成侧角，中央管前、后部的灰质，分别称为灰质前联合和灰质后联合。

1. 前角（anterior horn）　也称为前柱，由运动神经元组成。其发出的轴突经脊髓前外侧沟穿出，组成脊神经前根，构成脊神经的躯体运动纤维，支配躯干肌和四肢肌的随意运动。前角运动神经元主要有大型的 α 运动神经元和小型的 γ 运动神经元。α 运动神经元发出的纤维经脊神经支配梭外肌，引起骨骼肌收缩；γ 运动神经元发出的纤维支配梭内肌，调节肌张力。故脊髓前角损伤时，引起同侧相应骨骼肌随意运动障碍，肌张力低下，反射消失，肌萎缩等，临床上称为弛缓性瘫痪（软瘫）。

考点提示：脊髓灰质的组成

脊髓灰质炎

脊髓灰质炎又称为小儿麻痹症，是由脊髓灰质炎病毒引起的小儿急性传染病，多发生于 5 岁以下小儿，尤其是婴幼儿。病毒侵犯脊髓灰质前角运动神经元，造成弛缓性肌麻痹，病情轻重不一，轻者无瘫痪出现，严重者可累及生命中枢而死亡；大部分病例可治愈，仅小部分留下瘫痪后遗症。自从口服脊髓灰质炎减毒活疫苗投入使用后，发病率明显降低。

2. 后角（posterior horn）　也称为后柱，由联络神经元组成，接受来自后根的传入纤维，后角的主要核团有后角固有核。发出纤维经白质前联合交叉至对侧组成脊髓丘脑束，上行至背侧丘脑。

3. 侧角（lateral horn）　又称为侧柱，仅见于胸 1 至腰 3 节段，内含交感神经元，是交感神经的低级中枢；脊髓第 2～4 骶节相当于侧角处，含有副交感神经元，称为骶副交感核，是副交感神经在脊髓内的低级中枢。

（二）白质

每侧白质借脊髓表面的沟、裂分为 3 个索：即前索（anterior funiculus）位于前正中裂与前外侧沟之间；外侧索（lateral funiculus）位于前、后外侧沟之间；后索（posterior funiculus）位于后正中沟与后外侧沟之间。

白质主要由密集排列的上、下行纤维束构成。上行（感觉）纤维束向上传递感觉冲动；下行（运动）纤维束向下传递运动冲动；脊髓固有束联系脊髓各节段，完成各节段间的反射活动（图 5-14-4）。

1. 上行（感觉）纤维束

（1）薄束（fasciculus gracilis）和楔束（fasciculus cuneatus）：薄束位于脊髓后索内侧，由脊神经节内假单极神经元的中枢突构成，上行至延髓的薄束核，传导同侧第 5 胸节及以下躯干、四肢的本体感觉（肌、肌腱、关节的位置觉、运动觉和振动觉）和皮肤的精细触觉（如辨别两点之间的距离和物体纹理粗细等）冲动，该束纵贯脊髓全长；楔束位于薄束外侧。也由脊神经节内假单极神经元的中枢突构成，上行至延髓的楔束核，传导同侧第 5 胸节以上躯干、四肢的本体感觉和皮肤的精细触觉冲动。后索病变时，本体感觉和皮肤精细触觉的信息不能传入大脑皮质，故患者闭眼时，不能确定自己肢体的位置和运动状况，出现站立不稳，走路如踩棉花样，也不能辨别物体形状等。

考点提示：脊髓白质内主要上、下行纤维束的功能

（2）脊髓丘脑束（spinothalamic tract）：包括脊髓丘脑侧束和脊髓丘脑前束，分别位于外侧索和前索内。起自后角固有核，大部分纤维经白质前联合交叉至对侧，在对侧脊髓外侧索内上行组成脊髓丘脑侧束，主要传导对侧躯干、四肢皮肤的痛觉和温度觉冲动；小部分纤维交叉（或不交叉）至对侧脊髓前索内上行组成脊髓丘脑前束，主要传导对侧躯干、

四肢皮肤的粗触觉和压觉冲动。两束纤维入脑干后并行走行，又称为脊髓丘系，止于背侧丘脑。如一侧脊髓丘脑束损伤，可出现对侧损伤平面以下分布区皮肤的痛觉、温度觉减弱或消失。

2. 下行（运动）纤维束

（1）皮质脊髓束（corticospinal tract）：位于脊髓外侧索和前索内，是脊髓内最大的下行纤维束。起自大脑皮质第Ⅰ躯体运动区，下行经内囊和脑干至延髓下部的锥体。在锥体交叉处，大部分纤维越边交叉至对侧脊髓外侧索内下行，构成皮质脊髓侧束。该束纵贯脊髓全长，沿途发出纤维止于同侧脊髓灰质前角的运动神经元，支配同侧上、下肢肌的随意运动；小部分纤维未交叉，在同侧脊髓前索内下行，居前正中裂两侧，构成皮质脊髓前束，该束止于双侧脊髓灰质前角的运动神经元，支配双侧躯干肌的随意运动。皮质脊髓束损伤，可出现同侧肢体痉挛性瘫痪，肌张力增高，腱反射亢进，并出现病理反射。

（2）红核脊髓束：位于皮质脊髓侧束前方。起自中脑红核，立即交叉至对侧，经脑干下行于脊髓外侧索内，止于脊髓灰质前角运动神经元。与皮质脊髓侧束一起对肢体远端肌的运动发挥重要作用。

三、脊髓的功能

（一）传导功能

脊髓具有重要的传导功能，通过上、下行纤维束可将脑与躯干、四肢的感受器、效应器联系起来。因此，脊髓成为脑与脊髓低级中枢和周围神经联系的重要通道。临床上脊髓横断性损伤时，因上、下行纤维束全部被阻断，脊髓失去高级中枢的调控，则损伤平面以下躯体的感觉和运动功能全部消失，称为截瘫。

（二）反射功能

脊髓属低级中枢，有许多反射中枢位于脊髓灰质内，通过固有束和脊神经前、后根完成一些反射活动。如排便中枢位于脊髓骶节，血管舒缩中枢位于脊髓侧角，还有浅反射、深反射等。

案例 14-2

　　患者，男，28 岁。因见义勇为，背部被戳了一刀，一年后，脊髓损伤所致的左下肢完全瘫痪依然存在。检查发现：左下肢随意运动消失，腱反射亢进，无明显肌萎缩，右侧下半身痛觉、温度觉丧失，本体感觉和精细触觉基本正常；左侧下半身本体感觉和精细触觉消失，痛觉、温度觉正常。无其他异常。

　　问：1. 分析病变发生于哪侧？

　　　　2. 可能损伤了那些结构？

第 2 节　脑

脑（brain）位于颅腔内，成人平均重 1300～1400g，形态和功能均比脊髓复杂。包括脑干、小脑、间脑和端脑四部分。

一、脑　　干

脑干（brain stem）位于颅后窝前部，上接间脑，下续脊髓，背面与小脑相连。自下而上包括延髓、脑桥和中脑三部分。脑干自上而下依次连有第Ⅲ～Ⅻ对脑神经根（图 5-14-5，图 5-14-6）。

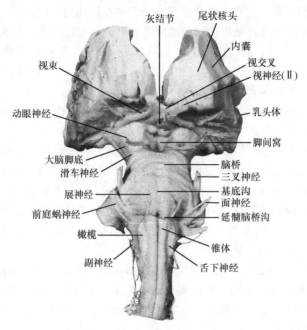

图 5-14-5　脑干腹侧面

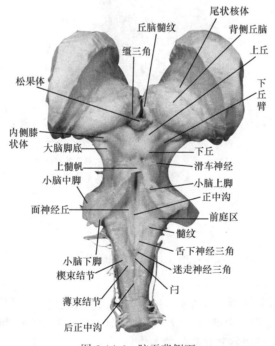

图 5-14-6　脑干背侧面

（一）脑干的外形

1. 腹侧面　延髓（medulla oblongata）上续脑桥，下于枕骨大孔处接脊髓，上部膨大，下部缩细，表面有与脊髓相续的同名沟或裂。延髓腹侧面，前正中裂两侧有纵行隆起的锥体，内有皮质脊髓束通过。在锥体下端，大部分纤维左、右交叉，形成锥体交叉。锥体外侧的卵圆形隆起为橄榄，内有下橄榄核。锥体与橄榄之间的前外侧沟内有舌下神经根穿出。在橄榄后方，自上而下依次连有舌咽神经根、迷走神经根和副神经根。

脑桥（pons）下缘借延髓脑桥沟与延髓分界，上缘与中脑相连。腹侧面宽阔隆起，称为脑桥基底部。其正中有纵行的基底沟，内有基底动脉通过。基底部向后外逐渐变窄移行为小脑中脚，二者的分界处连有三叉神经根。在延髓脑桥沟内，自内侧向外侧依次连有展神经根、面神经根和前庭蜗神经根。

中脑（mesencephalon）腹侧面有一对粗大的纵行隆起，称为大脑脚，两脚之间的凹陷为脚间窝，窝内有动眼神经根穿出。

2. 背侧面　延髓背侧面下部后正中沟的外侧各有一对纵行隆起，即内侧的薄束结节和外侧的楔束结节，其深面分别有薄束核和楔束核。延髓背侧面上部与脑桥共同构成菱形窝，即第4脑室底。菱形窝中部有横行的髓纹，可作为延髓与脑桥在背侧面的分界。

中脑背侧面有两对圆形隆起，上方一对为上丘，是视觉反射中枢；下方一对为下丘，是听觉反射中枢。下丘下方连有滑车神经根，是唯一自脑干背侧面连脑的脑神经根。在中脑内部有贯穿中脑全长的中脑水管。

3. 第4脑室（fourth ventricle）　是位于延髓、脑桥与小脑之间的四棱锥体形腔隙（图5-14-7）。第4脑室顶形如帐篷，朝向小脑，底即菱形窝。第4脑室向上经中脑水管与第3脑室相通，向下通延髓和脊髓的中央管，并借第4脑室正中孔和左、右外侧孔与蛛网膜下隙相通，第4脑室脉络丛可产生脑脊液。

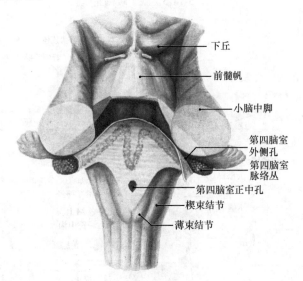

下丘

前髓帆

小脑中脚

第四脑室外侧孔

第四脑室脉络丛

第四脑室正中孔

楔束结节

薄束结节

图 5-14-7　第 4 脑室

（二）脑干的内部结构

脑干内部结构比脊髓复杂，由灰质、白质和网状结构组成。脑桥内部分为腹侧的脑桥基底部和背侧的脑桥被盖部，中脑内部借中脑水管分为腹侧的大脑脚和背侧的顶盖，大脑脚又被黑质分为腹侧的大脑脚底和背侧的被盖。

1. 灰质　脑干内的灰质分布与脊髓不同，不形成连续的灰质柱，而是分散成团块状，即形成了与脑神经有关的脑神经核和与脑神经无关的非脑神经核。

（1）脑神经核：分为躯体运动核、躯体感觉核、内脏运动核和内脏感觉核。其名称和位置大多与相连的脑神经一致。即中脑内含有与动眼神经和滑车神经相关的神经核团，脑桥内含有与展神经、面神经、前庭蜗神经和三叉神经相关的神经核团，延髓内含有与舌咽神经、迷走神经、副神经和舌下神经相关的神经核团（图 5-14-8，图 5-14-9）。

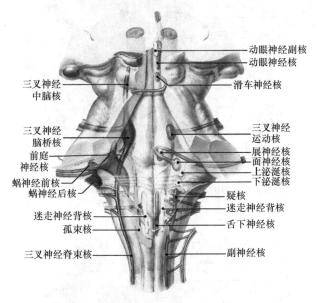

图 5-14-8　脑神经核在脑干背面的投影

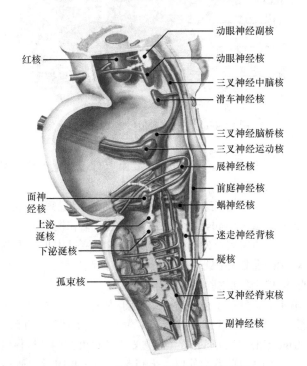

图 5-14-9　脑神经核在脑干侧面的投影

（2）非脑神经核：不与脑神经相连，可组成上、下行传导通路的中继核，与各级脑或脊髓有着广泛的联系，如位于延髓内的薄束核和楔束核，是薄束和楔束的中继核，位于中脑上丘平面被盖部的红核及位于中脑被盖和大脑脚底之间的黑质，含有黑色素和多巴胺等递质。临床上因黑质病变，多巴胺减少，可引起帕金森病（图 5-14-10，图 5-14-11）。

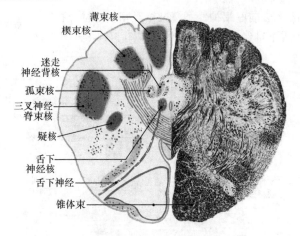

薄束核
楔束核
迷走
神经背核
孤束核
三叉神经
脊束核
疑核
舌下
神经核
舌下神经
锥体束

图 5-14-10　延髓横断面（经内侧丘系交叉）

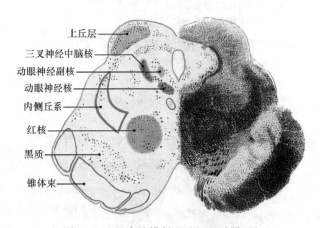

上丘层
三叉神经中脑核
动眼神经副核
动眼神经核
内侧丘系
红核
黑质
锥体束

图 5-14-11　中脑横断面（经上丘平面）

2. 白质　多位于脑干腹侧部和外侧部，主要由上行（感觉）纤维束和下行（运动）纤维束组成。

（1）上行（感觉）纤维束：主要有内侧丘系、脊髓丘系、三叉丘系（三叉丘脑束）和外侧丘系。

1）内侧丘系（medial lemniscus）：脊髓后索内的薄束和楔束上行至延髓，分别止于薄束核和楔束核。由薄束核和楔束核发出的纤维，呈弓状绕过中央管腹侧，左、右交叉组成内侧丘系交叉，交叉后的纤维在中线两侧上行，形成内侧丘系，止于背侧丘脑腹后外侧核。传导对侧躯干、四肢本体感觉和皮肤的精细触觉冲动。

2）脊髓丘系：脊髓丘脑束上行至脑干后，行于内侧丘系背外侧，组成脊髓丘系，止于背侧丘脑腹后外侧核。传导对侧躯干、四肢皮肤的痛觉、温度觉、粗触觉和压觉冲动。

3）三叉丘系（trigeminal lemniscus）：由三叉神经脊束核和脑桥核发出的纤维交叉至对侧，组成三叉丘系，行于内侧丘系背外侧，上行至背侧丘脑腹后内侧核。传导对侧头面部皮肤的痛觉、温度觉、粗触觉和压觉冲动。

（2）下行（运动）纤维束：主要有锥体束（pyramidal tract），起自大脑皮质第Ⅰ躯体运动区的锥体细胞，经内囊、中脑的大脑脚底、脑桥基底部和延髓锥体。锥体束包括两部分：①皮质脊髓束：在延髓形成锥体，大部分纤维于锥体下端交叉形成锥体交叉，交叉后的纤维行于脊髓外侧索内，称为皮质脊髓侧束；小部分纤维不交叉，行于脊髓前索内，称为皮质脊髓前束。皮质脊髓束主要支配对侧四肢肌和双侧躯干肌的随意运动。②皮质核束：在脑干内下行过程中发出分支止于大部分双侧脑神经的躯体运动核以及对侧面神经核下部和舌下神经核，支配大部分双侧头、面部肌及对侧眼裂以下面肌和对侧舌肌。

3. 网状结构　在脑干内，除脑神经核、边界清楚的非脑神经核以及长的上、下行纤维束以外，还有一些区域，纤维交错，其间散布着大小不等的神经细胞团，称为网状结构。网状结构在进化上较为古老，仍保留着多突触的形态特征，网状结构接受来自各种感觉传导系的信息，传出纤维直接或间接地联系着中枢神经系统的各级部位。

考点提示：脑干内主要上、下行纤维束的功能

（三）脑干的功能

1. 传导功能　大脑皮质与脊髓、小脑相互联系的上、下行纤维束都要经过脑干。如脊髓丘系和皮质脊髓束纵贯脑干，而薄束、楔束在脑干中继后，发出纤维继续上行组成内侧丘系。

2. 反射功能　脑干内有多个反射中枢，如延髓内有"生命中枢"，包括心血管中枢和呼吸中枢，与心血管和呼吸运动有关，严重损伤后可危及生命，脑桥内有角膜反射中枢；中脑内有瞳孔对光反射中枢。

3. 脑干网状结构的功能　脑干网状结构具有调节内脏活动，维持大脑皮质觉醒状态、调节肌张力等功能。

二、小　　脑

（一）小脑的位置和外形

小脑（cerebellum）位于颅后窝内，延髓与脑桥后方。小脑中部狭窄为小脑蚓，两侧膨大为小脑半球（图 5-14-12）。小脑上面平坦，借小脑幕与大脑枕叶相邻，小脑半球下面，靠近小脑蚓处的隆起，称为小脑扁桃体。小脑扁桃体靠近枕骨大孔，若颅内占位性病变（如颅内出血、肿瘤等）引起颅内压增高时，小脑扁桃体可嵌入枕骨大孔，形成小脑扁桃体疝（枕骨大孔疝），压迫延髓内的生命中枢，危及生命。

考点提示：小脑扁桃体疝

（二）小脑的内部结构

小脑表面的灰质为小脑皮质；深部的白质为小脑髓质。包埋于小脑髓质内的灰质核团为小脑核，其中最大的是齿状核，其内侧有球状核和栓状核，第 4 脑室顶上方中线两侧为顶核（图 5-14-13）。

（三）小脑的功能

小脑主要接受端脑、脑干和脊髓的有关运动信息，传出纤维主要与运动中枢有关。因此小脑是重要的运动调节中枢。小脑蚓主要维持躯体平衡，协调眼球运动，病变时主要表现为平衡失调，站立不稳，步态蹒跚；小脑半球主要调节肌张力，协调骨骼肌的随意运动，病变时主要表现为肌张力降低，共济失调。

三、间　　脑

间脑（diencephalon）位于中脑与端脑之间，大部分被端脑遮盖，仅腹侧面小部分露出于脑底。在结构上包括背侧丘脑、上丘脑、后丘脑、下丘脑和底丘脑五部分。间脑内的腔隙为第 3 脑室（图 5-14-14，图 5-14-15）。

（一）背侧丘脑

1. 背侧丘脑的外形　背侧丘脑（dorsal thalamus）也称为丘脑，位于间脑背侧部，由一对大的灰质团块借丘脑间黏合连接而成。其前端为丘脑前结节，后端为丘脑枕（图 5-14-16）。

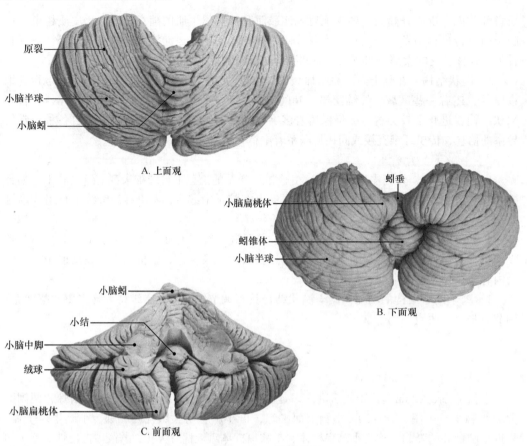

原裂

小脑半球

小脑蚓

A. 上面观

蚓垂

小脑扁桃体

蚓锥体

小脑半球

B. 下面观

小脑蚓

小结

小脑中脚

绒球

小脑扁桃体

C. 前面观

图 5-14-12　小脑外形

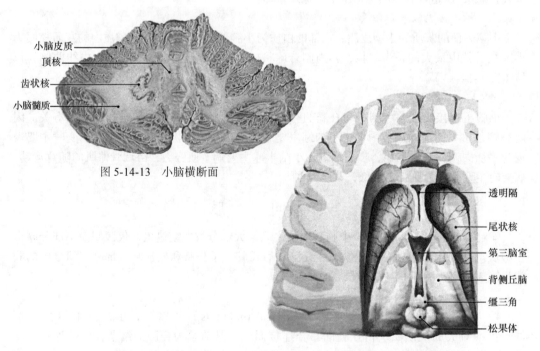

小脑皮质

顶核

齿状核

小脑髓质

图 5-14-13　小脑横断面

透明隔

尾状核

第三脑室

背侧丘脑

缰三角

松果体

图 5-14-14　间脑背面

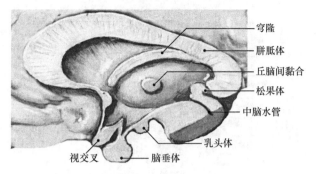

图 5-14-15　间脑内侧面

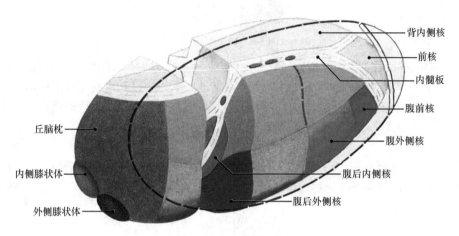

图 5-14-16　背侧丘脑

2. 背侧丘脑的内部结构　背侧丘脑内部被呈"Y"形的内髓板大致分隔为前核群、内侧核群和外侧核群三部分。外侧核群又分为背、腹两层，腹层自前向后又分为腹前核、腹中间核和腹后核。腹前核和腹中间核主要接受小脑齿状核、苍白球和黑质的传入纤维，发出纤维投射至第 I 躯体运动区，调节躯体运动；腹后核又分为腹后内侧核和腹后外侧核，此两核是躯体感觉传导通路的中继核，前者接受三叉丘系和味觉的投射纤维，后者接受内侧丘系、脊髓丘系的投射纤维，发出纤维组成丘脑中央辐射（丘脑皮质束），投射至大脑皮质的第 I 躯体感觉区。

（二）后丘脑

后丘脑（metathalamus）是丘脑枕下外方的两个隆起，位于内侧的为内侧膝状体，是听觉传导通路的中继核，发出纤维组成听辐射，投射至大脑皮质的听觉区。位于外侧的为外侧膝状体，是视觉传导通路的中继核，发出纤维组成视辐射，投射至大脑皮质的视觉区（图 5-14-16）。

（三）下丘脑

下丘脑（hypothalamus）位于背侧丘脑前下方，构成第 3 脑室侧壁下部和下壁，从脑底面由前向后可见视交叉、灰结节和乳头体。灰结节向下延为漏斗，漏斗下端连接垂体（图 5-14-17）。

1. 下丘脑的主要核团　下丘脑内含有多个神经内分泌核团，重要的有位于视交叉上方的视上核和位于第 3 脑室侧壁的室旁核，两核能分泌抗利尿激素和催产素。经各自神经元的轴突，穿过漏斗直接输送至垂体，再释放入血。

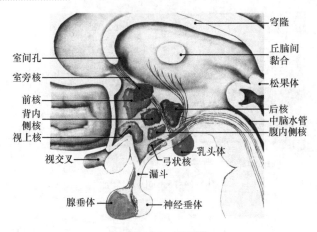

图 5-14-17　下丘脑

2. 下丘脑的功能　下丘脑是神经内分泌活动的中心，通过与垂体的密切联系，将神经调节与体液调节融为一体，调节机体的内分泌活动。下丘脑也是皮质下内脏活动的高级中枢，能将内脏活动与其他生理活动联系起来，对机体摄食、体温、水电解质平衡、内脏活动和内分泌活动及情绪改变等进行调节。

（四）第 3 脑室

第 3 脑室（third ventricle）是位于两侧背侧丘脑与下丘脑之间的矢状位裂隙（图 5-14-15）。前借左、右室间孔通侧脑室，后经中脑水管通第 4 脑室，顶为第 3 脑室脉络丛，产生脑脊液。

四、端　　脑

端脑（telencephalon）又称为大脑，是脑的最发达部分，被大脑纵裂分为左、右两个大脑半球，两侧大脑半球之间借胼胝体相接。大脑半球与小脑之间为大脑横裂，分隔大脑与小脑（图 5-14-18，图 5-14-19）。大脑半球表面的灰质为大脑皮质，深部的白质为大脑髓质，

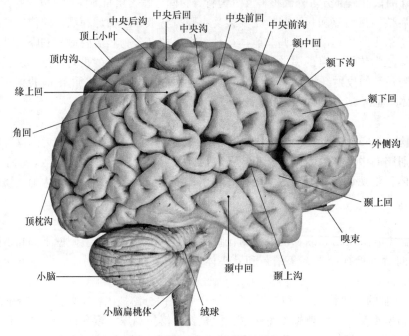

图 5-14-18　大脑半球上外侧面

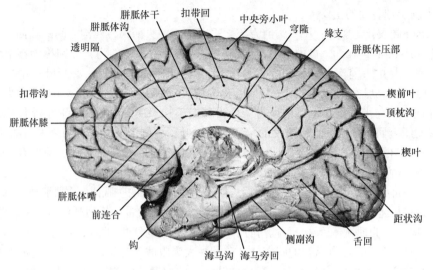

图 5-14-19　大脑半球内侧面

埋藏于大脑髓质内的灰质团块为基底核，大脑半球内的间隙为侧脑室。

（一）大脑半球的外形和分叶

1. 大脑半球的外形　每侧大脑半球分为上外侧面、内侧面和下面。大脑半球表面凹凸不平，凹陷处形成大脑沟，沟与沟之间的隆起，称为大脑回（图 5-14-18，图 5-14-19）。大脑半球表面有 3 条较为恒定的叶间沟：①外侧沟较深，于半球上外侧面自前下行向后上；②中央沟于半球上缘中点稍后方，向前下斜行于半球上外侧面，几乎达外侧沟，上端延伸至半球内侧面；③顶枕沟位于半球内侧面后部，胼胝体稍后方，从距状沟起，自前下向后上并略延伸至半球上外侧面。

2. 大脑半球的分叶　每侧大脑半球借 3 条叶间沟分为 5 叶（图 5-14-18，图 5-14-19）：即中央沟以前，外侧沟上方的部分为额叶；外侧沟以下的部分为颞叶；顶枕沟后下方的部分为枕叶；中央沟后方，外侧沟上方与枕叶以前的部分为顶叶；埋藏于外侧沟深面，被额、顶、颞叶所掩盖的部分为岛叶（图 5-14-20）。

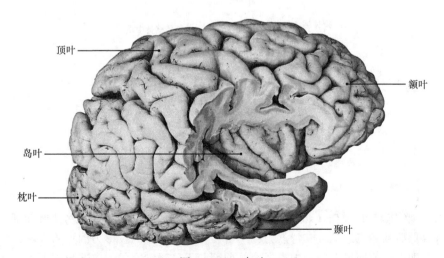

图 5-14-20　岛叶

3. 大脑半球各面的主要沟、回

（1）上外侧面：①额叶：中央沟前方与之平行的为中央前沟，两沟之间的脑回，称为中央前回（precentral gyrus）。自中央前沟向前分出两条近似水平的沟，分别称为额上沟、额下沟。此两沟将中央前沟以前的额叶分为额上回、额中回、额下回。②顶叶：中央沟后方有与之平行的中央后沟，两沟之间的脑回，称为中央后回（postcentral gyrus）。中央后回以后的顶叶被一条与半球上缘平行的顶内沟分为顶上小叶、顶下小叶。顶下小叶包括围绕外侧沟末端的缘上回和围绕颞上沟末端的角回。③颞叶：外侧沟下方，有与之平行的颞上沟、颞下沟。将颞叶分为颞上回、颞中回、颞下回。在颞上回后部，外侧沟下壁处有数条横行的脑回，称为颞横回（transverse temporal gyrus）。

（2）内侧面：大脑半球内侧面，有前后方向略呈弓形走行的胼胝体。在胼胝体背面有胼胝体沟，上方有与之平行的扣带回。扣带回上方中央，有由中央前、后回延伸至内侧面的部分，称为中央旁小叶。自胼胝体后端，顶枕沟前下，有一弓形伸向枕叶的距状沟（图5-14-19）。

（3）下面：额叶下面有纵行的嗅束，其前端膨大为嗅球，与嗅神经相连。这些结构与嗅觉冲动传导有关。在距状沟前下方，有自枕叶向前伸向颞叶的侧副沟，侧副沟内侧为海马旁回，其前端弯曲形成钩。

（二）大脑皮质的功能定位

大脑皮质是神经系统的最高级中枢，人类在长期进化和实践活动过程中，在大脑皮质的不同部位，逐渐形成了接受某些刺激，并完成某些反射活动的特定区域，这些区域的大脑皮质形成了特定的功能，称为大脑皮质的功能区（中枢）。具有临床实际意义的功能区叙述如下（图5-14-21，图5-14-22）。

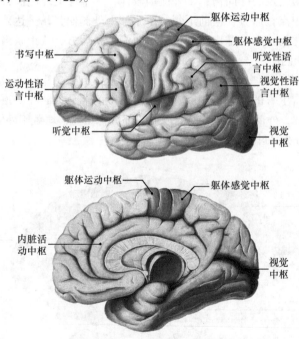

图 5-14-21　大脑皮质功能区

1. 第Ⅰ躯体运动区（first somatic motor area）　位于中央前回和中央旁小叶前部，管理对侧半身骨骼肌的随意运动。其特点为：①身体各部在此区的投影为倒置的人形，但头部是正立的。即中央前回最上部和中央旁小叶前部与下肢运动有关，中部与躯干和上肢运动有关，下部与头部运动有关。②左、右交叉管理。即一侧躯体运动区管理对侧肢体运动，但一些与联合运动有关的肌则受双侧躯体运动区支配，如面上部肌、咀嚼肌、呼吸肌和会阴肌等。③身体各部代表区的大小与各部的运动精细、灵巧程度有关，与形体大小无关。

2. 第Ⅰ躯体感觉区（first somatic sensory area） 位于中央后回和中央旁小叶后部，接受对侧半身的躯体感觉冲动。身体各部在此区的投影与第Ⅰ躯体运动区相似：①为倒置人形，但头部是正立的；②左、右交叉；③身体各部代表区的大小与各部的感觉敏感程度有关，与形体大小无关。

3. 视觉区（visual area） 位于距状沟附近的枕叶皮质，一侧视觉区接受来自双眼对侧半视野的纤维。一侧视觉区损伤，可引起双眼对侧半视野同向性偏盲。

4. 听觉区（auditory area） 位于颞横回，一侧听觉区接受双耳的听觉冲动，但以对侧为主。一侧听觉区受损，可引起双耳听力下降，但不会完全耳聋。

5. 语言区 语言功能是人类在社会实践活动过程中逐渐形成的，为人类所特有。一般认为左侧半球是"语言优势半球"，90% 以上的失语症都是左侧大脑半球损伤的结果。语言区包括听、说、读和写 4 区：①听觉性语言中枢（auditory speech area）（听话中枢）位于颞上回后部，此区受损，

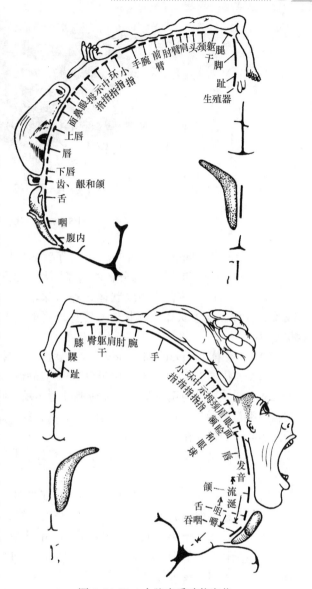

图 5-14-22 大脑皮质功能定位

虽无听觉障碍，但不能理解自己和别人讲话的意思，往往答非所问，称为感觉性失语症；②运动性语言中枢（motor speech area）（说话中枢）位于额下回后部，此区受损，患者虽能发音，但不能说出完整且具有意义的语言，称为运动性失语症；③视觉性语言中枢（ visual speech area）（阅读中枢）位于角回，此区受损，虽无视觉障碍，但不能理解文字符号的意义，称为失读症；④书写中枢（writing area）位于额中回后部，此区受损，患者的手虽运动正常，但绘图、写字等精细动作不能完成，称为失写症。

（三）大脑半球的内部结构

1. 基底核（basal nuclei） 位于大脑半球髓质内，靠近脑底，包括尾状核、豆状核、屏状核和杏仁体（图 5-14-23）。

（1）尾状核（caudate nucleus）：位于背侧丘脑背外侧，呈弯曲的弓形，从 3 面环绕背侧丘脑，分为头、体、尾三部分，尾的末端连接杏仁体。

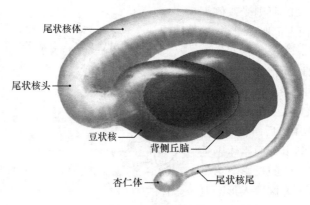

图 5-14-23　基底核

（2）豆状核（lentiform nucleus）：位于背侧丘脑、尾状核外侧。被穿行其内的两个白质板分成内侧、中间和外侧三部分，外侧部最大，称为壳，内侧部和中间部合称为苍白球。

豆状核与尾状核合称为纹状体，苍白球较为古老，称为旧纹状体，尾状核和壳发生较晚，合称为新纹状体。纹状体是锥体外系的重要组成部分，其功能为协调骨骼肌的随意运动。

（3）杏仁体（amygdaloid body）：与尾状核末端相连，属于边缘系统，与内脏活动有关。

（4）屏状核（claustrum）：位于豆状核与岛叶皮质之间，功能不清。

基底核主要参与调节肌张力和协调随意运动。临床上基底核损伤引起的运动障碍有两类：一类是运动过多而肌张力减退的症候群，如舞蹈病；另一类是运动过少而肌张力亢进的症候群，如帕金森病。

2. 大脑髓质　位于大脑皮质深层，由大量纤维束聚集而成，纤维束有以下 3 种（图 5-14-24，图 5-14-25）。

（1）联络纤维：是联系同侧大脑半球各部之间的纤维。

（2）连合纤维：是联系左、右大脑半球的纤维，最大的连合纤维是胼胝体。

胼胝体位于大脑纵裂底部，由联系左、右大脑半球的纤维构成。在正中矢状面上，其前部弯曲呈钩状，后部弯向后下。在经胼胝体作的水平切面上，其纤维在大脑半球内向左、右、前、后放射，连接两侧额、顶、颞、枕叶。

（3）投射纤维：由联系大脑皮质和皮质下结构的上、下行纤维束构成，其中绝大部分经过内囊。

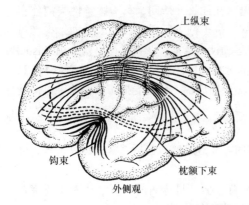

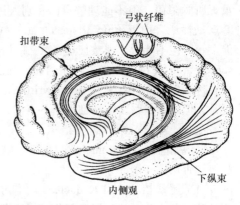

图 5-14-24　大脑半球内联络纤维图

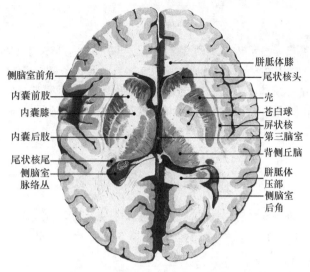

图 5-14-25　大脑水平切面图

内囊（internal capsule）位于背侧丘脑、豆状核与尾状核之间，由上、下行纤维束构成（图 5-14-26）。在大脑水平切面上，内囊为略呈"＞＜"形的白质纤维板，分为 3 部分：①内囊前肢位于豆状核与尾状核之间，有额桥束和丘脑前辐射通过；②内囊后肢位于豆状核与背侧丘脑之间，主要有皮质脊髓束、丘脑中央辐射、视辐射和听辐射通过；③内囊膝为内囊前、后肢的连接部，主要有皮质核束通过。

考点提示：内囊损伤的临床表现

一侧内囊损伤，可出现对侧半身躯体感觉丧失、对侧半身运动障碍和双眼对侧半视野同向性偏盲的"三偏综合征"。

3. 侧脑室（lateral ventricle）　是位于大脑半球内左、右对称的腔隙，延伸至大脑半球各叶内。分为 4 部分：即位于顶叶内的中央部、额叶内的前角、枕叶内的后角和颞叶内的下角。侧脑室脉络丛位于中央部和下角内，产生脑脊液。经左、右室间孔流入第 3 脑室（图 5-14-27）。

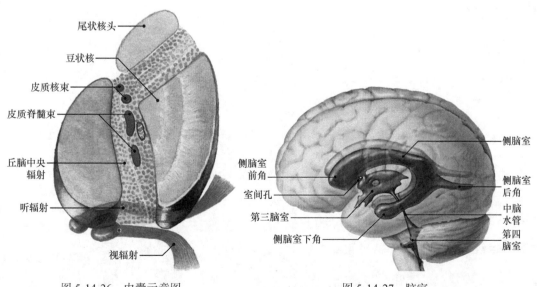

图 5-14-26　内囊示意图　　　　　　图 5-14-27　脑室

三偏综合征

内囊的血液供应来自于大脑中动脉呈直角发出的豆纹动脉。管腔纤细，管内压力较高，极易破裂出血，所以内囊是脑出血的好发部位。一旦这个部位损伤（出血或栓塞）时，患者会出现对侧半身躯体感觉丧失（丘脑中央辐射受损）；对侧半身偏瘫（皮质脊髓束、皮质核束受损）和双眼对侧半视野同向性偏盲（视辐射受损）的"三偏"症状。

案例 14-3

患者，女，65 岁。有高血压病史，因激动后突然晕倒，不省人事，急诊入院。2 天后意识恢复，检查发现：①右侧肢体瘫痪，腱反射亢进；②右半身深、浅感觉丧失；③双眼右侧半视野偏盲；④右侧鼻唇沟变浅，微笑时口角偏向左侧，伸舌时舌尖偏向右侧。

问：1. 患者的病变部位在何处，病变累及的范围有哪些？

2. 解释出现上述症状的原因。

（董　博）

目 标 检 测

一、名词解释

1. 第 4 脑室　2. 内囊　3. 小脑扁桃体疝

4. 胼胝体

二、简答题

1. 一侧内囊损伤，可出现哪些临床表现？

2. 一侧脊髓半横断性损伤，可能损伤哪些纤维束，出现哪些临床表现？

第 15 章　脊髓和脑的被膜、血管与脑脊液

📖 **学习目标**

1. 掌握：脊髓和脑的被膜名称和位置，硬膜外隙和蛛网膜下隙的概念；脑的血液供应，大脑动脉环的组成及临床意义；脑脊液的循环途径。
2. 熟悉：各脑室的位置和投影；硬脑膜的特点，硬脑膜窦的名称。
3. 了解：脊髓的血液供应。

第 1 节　脊髓和脑的被膜

脊髓和脑表面包有 3 层被膜，由外向内依次为硬膜、蛛网膜和软膜（图 5-15-1）。具有支持、保护、营养脊髓和脑的作用。

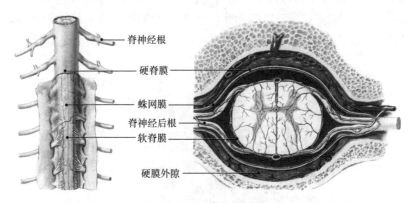

图 5-15-1　脊髓的被膜

左图标注（自上而下）：脊神经根　硬脊膜　蛛网膜　脊神经后根　软脊膜　硬膜外隙

一、硬　　膜

硬膜由厚而坚韧的结缔组织构成。包裹于脊髓和脑的外部，其中包裹于脊髓外部的为硬脊膜；包裹于脑外部的为硬脑膜。

1. 硬脊膜（spinal dura mater）　呈管状包裹脊髓和脊神经根，上端附于枕骨大孔边缘，与硬脑膜相续，下端自第 2 骶椎水平逐渐变细，包裹马尾，末端附于尾骨。硬脊膜与椎管内面骨膜之间的狭窄腔隙，称为硬膜外隙（epidural space）。内含疏松结缔组织、脂肪、淋巴管、静脉丛和脊神经根等，略呈负压，与颅腔不相通。临床上可将药物注入此隙进行硬膜外麻醉，以阻滞脊神经根内的神经传导。

2. 硬脑膜（spinal pia mater）　包裹于脑外面，由颅骨内面的骨膜和硬膜融合而成，两层之间有丰富的血管和神经，无硬膜外隙（图 5-15-2）。硬脑膜与颅顶骨结合疏松，易于分离，若颅顶骨折损伤硬脑膜时，可在颅骨与硬脑膜之间形成硬膜外血肿；硬脑膜与颅底骨结合紧密，若颅底骨折时，易将硬脑膜与蛛网膜一同撕裂，引起脑脊液外漏。若颅前窝骨

考点提示：
硬膜外隙的
概念及临床
意义

181

折，可形成脑脊液鼻漏。

硬脑膜内层在某些部位折叠形成若干板状结构，伸入脑的各部之间，对脑起支持和保护作用。主要有：①大脑镰呈镰刀形，伸入大脑纵裂内。下缘游离于胼胝体上方，前端附着于鸡冠，后端连于小脑幕上面的正中线上。②小脑幕呈新月形，位于大脑与小脑之间，伸入大脑横裂内。其后外侧缘附着于枕骨横窦沟和颞骨上缘，前内缘游离形成小脑幕切迹，切迹前方有中脑通过。若幕上有占位性病变时，可压迫中脑的大脑脚和动眼神经根，形成小脑幕切迹疝。

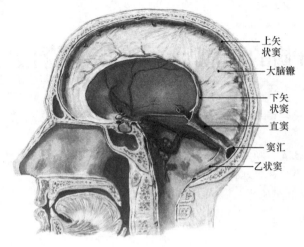

图 5-15-2　硬脑膜和硬脑膜窦

硬脑膜在某些部位内、外两层分离，内衬以内皮细胞，形成特殊的颅内静脉管道，称为硬脑膜窦（dural sinuses）。窦壁无平滑肌，不易收缩，故损伤时止血困难，易形成颅内血肿。主要有位于大脑镰上、下缘的上、下矢状窦，小脑幕后缘横窦沟内的横窦，乙状窦沟内的乙状窦，大脑镰与小脑幕相交处的直窦，直窦与上矢状窦在枕内隆凸处汇合成的窦汇和蝶骨体两侧的海绵窦（图 5-15-2～图 5-15-4）。硬脑膜窦收集脑的静脉血，经乙状窦流入颈内静脉。

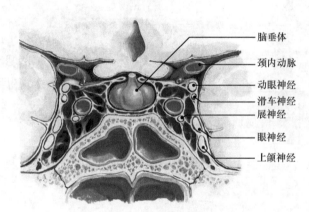

图 5-15-3　海绵窦

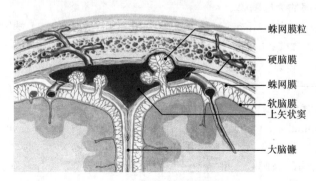

图 5-15-4　上矢状窦

硬膜外血肿

硬膜外血肿是位于颅骨内板与硬脑膜之间的血肿，好发于幕上大脑半球上外侧面，约占外伤性颅内血肿的30%，其中大部分属于急性血肿，其次为亚急性，慢性较少。硬膜外血肿的形成与颅骨损伤有密切关系，90%的硬膜外血肿与颅骨线形骨折有关。其中，较常见的是翼点处骨折出血。因此处骨质薄弱，内有脑膜中动脉前支通过，外伤或骨折容易损伤该血管，引起颅内血肿，压迫脑组织，重者形成脑疝而危及生命。

链　接

腰麻与硬膜外麻醉

腰麻也称为蛛网膜下隙阻滞麻醉，是将局麻药注入蛛网膜下隙，以阻滞脊神经根内的信息传递。此隙内有脊髓和脑脊液，所以给药量较少，阻滞部位在麻醉平面以下，也就是通常说的下半身麻醉，麻醉平面以下的感觉、运动均被阻滞。

硬膜外阻滞麻醉，是将局麻药注入硬膜外隙，以阻滞脊神经根内的信息传递，使其支配区域产生暂时麻痹，简称为硬膜外麻醉。此隙内含疏松结缔组织、血管、淋巴管和脊神经根等，阻滞范围为节段性，可根据给药的间隙，阻滞某一或某几个脊髓节段支配平面内的感觉和运动神经。临床上通常还在硬膜外置管进行术后患者自控镇痛（PCA）。

链　接

硬脑膜窦借贯穿颅骨的导静脉与颅外静脉相通，海绵窦向前经眼静脉与面静脉相通。故颅外感染可经上述途径蔓延至颅内。

二、蛛　网　膜

蛛网膜位于硬膜与软膜之间，蛛网膜与软膜之间有较宽阔的间隙，称为蛛网膜下隙（subarachnoid space）。两层之间有结缔组织小梁相连，隙内充满清亮的脑脊液，对脊髓和脑起保护作用（图 5-15-1）。小脑与延髓之间的蛛网膜下隙扩大形成小脑延髓池。上矢状窦附近的蛛网膜形成许多绒毛状突起，突入上矢状窦，称为蛛网膜粒（图 5-15-4）。脑脊液经蛛网膜粒渗入上矢状窦，回流入静脉。蛛网膜下隙下部，自脊髓下端至第 2 骶椎水平扩大为终池，内含终丝和马尾。

考点提示：
蛛网膜下隙的概念及临床意义

三、软　　膜

软膜薄而富含血管，紧贴于脊髓和脑的表面，并延伸至脊髓和脑的沟、裂内。包裹于脊髓表面的为软脊膜，包裹于脑表面的为软脑膜（cerebral pia mater）

（一）软脊膜

软脊膜（spinal pia mater）薄而富含血管，于脊髓下端变细为终丝。软脊膜在脊髓两侧及脊神经前、后根之间形成齿状韧带（图 5-15-1）。该韧带尖端附着于硬脊膜上，可作为椎管内手术的标志。

（二）软脑膜

软脑膜薄而透明，富含血管，在脑室附近反复分支形成毛细血管丛，并连同其表面的软脑膜与室管膜上皮一起突入脑室，形成脉络丛，产生脑脊液。

第 2 节　脊髓和脑的血管

一、脊髓的血管

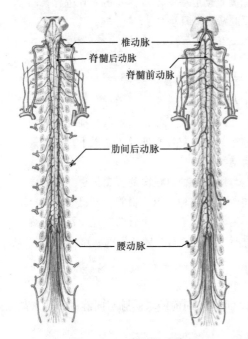

图 5-15-5　脊髓的动脉

（一）脊髓的动脉

脊髓的动脉来源于椎动脉、肋间后动脉和腰动脉的分支（图 5-15-5）。

（二）脊髓的静脉

脊髓的静脉较动脉多而粗，收集脊髓内的小静脉，最后注入硬膜外隙内的椎内静脉丛。

二、脑的血管

（一）脑的动脉

脑的动脉来源于颈内动脉和椎动脉（图 5-15-6）。以顶枕沟为界，大脑半球前 2/3 和部分间脑由颈内动脉供血；大脑半球后 1/3、小脑、脑干和部分间脑由椎动脉供血。故临床上将脑的动脉分为颈内动脉系和椎 - 基底动脉系。两系动脉均发出皮质支和中央支。皮质支较短，供应大脑皮质和大脑髓质浅层；中央支细长，供应大脑髓质深层、间脑、基底核和内囊等结构。

1. 颈内动脉　起自颈总动脉，经颈动脉管入颅内，穿海绵窦至视交叉外侧，分支供应脑和眼球等。其主要分支有眼动脉及大脑前、中动脉（图 5-15-6～图 5-15-8）。①大脑前动脉分出后进入大脑纵裂，与对侧的同名动脉借前交通动脉相连，后沿胼胝体沟向后行。皮质支分布于顶枕沟以前的半球内侧面和上外侧面上缘；中央支分布于豆状核、尾状核前部和内囊前肢。

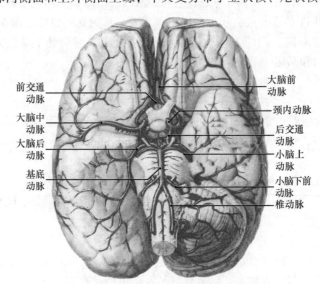

图 5-15-6　脑底面的动脉

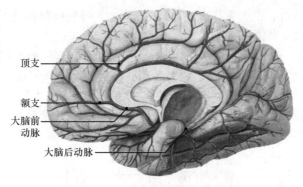

图 5-15-7 大脑半球内侧面的动脉

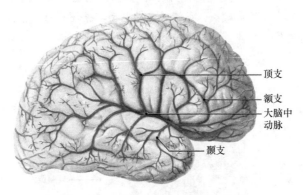

图 5-15-8 大脑半球上外侧面的动脉

②大脑中动脉是颈内动脉主干的直接延续，进入外侧沟向后行。皮质支分布于大脑半球上外侧面的大部和岛叶；中央支（豆纹动脉）垂直进入脑实质，分布于尾状核、豆状核、内囊膝和后肢（图 5-15-9）。高血压或动脉硬化患者，大脑中动脉发出的中央支易破裂出血，从而导致内囊损伤。

考点提示：脑的动脉来源及主要分支、分布

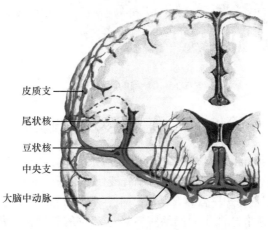

图 5-15-9 大脑中动脉

2. 椎动脉 起自锁骨下动脉，上穿第 6～1 颈椎横突孔，经枕骨大孔入颅内，于脑桥基底部下缘，左、右椎动脉合成 1 条基底动脉后，沿脑桥基底沟上行，至脑桥上缘分为左、右大脑后动脉（图 5-15-6，图 5-15-7）。大脑后动脉是基底动脉的终末支。皮质支分布于颞叶内侧面、底面和枕叶；中央支分布于背侧丘脑和内、外侧膝状体及下丘脑等。基底动脉分支供应脑干、小脑和脊髓。

3. 大脑动脉环（cerebral anterial circle） 又称为 Willis 环，位于脑底部。由大脑前动脉、颈内动脉、大脑后动脉借前、后交通动脉环绕视交叉、灰结节、乳头体吻合而成（图 5-15-6）。此环联系颈内动脉系与椎 - 基底动脉系，将左、右大脑半球的动脉联系起来。大脑动脉环是一个潜在的侧支循环结构，当某一动脉血流减少或被阻断时，可在一定程度上通过大脑动脉环的血液重新分配和代偿来维持脑的血液供应。

脑 卒 中

脑卒中俗称"中风"，又称为脑血管意外，是指有脑血管疾病的患者，因各种诱发因素引起脑内动脉狭窄、闭塞或破裂，而造成急性脑血液循环障碍。临床上表现为一次性或永久性脑功能障碍的症状和体征。脑卒中分为缺血性脑卒中和出血性脑卒中。

（二）脑的静脉

脑的静脉不与动脉伴行，分为浅、深两组，无瓣膜，注入硬脑膜窦（图 5-15-10）。

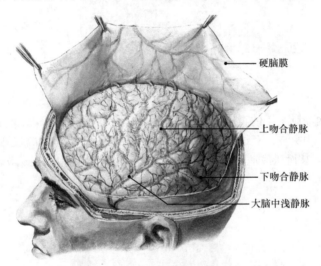

图 5-15-10 脑的浅静脉

第 3 节 脑脊液及其循环

考点提示：
脑脊液的产
生及循环途
径

脑脊液（cerebral spinal fluid, CSF）充填于各脑室、蛛网膜下隙和脊髓中央管内，为无色透明的液体，成人总量平均约为 150ml。脑脊液处于不断产生、循环及回流的相对平衡状态。对中枢神经系统起着保护、营养、运输代谢产物和维持正常颅内压的作用。

脑脊液由各脑室脉络丛产生。侧脑室脉络丛产生的脑脊液，经左、右室间孔入第 3 脑室，连同第 3 脑室脉络丛产生的脑脊液，经中脑水管入第 4 脑室，再连同第 4 脑室脉络丛产生的脑脊液，通过第 4 脑室正中孔和左、右外侧孔不断流入小脑延髓池，自此池流入蛛网膜下隙，沿该隙流向大脑上外侧面，经蛛网膜粒渗入上矢状窦，最后回流入静脉（图 5-15-11）。

脑脊液循环发生障碍时，可形成脑积水或颅内压升高。

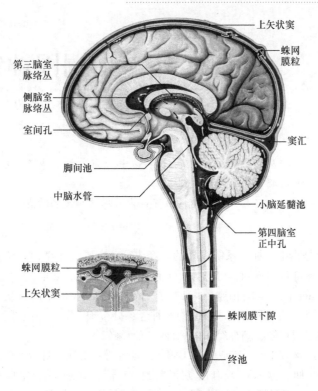

图 5-15-11　脑脊液及其循环

脑　积　水

　　脑积水是由于颅脑疾病致脑脊液分泌过多和（或）循环、吸收障碍而使脑脊液量增加，脑室系统扩大和（或）蛛网膜下隙扩大的一种病症。其典型症状为头痛、呕吐、视力模糊，视盘水肿，偶伴复视、眩晕及癫痫发作。未经治疗的先天性脑积水，虽有20%可以停止发展，但约半数患儿一年半内死亡。脑积水患者神经功能障碍与脑积水严重程度呈正相关，应积极诊治。

（董　博）

目 标 检 测

一、名词解释

1. 硬脑膜窦　2. 大脑动脉环　3. 蛛网膜下隙
4. 硬膜外隙

二、简答题

1. 简述脑脊液的产生和循环途径。
2. 说出大脑动脉环的意义。

第 16 章　周围神经系统

📖 **学习目标**

1. 掌握：各脊神经丛的位置、组成及主要分支和分布；各脑神经的名称、性质和分布。
2. 熟悉：各脊神经损伤后的临床表现。
3. 了解：内脏运动神经各低级中枢的位置；内脏感觉神经的特点。

周围神经系统是指中枢神经系统以外的神经成分，主要由神经和神经节等组成。根据其与中枢神经系统连接部位的不同，可分为：①脊神经（spinal nerve）：与脊髓相连，共 31 对；②脑神经（cranial nerve）：与脑相连，共 12 对。依据分布对象的不同，又可分为：①躯体神经：分布于体表、骨、关节和骨骼肌；②内脏神经：分布于内脏、心血管和腺体。为了学习、理解的方便，通常以脊神经、脑神经和内脏神经三节来叙述。

脊神经和脑神经含有 4 种纤维成分：①躯体运动纤维：支配全身骨骼肌运动；②躯体感觉纤维：分布于皮肤、肌、腱、关节和口、鼻腔黏膜及视器、前庭蜗器中；③内脏运动纤维：支配心肌、平滑肌运动，控制腺体的分泌活动；④内脏感觉纤维：分布于内脏、心血管和腺体中。

第 1 节　脊　神　经

脊神经与脊髓相连，共 31 对，自上而下包括颈神经（cervical nerve）8 对，胸神经（thoracic nerve）12 对，腰神经（lumbar nerve）5 对，骶神经（sacral nerve）5 对和尾神经（coccygeal nerve）1 对。

每对脊神经由前根和后根在椎间孔处汇合而成（图 5-16-1）。前根为运动性的，后根为感觉性的，故每对脊神经都是混合性的。脊神经后根在近椎间孔处的椭圆形膨大，称为脊神经节，由假单极神经元的胞体聚集而成。

脊神经干很短，出椎间孔后主要分为后支、前支、交通支和脊膜支（图 5-16-1）：①后支为混合性的，较细小，经相邻椎骨横突之间或骶后孔向后走行，主要分布于项、背、腰、骶部皮肤及深层肌。②前支粗大，亦为混合性的，主要分布于躯干前外侧、四肢肌及皮肤。除第 2～11 对胸神经前支保持明显的节段性分布外，其余脊神经前支分别交织成 4 对脊神经丛，即颈丛、臂丛、腰丛和骶丛。由丛再发出分支分布至相应区域。③交通支连于脊神经与交感干之间（详见本章第 3 节）。

考点提示：脊神经的组成和分布

一、颈　　丛

（一）组成和位置

颈丛（cervical plexus）由第 1～4 颈神经前支组成，位于颈侧部胸锁乳突肌上部深面，中斜角肌和肩胛提肌起始端前方（图 5-16-2）。

考点提示：颈丛的位置及膈神经的分布

（二）主要分支

1. 皮支　位置表浅，主要有枕小神经、耳大神经、颈横神经和锁骨上神经（图 5-16-2）。

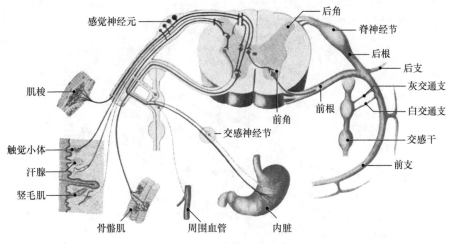

图 5-16-1　脊神经的组成

均自胸锁乳突肌后缘中点附近穿深筋膜浅出，呈放射状分布于枕部、耳后、颈部及肩部皮肤，临床上常在颈丛皮支的浅出部位进行颈丛阻滞麻醉。

2. 肌支　细小，主要支配颈深肌群和舌骨下肌群。

3. 膈神经（phrenic nerve）　属混合性的，为颈丛最重要的分支。自颈丛发出后沿前斜角肌表面下行，经锁骨下动、静脉之间入胸腔，在纵隔胸膜与心包之间，经肺根前方下行至膈（图 5-16-2）。其运动纤维支配膈的运动；感觉纤维分布于胸膜、心包和膈下面的部分腹膜，右膈神经的感觉纤维还分布至肝、胆囊和肝外胆道等。

膈神经受损后表现为同侧半膈肌瘫痪、呼吸困难，严重者可有窒息感；受刺激时可产生呃逆。

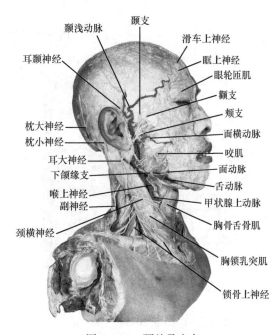

图 5-16-2　颈丛及皮支

二、臂　丛

（一）组成和位置

臂丛（brachial plexus）由第 5～8 颈神经前支和第 1 胸神经前支的大部分组成。经斜角肌间隙入腋窝，行程中，臂丛的 5 个神经根反复分支组合，最后围绕腋动脉中段形成内侧束、外侧束和后束，再由束发出分支（图 5-16-3，图 5-16-4）。臂丛在锁骨中点后上方较集中，且位置表浅，临床上常在此处进行臂丛阻滞麻醉。

（二）主要分支

1. 胸长神经（long thoracic nerve）　在前锯肌表面伴胸外侧血管下行并支配该肌。该神经受损后可致前锯肌瘫痪，上肢上举困难，表现为"翼状肩"。

2. 肌皮神经（musculocutaneous nerve）　发自外侧束，斜穿喙肱肌后，沿肱二头肌深

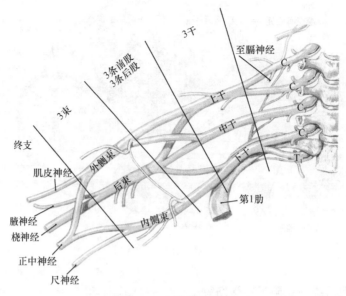

图 5-16-3 臂丛的组成

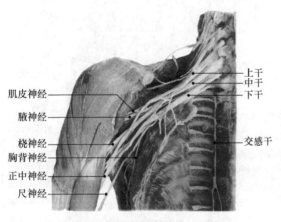

图 5-16-4 臂丛的分支

面行向外下，沿途发出肌支支配臂肌前群，终支在肘关节外上方穿出深筋膜，延续为前臂外侧皮神经，分布于前臂外侧皮肤（图 5-16-5）。

3. 正中神经（median nerve）由分别来自内、外侧束的两根合成，沿肱二头肌内侧沟伴肱动脉下行至肘窝，继而沿前臂前面正中下行于浅、深屈肌之间，经腕管达手掌。正中神经在臂部无分支，在肘部和前臂部发出肌支支配前臂肌前群桡侧的大部分肌。在手掌，发出肌支支配鱼际肌以及中间群的小部分肌，皮支主要分布于手掌桡侧半以及桡侧三个半指掌面皮肤（图 5-16-5）。

正中神经受损后主要表现为前臂不能旋前、屈腕力减弱，皮支分布区感觉障碍，如鱼际肌萎缩，手掌面变平坦，可表现为"猿手"（图 5-16-6，图 5-16-7）。

4. 尺神经（ulnar nerve）发自内侧束，沿肱二头肌内侧沟伴肱动脉内侧下行至臂中部，经尺神经沟进入前臂内侧，伴尺动脉下行入手掌和手背。尺神经在臂部无分支，在前臂部发出肌支支配前臂肌前群尺侧的小部分肌。在手掌，发出肌支支配小鱼际肌以及中间群的大部分肌，皮支分布于手掌尺侧和尺侧一个半指掌面以及手背尺侧和尺侧两个半指背面皮肤（图 5-16-5）。

尺神经受损后可表现为屈腕力减弱、拇指不能内收等，皮支分布区感觉障碍，肌萎缩时呈"爪形手"（图 5-16-6，图 5-16-8）。

5. 桡神经（radial nerve）发自后束，先在腋动脉后方，继而紧贴肱骨桡神经沟伴肱深动脉行向外下，至肱骨外上髁前方分为皮支和肌支。肌支支配臂肌、前臂肌后群，皮支分布于臂、前臂背面、手背桡侧及桡侧两个半指背面皮肤（图 5-16-5）。

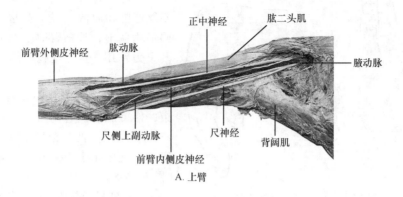

A. 上臂

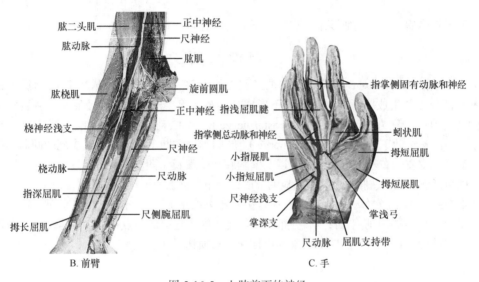

B. 前臂　　　　　　　　C. 手

图 5-16-5　上肢前面的神经

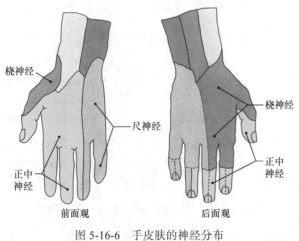

前面观　　　　　后面观

图 5-16-6　手皮肤的神经分布

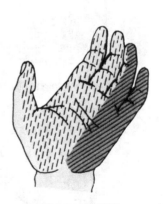

图 5-16-7　猿手

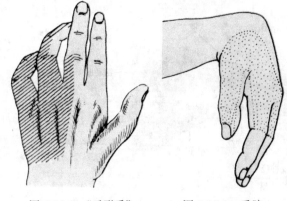

考点提示：
臂丛的位置、主要分支损伤后的表现

图 5-16-8　"爪形手"　　　图 5-16-9　垂腕

肱骨干骨折易损伤桡神经，表现为不能伸腕和伸指，"虎口"区皮肤感觉障碍最为明显，抬前臂时，由于伸肌瘫痪及重力作用，呈"垂腕"征（图 5-16-6，图 5-16-9）。

6. 腋神经（axillary nerve）　发自后束，伴旋肱后血管向后外侧穿四边孔至三角肌深面。肌支支配三角肌和小圆肌等，皮支分布于肩部及臂外侧上部皮肤（图 5-16-5）。

肱骨外科颈骨折、肩关节脱位或腋杖压迫，均可损伤腋神经，表现为三角肌区皮肤感觉障碍，因三角肌萎缩，肩关节不能外展，可呈现"方形肩"。

三、胸神经前支

胸神经前支共 12 对，除第 1 对胸神经前支的大部分参与组成臂丛和第 12 对胸神经前支的小部分参与组成腰丛外，其余均不形成神经丛。第 1～11 对胸神经前支均各自行于相应的肋间隙中，称为肋间神经（intercostal nerve），第 12 对胸神经前支的大部分行于第 12 肋下方，故称为肋下神经（subcostal nerve）。肋间神经和肋下神经的肌支支配肋间肌和腹肌前外侧群，皮支分布于胸、腹壁皮肤以及壁胸膜和壁腹膜（图 5-16-10）。

考点提示：
胸神经前支节段性的分布规律

胸神经前支在胸、腹壁皮肤呈明显的节段性分布，自上而下按顺序依次排列（图 5-16-11，图 5-16-12）：即 T_2 分布于胸骨角平面；T_4 分布于乳头平面；T_6 分布于剑突平面；T_8 分布于肋弓平面；T_{10} 分布于脐平面；T_{12} 分布于脐与耻骨联合连线的中点平面。临床上常以节段性分布区皮肤的感觉障碍来测定麻醉平面或推断脊髓损伤平面。

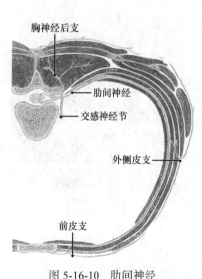

图 5-16-10　肋间神经

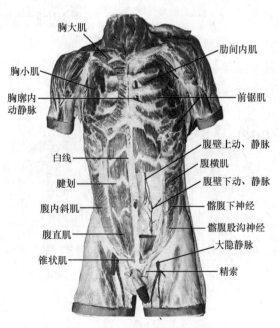

图 5-16-11　胸、腹部皮神经

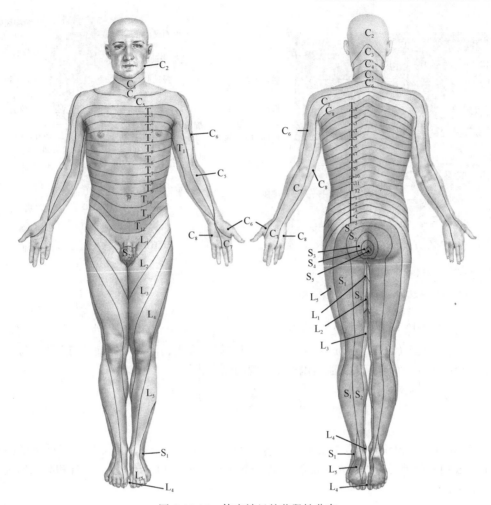

图 5-16-12　体表神经的节段性分布

四、腰　　丛

（一）组成和位置

腰丛（lumbar plexus）由第 12 胸神经前支的小部分、第 1～3 腰神经前支和第 4 腰神经前支的一部分组成，位于腰椎横突前方，腰大肌深面（图 5-16-13）。

（二）主要分支

1. 髂腹下神经（iliohypogastric nerve）和髂腹股沟神经（ilioinguinal nerve）　二者自腰大肌外侧缘穿出，行于腹横肌与腹内斜肌之间，至髂前上棘附近浅出，行于腹内、外斜肌之间。髂腹下神经自腹股沟管浅环上方浅出皮下，分布于腹下区和髂区皮肤；髂腹股沟神经伴精索或子宫圆韧带自腹股沟管浅环浅出。主要分布于髂区以及阴囊或大阴唇皮肤，二者的肌支还支配腹肌前外侧群下部（图 5-16-13）。

2. 股神经（femoral nerve）　为腰丛最大的分支，在腰大肌外侧缘与髂肌之间下行，经腹股沟韧带中点深面，股动脉外侧进入股三角内分为数支。肌支支配股四头肌、缝匠肌和耻骨肌等，皮支除分布于大腿和膝关节前面的皮肤外，还发出最长的皮支，称为隐神经，伴大隐静脉下行，分布于髌下、小腿内侧面和足内侧缘皮肤（图 5-16-14）。

股神经受损后表现为屈髋无力，坐位时不能伸小腿，大腿前面和小腿内侧面皮肤感觉障碍。

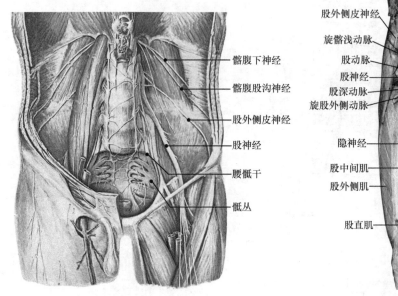

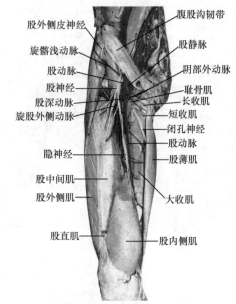

图 5-16-13　腰、骶丛及其分支　　　　　　　图 5-16-14　股神经

3. 闭孔神经（obturator nerve）于腰大肌内侧缘穿出，沿骨盆侧壁行向前下，穿过闭膜管至大腿内侧，分布于大腿肌内侧群及大腿内侧皮肤。

五、骶　　丛

（一）组成和位置

骶丛（sacral plexus）是全身最大的脊神经丛，由腰骶干（由第 4 腰神经前支的一部分和第 5 腰神经前支组成）及全部骶、尾神经前支组成。其位于盆腔内骶骨和梨状肌前面（图 5-16-13）。

（二）主要分支

1. 臀上神经（superior gluteal nerve）经梨状肌上孔伴臀上血管出盆腔，支配臀中肌、臀小肌。

2. 臀下神经（inferior gluteal nerve）经梨状肌下孔伴臀下血管出盆腔，支配臀大肌。

3. 阴部神经（pudendal nerve）经梨状肌下孔伴阴部内血管出盆腔，绕坐骨棘经坐骨小孔入坐骨肛门窝。向前分布于肛门、会阴部和外生殖器的肌与皮肤（图 5-16-15，图 5-16-16）。

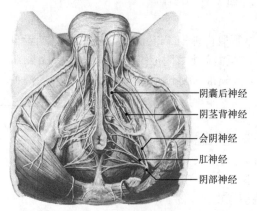

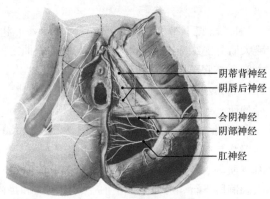

图 5-16-15　男性会阴部的神经　　　　　　　图 5-16-16　女性会阴部的神经

4. 坐骨神经（sciatic nerve）　是全身最粗大的神经。经梨状肌下孔出盆腔后，在臀大肌深面下行，经坐骨结节与股骨大转子连线的中点下降，至大腿后面行于股二头肌后面，在腘窝上角处分为胫神经和腓总神经（图 5-16-17）。坐骨神经干在大腿后部发出肌支支配大腿肌后群。

考点提示：
坐骨神经的
行程及分布

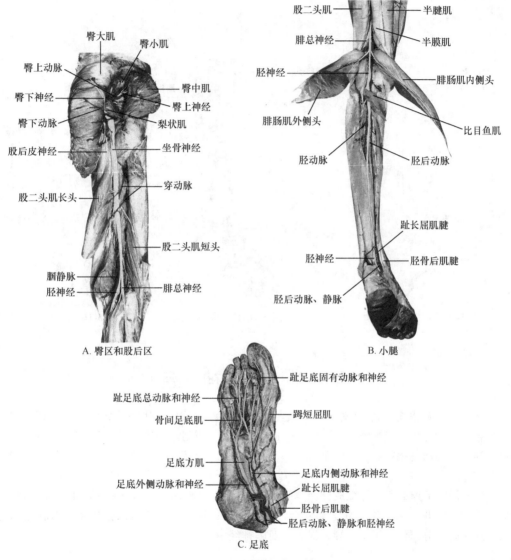

A. 臀区和股后区

B. 小腿

C. 足底

图 5-16-17　下肢后部的神经

（1）胫神经（tibial nerve）：是坐骨神经本干的直接延续，沿腘窝中线下行至小腿三头肌深面，经内踝后方入足底分为足底内、外侧神经。胫神经肌支支配小腿肌后群和足底肌，皮支分布于小腿后面和足底皮肤（图 5-16-17）。

胫神经受损后表现为足不能跖屈、不能屈趾和足内翻，呈"钩形足"畸形，小腿后面及足底皮肤感觉迟钝或丧失（图 5-16-18）。

（2）腓总神经（common peroneal nerve）：沿股二头肌腱内侧行至腓骨颈外侧，向前穿腓骨长肌至小腿前面，分为腓浅神经和腓深神经（图 5-16-19）。①腓浅神经肌支支配腓骨长、短肌，皮支分布于小腿外侧面、足背及第 2～5 趾背相对缘皮肤；②腓深神经在胫骨前

考点提示：

胫神经、腓

总神经损伤

后的表现

肌与趾长伸肌之间下行，经踝关节前方达足背，肌支支配小腿肌前群及足背肌，皮支分布于第1～2趾背面相对缘皮肤。

腓总神经受损后表现为足不能背屈、不能伸趾，足下垂并内翻，呈"马蹄内翻足"畸形，行走时呈"跨阈步态"以及分布区皮肤感觉迟钝或丧失（图5-16-20）。

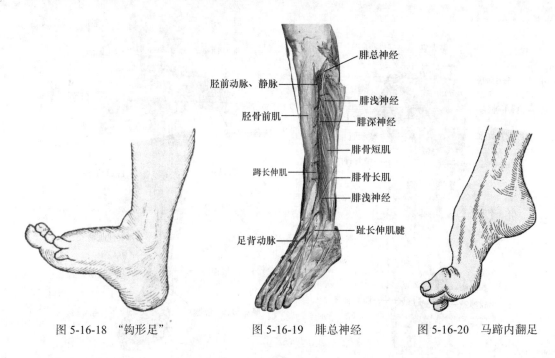

图 5-16-18　"钩形足"　　　图 5-16-19　腓总神经　　　图 5-16-20　马蹄内翻足

第2节　脑　神　经

脑神经与脑相连，共12对。通常按与脑相连的顺序编码，用罗马数字表示，其排列顺序和名称分别是：Ⅰ嗅神经、Ⅱ视神经、Ⅲ动眼神经、Ⅳ滑车神经、Ⅴ三叉神经、Ⅵ展神经、Ⅶ面神经、Ⅷ前庭蜗神经、Ⅸ舌咽神经、Ⅹ迷走神经、Ⅺ副神经、Ⅻ舌下神经（图5-16-21，图5-16-22）。

根据每对脑神经所含纤维成分种类的不同，将12对脑神经分为感觉性（Ⅰ、Ⅱ、Ⅷ、）、运动性（Ⅲ、Ⅳ、Ⅵ、Ⅺ、Ⅻ）和混合性（Ⅴ、Ⅶ、Ⅸ、Ⅹ）三类，脑神经的内脏运动纤维属副交感成分，仅存于Ⅲ、Ⅶ、Ⅸ、Ⅹ对脑神经中。

一、嗅　神　经

嗅神经（olfactory nerve）含内脏感觉纤维。起自鼻腔黏膜嗅区的嗅细胞，聚集成20多条嗅丝，合称嗅神经，分别向上穿筛孔入颅前窝，终于嗅球，传导嗅觉冲动（图5-16-23）。

二、视　神　经

视神经（optic nerve）含躯体感觉纤维。由视网膜节细胞的轴突在视神经盘处汇集，穿脉络膜和巩膜后构成，视神经在眼眶内行向后内侧，经视神经管入颅中窝，连于视交叉，再经视束连于外侧膝状体，传导视觉冲动（图5-16-24，图5-16-25）。

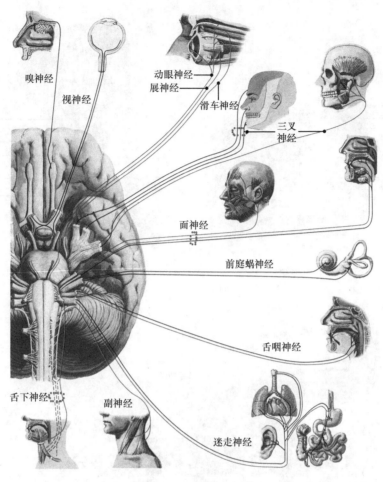

图 5-16-21 脑神经概况

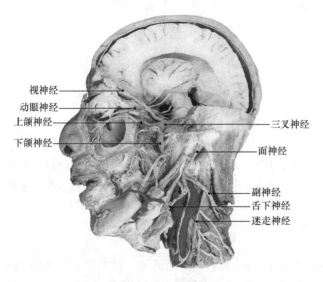

图 5-16-22 脑神经

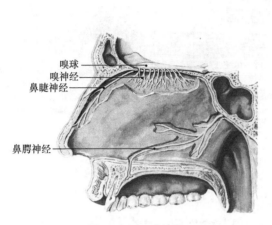

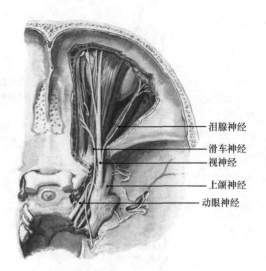

图 5-16-23　嗅神经

图 5-16-24　眶内神经上面观（右）

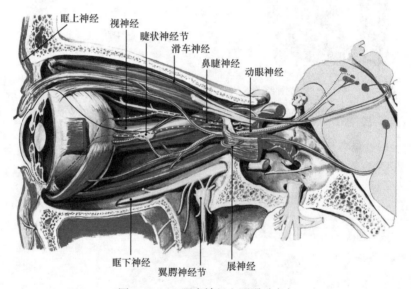

图 5-16-25　眶内神经上面观（左）

三、动 眼 神 经

考点提示：
动眼神经的
分布

动眼神经（oculomotor nerve）含躯体运动和内脏运动两种纤维。自中脑脚间窝出脑，向前经海绵窦外侧壁，穿眶上裂入眼眶。躯体运动纤维支配提上睑肌、上直肌、下直肌、内直肌和下斜肌；内脏运动纤维换元后分布于瞳孔括约肌和睫状肌，参与眼的调节反射和瞳孔对光反射（图 5-16-24，图 5-16-25）。

四、滑 车 神 经

滑车神经（trochlear nerve）含躯体运动纤维。自下丘下方出脑，绕大脑脚外侧向前，经海绵窦外侧壁，自眶上裂入眼眶，支配上斜肌（图 5-16-24，图 5-16-25）。

五、三叉神经

三叉神经（trigeminal nerve）与脑桥相连，为最粗大的混合性神经，含躯体感觉和躯体运动两种纤维。①躯体感觉纤维较多，胞体位于颅中窝的三叉神经节内。其周围突自节前缘由上内侧向下外侧发出眼神经、上颌神经和下颌神经，分布于面部皮肤、眼球、鼻腔、鼻旁窦、口腔黏膜以及牙和脑膜等，传导痛觉、温度觉、粗触觉和压觉等感觉冲动，其中枢突汇集成粗大的三叉神经感觉根，自脑桥基底部与小脑中脚交界处入脑。②躯体运动纤维较少，组成较细的三叉神经运动根，行于感觉根前内侧，加入下颌神经，支配咀嚼肌（图 5-16-26，图 5-16-27）。

考点提示：
三叉神经的
分支和分布

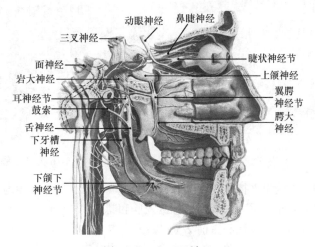

图 5-16-26　三叉神经

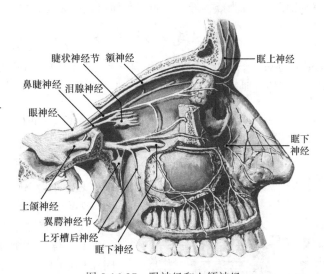

图 5-16-27　眼神经和上颌神经

1. 眼神经（ophthalmic nerve）　属感觉性。向前穿海绵窦外侧壁，经眶上裂入眼眶，分布于硬脑膜、眼球、泪腺、结膜以及部分鼻黏膜、眼裂以上皮肤等，其中经眶上切迹或眶上孔穿出的一支，称为眶上神经，分布于额部皮肤（图 5-16-27，图 5-16-28）。

2. 上颌神经（maxillary nerve）　属感觉性。自三叉神经节发出后，穿海绵窦外侧壁，经圆孔出颅，分布于硬脑膜、上颌牙及牙龈、上颌窦、鼻腔、口腔腭部、鼻咽部黏膜以及睑裂与口裂之间的皮肤等。上颌神经本干延续为眶下神经，经眶下裂入眼眶，出眶下孔分布于下睑、鼻翼及上唇皮肤（图5-16-27，图5-16-28）。

3. 下颌神经（mandibular nerve）属混合性，是三叉神经中最大的一支。经卵圆孔出颅，运动纤维支配咀嚼肌和鼓膜张肌；感觉纤维分布于硬脑膜、下颌牙及牙龈、口腔底及舌前2/3黏膜、耳颞区及口裂以下皮肤等（图5-16-28，图5-16-29）。

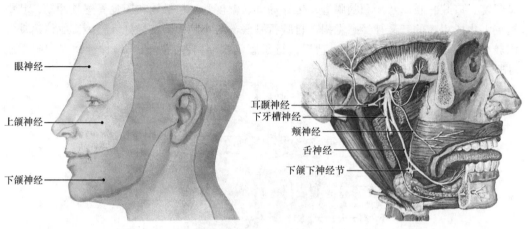

图 5-16-28　三叉神经皮支分布示意图　　　　图 5-16-29　下颌神经

（1）耳颞神经：以两根夹持脑膜中动脉，向后合成一干，经下颌颈内侧转向上，伴颞浅血管穿腮腺上行，分布于耳屏、外耳道、颞区皮肤和腮腺。

（2）舌神经：分布于口腔底和舌前2/3的黏膜，传导一般感觉。

（3）下牙槽神经：向下经下颌孔入下颌管，在管内分支构成下牙槽神经丛，分布于下颌牙及牙龈。终支自颏孔穿出，称为颏神经，分布于颏部和下唇皮肤及黏膜。

六、展 神 经

展神经（abducent nerve）含躯体运动纤维。自延髓脑桥沟中点两侧出脑，向前穿海绵窦经眶上裂入眼眶，支配外直肌（图5-16-24，图5-16-25）。

七、面 神 经

面神经（facial nerve）属混合性，主要含3种纤维成分：①躯体运动纤维：支配面肌和颈阔肌；②内脏运动纤维：支配泪腺、下颌下腺和舌下腺的分泌；③内脏感觉纤维：分布于舌前2/3的味蕾，传导味觉冲动（图5-16-30，图5-16-31）。

面神经根自延髓脑桥沟外侧部出脑后，伴前庭蜗神经，经内耳门入内耳道，穿内耳道底入面神经管。在面神经管内，内脏运动纤维和内脏感觉纤维离开躯体运动纤维，躯体运动纤维经茎乳孔出颅后，向前穿腮腺达面部。

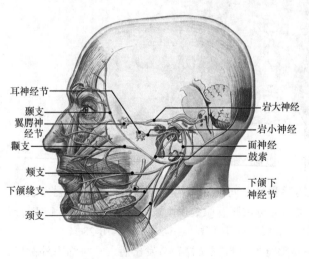

图 5-16-30　面神经及其分支（左）

1. 面神经管内的分支

（1）鼓索：加入舌神经，并随其走行分布。鼓索含两种纤维成分，内脏运动纤维支配下颌下腺和舌下腺的分泌，内脏感觉纤维分布于舌前 2/3 的味蕾，传导味觉冲动。

（2）岩大神经：含内脏运动纤维，经破裂孔出颅，换元后支配泪腺及鼻、腭部黏膜腺体的分泌。

2. 面神经管外的分支　面神经主干入腮腺后交织成丛，在腮腺上端、前缘和下端呈放射状发出颞支、颧支、颊支、下颌缘支和颈支等 5 组分支，支配面肌和颈阔肌。

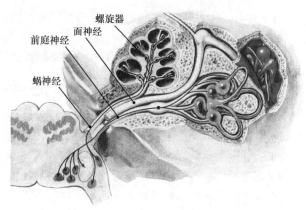

图 5-16-31　前庭蜗神经

根据面神经的行程，因受损部位不同，可出现不同的临床表现：①面神经管外损伤，主要是患侧半面肌瘫痪，表现为患侧额纹消失、不能闭眼、皱眉、鼻唇沟变浅、口角歪向健侧、不能鼓腮、说话时唾液自口角流出等；②面神经管内损伤，除上述症状外，还可出现听觉过敏、角膜干燥、舌前 2/3 味觉障碍、唾液分泌障碍等。

考点提示：面神经的分布

八、前庭蜗神经

前庭蜗神经（vestibulocochlear nerve）又称为位听神经，属感觉性，由前庭神经和蜗神经组成（图 5-16-31）。

1. 前庭神经（vestibular nerve）　起自内耳道底的前庭神经节，经内耳道、内耳门入颅，在延髓脑桥沟外侧入脑桥，终于前庭神经核。分布于内耳的壶腹嵴、椭圆囊斑和球囊斑等位觉感受器，传导平衡觉冲动。

2. 蜗神经（cochlear nerve）　起自蜗轴内的蜗神经节。与前庭神经伴行，经内耳道、内耳门入颅，在延髓脑桥沟外侧入脑桥，终于蜗神经核。分布于内耳的螺旋器，传导听觉冲动。

九、舌咽神经

舌咽神经（glossopharyngeal nerve）属混合性，主要含 4 种纤维成分：①躯体运动纤维：支配茎突咽肌；②躯体感觉纤维：分布于耳后皮肤；③内脏运动纤维：管理腮腺的分泌；④内脏感觉纤维：分布于舌后 1/3 的黏膜和味蕾、咽、咽鼓管、鼓室等处黏膜及颈动脉窦、颈动脉小球等。

舌咽神经根连于延髓后外侧沟上部，与迷走神经根和副神经根共同穿颈静脉孔出颅，下行于颈内动、静脉之间，继而呈弓形向前经舌骨舌肌内侧达舌根（图 5-16-32）。

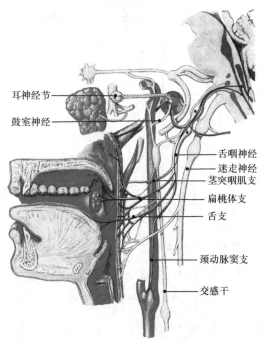

图 5-16-32　舌咽神经及其分支

1. **舌支** 为舌咽神经的终支，含内脏感觉纤维，分布于舌后 1/3 的黏膜和味蕾，传导一般感觉和味觉。

2. **鼓室神经** 分布于鼓室、乳突小房和咽鼓管黏膜，其终支为岩小神经，支配腮腺的分泌。

十、迷走神经

考点提示：
迷走神经的
分支与分布

迷走神经（vagus nerve）属混合性，是行程最长、分布最广的脑神经。主要含有 4 种纤维成分：①躯体运动纤维：支配咽喉肌；②躯体感觉纤维：分布于硬脑膜、耳郭、外耳道等处皮肤；③内脏运动纤维：分布于颈部和胸、腹腔器官，控制平滑肌、心肌和腺体的活动；④内脏感觉纤维：伴随内脏运动纤维分布于颈部和胸、腹腔器官，传导内脏感觉冲动。

迷走神经根在舌咽神经根下方连于延髓后外侧沟，穿颈静脉孔出颅后，于颈动脉鞘内在颈内静脉与颈内动脉或颈总动脉之间的后方下行，经胸廓上口入胸腔。在胸腔内，左迷走神经越过主动脉弓前方，经左肺根后方至食管前面，分支构成左肺丛和食管前丛，行至食管下端逐渐集中，汇集成迷走神经前干；右迷走神经越过右锁骨下动脉前方，经右肺根后方至食管后面，分支构成右肺丛和食管后丛，向下集中汇成迷走神经后干。迷走神经前、后干伴食管穿膈的食管裂孔入腹腔。在腹腔，迷走神经前、后干进一步分支分布于肝、胆囊、胰、脾、肾以及结肠左曲以上的消化管。迷走神经的主要分支有（图 5-16-33，图 5-16-34）：

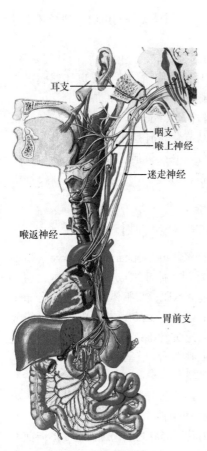

图 5-16-33　迷走神经及其分支

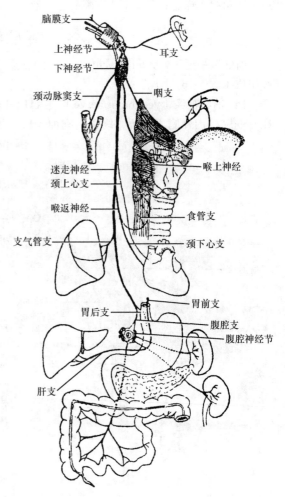

图 5-16-34　迷走神经的分布

1. 喉上神经（superior laryngeal nerve） 自颈静脉孔下方发出，沿颈内动脉内侧下行，于舌骨平面分为内、外两支。外支支配环甲肌；内支伴喉上血管穿甲状舌骨膜入喉，分布于声门裂以上的喉黏膜、会厌和舌根等处（图 5-16-35）。

2. 颈心支 发自迷走神经干，在主动脉弓下方和气管权前面与交感神经交织成心丛，分布于心传导系、心肌、冠状动脉以及主动脉弓壁内的压力感受器和化学感受器。

3. 喉返神经（recurrent laryngeal nerve） 是迷走神经在胸部的分支，左喉返神经由左迷走神经越过主动脉弓前方处发出，向后勾绕主动脉弓返回颈部；右喉返神经由右迷走神经越过右锁骨下动脉前方处发出，向后勾绕右锁骨下动脉返回颈部。在颈部，两侧喉返神经均行于气管与食管之间的沟内，至甲状腺侧叶深面，环甲关节后方入喉。喉返神经在环甲关节以上的部分，改称为喉下神经。喉返神经的运动纤维支配除环甲肌外的所有喉肌，感觉纤维分布于声门裂以下的喉黏膜（图 5-16-35，图 5-16-36）。

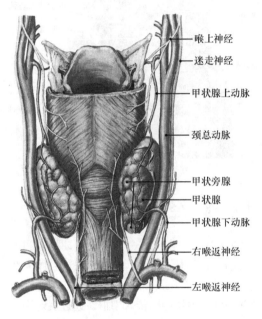

图 5-16-35 喉上神经和喉返神经

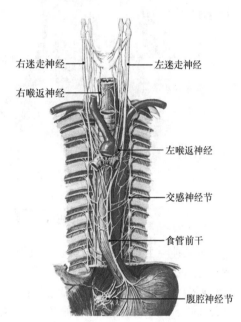

图 5-16-36 迷走神经的胸部分支

4. 胃前支和肝支 是迷走神经前干的两终支。胃前支沿胃小弯向右，分布于胃前壁，其终支以"鸦爪"形分支分布于胃幽门部前壁；肝支向右行于小网膜内参与构成肝丛，随肝固有动脉分支分布至肝、胆囊等处。

5. 胃后支和腹腔支 是迷走神经后干的两终支。胃后支沿胃小弯向右，分布于胃后壁，其终支亦以"鸦爪"形分支分布于胃幽门部后壁；腹腔支向右行于腹腔干附近，与交感神经分支共同构成腹腔丛，随腹腔干、肠系膜上动脉和肾动脉等分支分布至肝、胆囊、胰、脾、肾以及结肠左曲以上的消化管。

十一、副 神 经

副神经（accessory nerve）含躯体运动纤维。由脊髓根和颅根汇合而成，脊髓根起自脊髓颈段，向上经枕骨大孔入颅，与起自延髓的颅根合干后，自延髓后外侧沟迷走神经根下方出脑，经颈静脉孔出颅。脊髓根的纤维绕颈内静脉行向下外侧，支配胸锁乳突肌和斜方肌；颅根的纤维加入迷走神经，支配咽喉肌（图 5-16-37）。

十二、舌下神经

舌下神经（hypoglossal nerve）含躯体运动纤维。自延髓前外侧沟出脑，经舌下神经管出颅，在颈内动、静脉之间下行达舌骨上方，呈弓形弯向前内侧，支配全部舌内肌和大部分舌外肌（图5-16-38）。一侧舌下神经损伤，患侧半舌肌瘫痪继而萎缩，伸舌时舌尖偏向患侧。

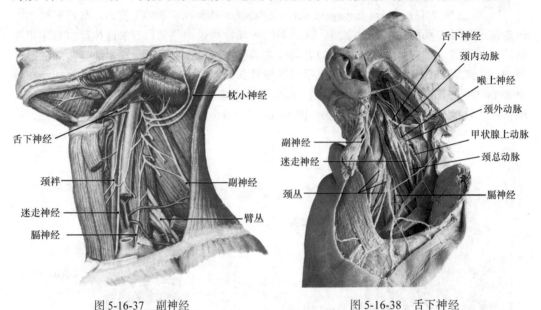

图5-16-37　副神经　　　　　　　　　　图5-16-38　舌下神经

第3节　内脏神经

内脏神经主要分布于内脏、心血管和腺体，与躯体神经一样，亦分为内脏运动神经和内脏感觉神经。内脏运动神经主要调节内脏、心血管运动和腺体分泌，以控制和调节人体的新陈代谢活动，这种调节不受人的意识控制，故又称为自主神经（autonomic nerve）或植物神经（vegetative nerve）；内脏感觉神经将内脏和心血管壁等处的感觉冲动传入中枢，通过反射调节这些器官的活动，以适应机体内、外环境的变化和保障机体正常的生命活动（图5-16-39）。

一、内脏运动神经

内脏运动神经（visceral motor nerve）与躯体运动神经在结构、功能与分布范围上都有较大差异（表5-16-1）。

表5-16-1　内脏运动神经与躯体运动神经的区别

	躯体运动神经	内脏运动神经
支配对象	骨骼肌，受意识控制	心肌、平滑肌和腺体，不受意识控制
纤维成分	只有一种纤维成分	包括交感神经和副交感神经
神经元数目	只有一级神经元	包括节前神经元和节后神经元
神经纤维数目	只有一级纤维成分	包括节前纤维和节后纤维
低级中枢	位于脑干躯体运动核和脊髓灰质前角	位于脑干内脏运动核和脊髓胸1至腰3节段灰质侧角、第2～4骶节的骶副交感核
分布形式	以神经干的形式分布	以神经丛的形式分布

（一）交感神经

交感神经（sympathetic nerve）由中枢部和周围部组成（图 5-16-39，图 5-16-40）。

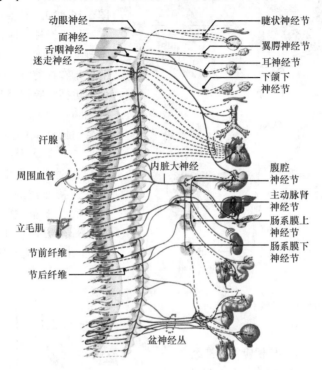

图 5-16-39 内脏运动神经概观

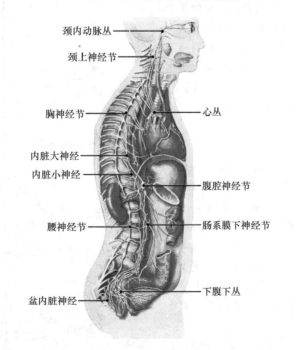

图 5-16-40 交感干

1. 中枢部 低级中枢位于脊髓胸 1 至腰 3 节段的灰质侧角内。
2. 周围部 由交感神经节、交感干、交感神经纤维和交感神经丛等组成。

考点提示：

交感神经低级中枢的位置

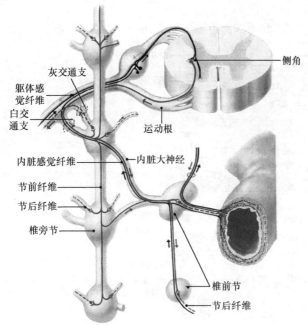

图 5-16-41　交感干及其分布

（1）交感神经节：根据位置不同，可分为椎旁节和椎前节（图 5-16-41，图 5-16-42）。①椎旁节即交感干神经节，位于脊柱两侧，大小不等，形态不规则，每侧有 19～24 个；②椎前节位于脊柱前方、腹主动脉脏支的根部，包括腹腔神经节、主动脉肾神经节和肠系膜上、下神经节，分别位于同名动脉根部附近。

（2）交感干：左、右各一，位于脊柱两侧，是由同侧椎旁节借节间支连接而成的串珠状结构。上起自颅底，下至尾骨前面，两干下端在尾骨前方汇合于单一的奇神经节（图 5-16-41，图 5-16-42）。

（3）交通支：椎旁节与相应的脊神经之间借白交通支和灰交通支相连（图 5-16-41，图 5-16-42）。①白交通支由脊髓灰质侧角发出的节前纤维组成，因髓鞘亮白而得名，只存在于脊髓胸 1 至腰 3 节段的 15 对脊神经前支与相应交感干之间；②灰交通支由椎旁节发出的节后纤维组成，因多无髓鞘，色泽灰暗而得名，连于全部椎旁节与 31 对脊神经前支之间。

（二）副交感神经

副交感神经（parasympathetic nerve）亦由中枢部和周围部组成（图 5-16-39）。

考点提示：
副交感神经
的低级中枢

1. 中枢部　低级中枢位于脑干内的副交感神经核和脊髓第 2～4 骶节的骶副交感核内。

2. 周围部　由副交感神经节和副交感神经纤维组成。副交感神经节多位于所支配器官附近或器官壁内，分别称为器官旁节或器官内节。

（三）交感神经与副交感神经的区别

交感神经与副交感神经同属于内脏运动神经（图 5-16-43），但二者在形态结构、功能和分布范围上又有明显差异（表 5-16-2）。

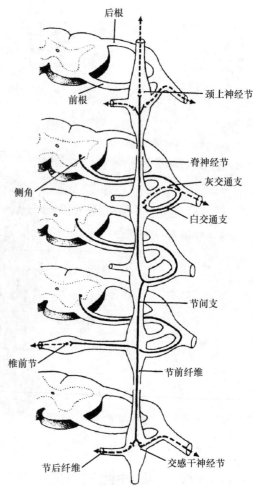

图 5-16-42　内脏神经交感部节前和节后纤维

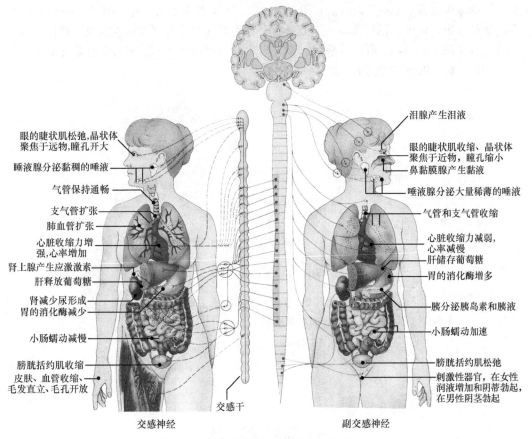

图 5-16-43　交感神经与副交感神经的区别

表 5-16-2　交感神经与副交感神经的区别

	交感神经	副交感神经
低级中枢	脊髓 $T_1 \sim L_3$ 节段灰质侧角	脑干副交感神经核，脊髓 $S_{2\sim4}$ 节段的骶副交感核
周围神经节	椎旁节和椎前节	器官旁节和器官内节
节前、节后纤维	节前纤维短，节后纤维长	节前纤维长，节后纤维短
分布范围	广泛，全身血管、内脏、平滑肌、心肌、腺体、竖毛肌和瞳孔开大肌等	局限（大部分血管、肾上腺髓质、汗腺、竖毛肌处无分布）

二、内脏感觉神经

　　内脏器官除有内脏运动神经支配外，也有内脏感觉神经分布。内脏感觉神经通过内脏感受器接受来自内脏刺激产生的冲动，并传入中枢产生感觉。

　　内脏感觉的特点：①内脏感觉纤维数目较少，直径较细，痛阈较高，一般强度的刺激不引起主观感觉，如手术中挤压、切割、烧灼内脏时，患者并不感觉疼痛；但较强烈的内脏活动可产生内脏感觉甚至疼痛（如牵拉、冷热、膨胀和痉挛等）；②内脏感觉传入途径较分散，即一个器官的感觉纤维可经多个节段的脊神经传入中枢，而一条脊神经又包含多个器官的感觉纤维，因而内脏痛是弥散的，而且定位亦不准确。

　　若某些内脏器官发生病变时，常在体表的一定区域产生疼痛或痛觉过敏的现象，称为牵涉痛。牵涉痛可发生于病变内脏器官附近的皮肤，也可发生于与病变内脏器官较远的皮肤。各内脏器官引起牵涉痛的部位有一定规律性，如心绞痛时，常在左胸前区及左臂内侧皮肤感到疼痛（图 5-16-44）；肝胆疾病时，常在右肩部感到疼痛等。了解各器官病变时牵涉性痛的部位，对内脏病变的临床诊断有一定意义。

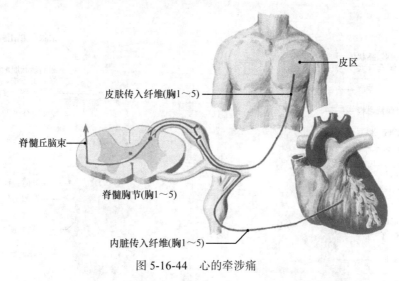

图 5-16-44　心的牵涉痛

（董　博）

目 标 检 测

简答题

1. 简述脊神经的组成和分布。

2. 简述臂丛的组成、位置和主要分支损伤后的临床表现。

3. 简述坐骨神经的走行和体表投影。

第 17 章　神经系统的传导通路

神经系统的传导通路是指大脑皮质与感受器、效应器之间神经冲动的传导路径，包括感觉传导通路和运动传导通路。感觉（上行）传导通路是指机体感受器接受内、外环境刺激所产生的神经冲动，由传入神经传递到大脑皮质的传导通路；运动（下行）传导通路是指从大脑皮质发出神经冲动传递到效应器的传导通路。

第 1 节　感觉传导通路

感觉传导通路有深感觉、浅感觉及视觉传导通路等。深感觉即本体感觉，是指肌、腱、关节等器官的位置觉、运动觉和振动觉；浅感觉是指全身皮肤、鼻腔黏膜等处的痛觉、温度觉、粗触觉和压觉。精细触觉是指皮肤两点之间距离辨别觉和物体纹理觉等。

一、躯干、四肢本体感觉和皮肤精细触觉传导通路

躯干、四肢的本体感觉和皮肤精细触觉传导通路除传导本体感觉外，还传导皮肤的精细触觉（如辨别两点之间距离和感受物体的纹理粗细等）。该传导通路包括两条：一条是传至大脑皮质，产生意识性本体感觉和精细触觉；另一条是传至小脑，产生非意识性本体感觉。在此主要介绍躯干、四肢意识性本体感觉和皮肤的精细触觉传导通路，由 3 级神经元组成（图 5-17-1）。

1. 第 1 级神经元　胞体位于脊神经节内，其周围突随脊神经分布至躯干、四肢的肌、腱、关节等处本体感受器和皮肤的精细触觉感受器，中枢突随脊神经后根进入脊髓后索。其中来自第 5 胸节及以下的组成薄束，来自第 5 胸节以上的组成楔束，两束上行分别止于延髓的薄束核和楔束核。

2. 第 2 级神经元　胞体位于薄束核和楔束核

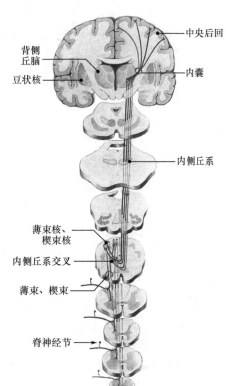

图 5-17-1　躯干、四肢本体感觉和皮肤精细触觉传导通路

图中标注：中央后回、背侧丘脑、豆状核、内囊、内侧丘系、薄束核、楔束核、内侧丘系交叉、薄束、楔束、脊神经节

考点提示：本体感觉传导通路 3 级神经元胞体的位置

内，此两核发出纤维向前绕过中央灰质腹侧后左、右交叉，组成内侧丘系交叉。交叉后的纤维在延髓中线两侧上行，形成内侧丘系，经脑桥和中脑止于背侧丘脑腹后外侧核。

3. 第 3 级神经元　胞体位于背侧丘脑腹后外侧核内，其发出的投射纤维组成丘脑中央辐射，经内囊后肢投射到大脑皮质中央后回中、上部和中央旁小叶后部的皮质。

二、躯干、四肢皮肤痛觉、温度觉、粗触觉和压觉传导通路

考点提示：
浅感觉传导
通路的三级
神经元胞体
的位置

该通路亦由 3 级神经元组成（图 5-17-2）。

1. 第 1 级神经元　胞体位于脊神经节内，其周围突随脊神经分布至躯干、四肢皮肤的痛觉、温度觉、粗触觉和压觉感受器，中枢突随脊神经后根进入脊髓，止于脊髓灰质后角固有核。

2. 第 2 级神经元　胞体位于脊髓灰质后角固有核内，其轴突上升 1～2 个脊髓节段后，经白质前联合交叉至对侧，形成脊髓丘脑前束（传导粗触觉和压觉）和脊髓丘脑侧束（传导痛觉和温度觉），分别沿脊髓前索和外侧索上行，二者合称为脊髓丘脑束，经延髓、脑桥和中脑止于背侧丘脑腹后外侧核。

3. 第 3 级神经元　胞体位于背侧丘脑腹后外侧核内，其发出的投射纤维组成丘脑中央辐射，经内囊后肢投射至大脑皮质中央后回中、上部和中央旁小叶后部的皮质。

三、头面部皮肤痛觉、温度觉、粗触觉和压觉传导通路

该通路主要由三叉神经传入，传导头面部皮肤和黏膜的感觉冲动，亦由 3 级神经元组成（图 5-17-3）。

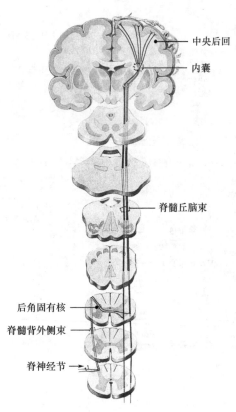

图 5-17-2　躯干、四肢皮肤痛觉、
温度觉、粗触觉和压觉传导通路

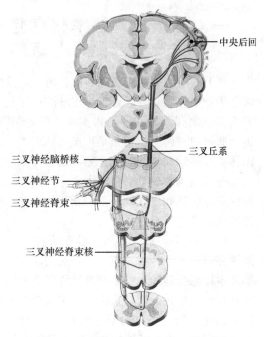

图 5-17-3　头面部皮肤痛觉、温度觉、
粗触觉和压觉传导通路

1. **第 1 级神经元**　胞体位于三叉神经节内，其周围突构成三叉神经感觉支，分布于头面部皮肤和口、鼻腔黏膜的感受器，中枢突经三叉神经根进入脑桥，其中传导痛觉和温度觉的纤维止于三叉神经脊束核，传导粗触觉和压觉的纤维止于三叉神经脑桥核。

2. **第 2 级神经元**　胞体位于三叉神经脊束核和三叉神经脑桥核内，其轴突交叉至对侧组成三叉丘系，上行至背侧丘脑腹后内侧核。

3. **第 3 级神经元**　胞体位于背侧丘脑腹后内侧核内，由此核发出的投射纤维组成丘脑中央辐射，经内囊后肢投射至中央后回下部的皮质。

四、视觉传导通路

该通路亦由 3 级神经元组成（图 5-17-4）。

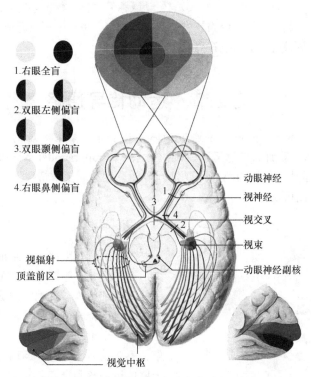

1. 右眼全盲

2. 双眼左侧偏盲

3. 双眼颞侧偏盲

4. 右眼鼻侧偏盲

动眼神经
视神经
视交叉
视束
动眼神经副核

视辐射
顶盖前区

视觉中枢

图 5-17-4　视觉传导通路和瞳孔对光反射通路

1. **第 1 级神经元**　为视网膜的双极细胞，分别与视网膜的视细胞和节细胞形成突触。

2. **第 2 级神经元**　为视网膜的节细胞，其轴突在视神经盘处聚合成视神经，穿视神经管入颅，经视交叉后组成视束，绕大脑脚止于外侧膝状体。在视交叉中，来自两眼视网膜鼻侧半的纤维相互交叉，加入对侧视束，而来自两眼视网膜颞侧半的纤维不交叉，进入同侧视束。故一侧视束内含有同侧眼视网膜颞侧半和对侧眼视网膜鼻侧半的纤维。

3. **第 3 级神经元**　胞体位于外侧膝状体内，其发出的投射纤维组成视辐射，经内囊后肢投射至大脑内侧面距状沟附近的枕叶皮质。

眼球固定不动向前平视时，所能看到的空间范围，称为视野。由于眼屈光系统对光线的折射作用，使鼻侧半视野的光线投射到视网膜颞侧半，颞侧半视野的光线投射到视网膜鼻侧半，上半视野的光线投射到视网膜下半，下半视野的光线投射到视网膜上半。当视觉传导通路不同部位损伤，可引起不同的视野缺损：①一侧视神经损伤，引起该侧眼全盲；②视交叉中部（交叉纤维）损伤（如垂体瘤压迫），可致双眼颞侧半视野偏盲；③一侧视交叉外部（未交叉纤维）损伤，可引起患侧眼鼻侧半视野偏盲；④一侧视束、外侧膝状体、视辐射或视区损伤，可引起双眼对侧半视野同向性偏盲（患眼鼻侧半和健眼颞侧半视野偏盲）。

瞳孔对光反射通路

当光照一侧眼瞳孔，引起双眼瞳孔缩小的反应，称为瞳孔对光反射。其中光照侧瞳孔发生的反应称为直接对光反射，未接受光照侧瞳孔发生的反应称为间接对光反射。其通路如下：光→一侧视网膜→视神经→视交叉→视束→上丘臂→顶盖前区→两侧动眼神经副核→两侧动眼神经→睫状神经节→节后纤维→双侧瞳孔括约肌收缩→双侧瞳孔缩小（图 5-17-4）。

瞳孔对光反射在临床上有重要意义，反射消失可能预示病危，但视神经或动眼神经损伤也可引起瞳孔对光反射变化，如：①一侧动眼神经损伤，传出中断，患侧眼的直接、间接对光反射消失；②一侧视神经损伤时，信息不能传入中枢，光照患侧眼时，双侧瞳孔不能缩小；光照健侧眼时，双侧瞳孔均能缩小。

链接

第 2 节　运动传导通路

大脑皮质对躯体运动的调节是通过锥体系和锥体外系来实现的。锥体系（pyramidal system）主要管理骨骼肌的随意运动；锥体外系（extrapyramidal system）是指锥体系以外影响和控制躯体运动的传导通路。主要是调节随意运动。正常情况下二者相互协调，共同完成各项复杂而精细的运动。

一、锥　体　系

锥体系由 2 级神经元组成。第 1 级神经元为上运动神经元，胞体位于大脑皮质第Ⅰ躯体运动区的锥体细胞内，其轴突组成锥体束，在下行过程中，止于脊髓前角运动神经元的纤维束为皮质脊髓束，止于脑干躯体运动核的纤维束为皮质核束；第 2 级神经元为下运动神经元，胞体位于脑干躯体运动核和脊髓灰质前角运动神经元，发出纤维分别加入脑神经和脊神经，支配骨骼肌。

（一）皮质脊髓束

皮质脊髓束由大脑皮质中央前回中、上部和中央旁小叶前部锥体细胞的轴突聚合而成，下行经内囊后肢、中脑大脑脚底、脑桥基底部至延髓腹侧形成锥体（图 5-17-5）。在锥体下部，大部分（75%～90%）纤维左、右交叉形成锥体交叉，交叉后的纤维在对侧脊髓外侧索内下行，称为皮质脊髓侧束，沿途发出分支陆续止于同侧脊髓灰质前角运动神经元，支配四肢肌；小部分未交叉的纤维在同侧脊髓前索内下行，称为皮质脊髓前束，止于双侧脊髓灰质前角运动神经元，支配双侧躯

中央前回
内囊
锥体束
锥体交叉
皮质脊髓侧束
皮质脊髓前束

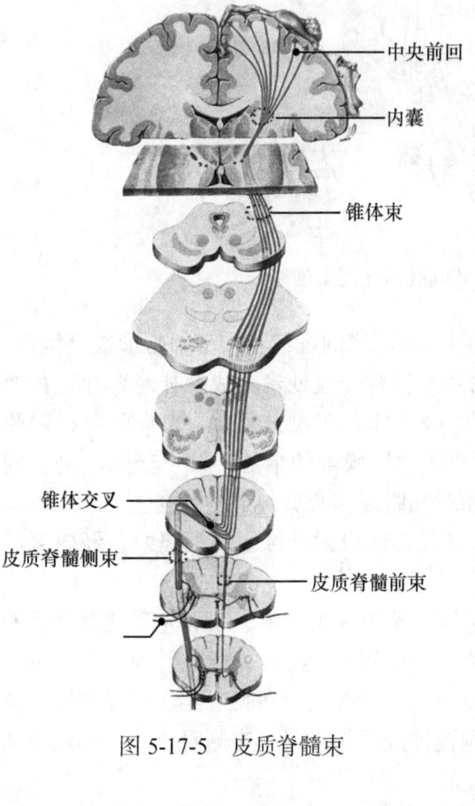

图 5-17-5　皮质脊髓束

干肌。故躯干肌是受双侧大脑皮质支配的，一侧皮质脊髓束损伤，主要引起对侧肢体瘫痪，而躯干肌的运动不受影响。

（二）皮质核束

皮质核束由中央前回下部大脑皮质锥体细胞的轴突聚合而成，下行经内囊膝、大脑脚至脑干（图 5-17-6），大部分纤维止于双侧脑干躯体运动核，再由这些核发出纤维支配眼球外肌、眼裂以上面肌、咀嚼肌、咽喉肌、胸锁乳突肌和斜方肌等。小部分纤维止于对侧脑干躯体运动核（面神经核下部和舌下神经核），支配对侧眼裂以下面肌和舌肌。

一侧皮质核束损伤出现对侧眼裂以下面肌和舌肌瘫痪，表现为对侧鼻唇沟变浅或消失，口角歪向患侧，伸舌时舌尖偏向健侧。一侧面神经损伤则出现该侧面肌全部瘫痪，除上述症状外，还有额纹消失，不能皱眉，不能闭眼。一侧舌下神经损伤则出现患侧舌肌全部瘫痪，伸舌时舌尖偏向患侧。

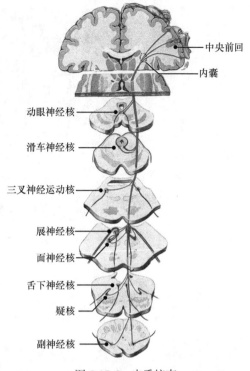

图 5-17-6　皮质核束

中央前回
内囊
动眼神经核
滑车神经核
三叉神经运动核
展神经核
面神经核
舌下神经核
疑核
副神经核

核上瘫和核下瘫

锥体系任何部位损伤都可能引起随意运动障碍，表现为肢体瘫痪。上运动神经元损伤引起的肢体瘫痪，称为核上瘫，又称为硬瘫，表现为一侧损伤，对侧眼裂以下面肌和舌肌瘫痪，对侧鼻唇沟变浅或消失、不能鼓腮、流涎、舌尖偏向对侧、口角歪向同侧，骨骼肌不萎缩，肌张力增高，出现病理反射。下运动神经元损伤引起的肢体瘫痪，称为核下瘫，又称为软瘫，其表现为：除核上瘫的症状外，还有额纹消失、不能皱眉、不能闭眼、骨骼肌张力降低，随意运动障碍，肌萎缩，无病理反射。

链接

二、锥　体　外　系

锥体外系（extrapyramidal system）是指锥体系以外影响和控制躯体运动的所有纤维束的总称（图 5-17-7）。锥体外系在种系发生上较古老，结构十分复杂。在低等脊椎动物主要是管理骨骼肌的运动；在哺乳动物，锥体系主要管理骨骼肌活动，锥体外系处于从属和协调锥体系完成运动功能的地位，锥体外系对骨骼肌的影响是通过多个神经元来完成的。

锥体外系起自大脑皮质锥体系以外的运动中枢（遍布于整个大脑皮质，但以额、顶叶为主），中途与基底核、红核、黑质、网状结构、小脑等联系，最后到达脑干躯体运动核或脊髓灰质前角运动神经元。锥体外系的主要功能是调节肌张力、协调肌群运动、维持和调整体态姿势与习惯性动作等。如写字时，锥体外系使上肢保持肌张力，上肢各关节保持适当位置，在此基础上，锥体系使手部各肌群间进行随意收缩或松弛，此时锥体外系协调各肌群活动，例如，屈肌收缩则伸肌松弛，才能完成写字的精细动作。锥体系和锥体外系的活动相辅相成，其作用不能截然分开。

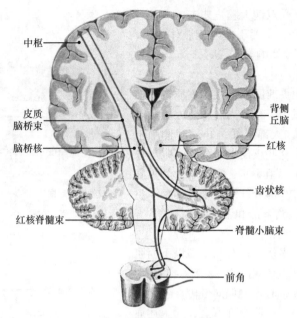

图 5-17-7　锥体外系

中枢
皮质脑桥束
脑桥核
红核脊髓束
背侧丘脑
红核
齿状核
脊髓小脑束
前角

案例 17-1

　　患者，男，66 岁。起床后突然出现站立不稳，诉头痛，伴恶心，呈喷射状呕吐，无抽搐和意识障碍入院。继往有高血压病史。查体：血压：182/95mmHg，呈嗜睡状，对答切题，查体合作。GCS：14 分。双侧瞳孔等大等圆，直径约 3mm，对光反射迟钝，右侧视野缺损，颈软，气管居中，四肢肌张力正常，右上肢肌力 2 级，右下肢肌力 3 级，右侧肢体深、浅感觉正常。生理反射存在。病理反射未引出。

　　问：1. 分析病变部位在何处？
　　　　2. 为何出现上述症状？

（董　博）

目 标 检 测

简答题

1. 简述躯干、四肢本体感觉传导通路 3 级神经元的位置。

2. 简述视觉传导通路 3 级神经元的位置和各部损伤后的临床表现。

3. 简述皮质脊髓束的走行和分布。

第18章 内分泌系统

内分泌系统（endocrine system）由内分泌器官、内分泌组织和内分泌细胞组成（图 5-18-1）。内分泌器官即内分泌腺，包括甲状腺、甲状旁腺、垂体、肾上腺、胸腺和松果体等。内分泌腺表面有薄层结缔组织被膜，腺细胞排列成团状、索状或滤泡状，组织内有丰富的毛细血管，无导管；内分泌组织分散于相关的器官内，是由内分泌细胞聚集而成的细胞团，如胰岛、黄体等；内分泌细胞散在于其他组织器官内，如胃肠壁的内分泌细胞等。

内分泌细胞的分泌物称为激素（hormone）。通过血液和淋巴循环，运送到全身各处，作用于远处的特定细胞；也可直接作用于邻近的细胞，称为旁分泌。能接受激素作用的特定器官或细胞，为该激素的靶器官或靶细胞。内分泌系统通过分泌的激素与神经系统协作，共同调节机体的新陈代谢、生长发育和生殖功能，是机体重要的调节系统。

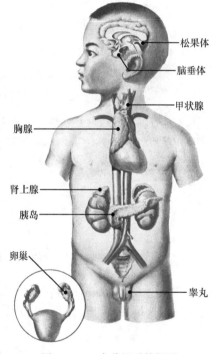

松果体
脑垂体
甲状腺
胸腺
肾上腺
胰岛
卵巢
睾丸

考点提示：
内分泌系统的组成

图 5-18-1　内分泌系统概况

第1节　甲　状　腺

甲状腺（thyroid gland）是人体最大的内分泌腺，呈"H"形，分为左、右两侧叶和中间的甲状腺峡。峡上缘常有向上伸出的锥状叶（图 5-18-2，图 5-18-3）。甲状腺峡横位于第 2～4 气管软骨环前面；甲状腺侧叶位于喉下部和气管上部的两侧及前面。上达甲状软骨中部，下达第 6 气管软骨环。其内面与咽、喉、气管、喉返神经和颈部血管相邻，故甲状腺肿大时，可压迫上述结构，出现呼吸困难，声音嘶哑，吞咽困难和面部水肿等症状。

甲状腺质地柔软，血液供应丰富，呈棕红色。新生儿甲状腺重约 1.5g，成人重 15～40g，其体积随年龄增长略有增大，老年人甲状腺逐渐萎缩，甲状腺借深筋膜固定于喉软骨上，故吞咽时甲状腺可随喉上、下移动。

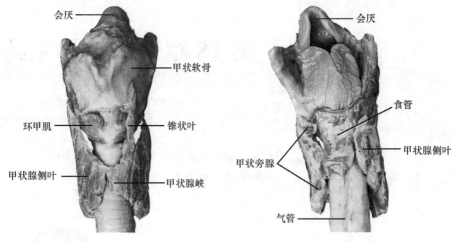

图 5-18-2　甲状腺（前面观）　　　　图 5-18-3　甲状腺（后面观）和甲状旁腺

地方性甲状腺肿

地方性甲状腺肿是碘缺乏病的主要表现之一。其主要原因为缺碘，所以又称为碘缺乏性甲状腺肿，多见于山区和远离海洋的地区。碘是甲状腺合成甲状腺激素的重要原料之一，碘缺乏时合成甲状腺激素不足，反馈引起垂体分泌过量的促甲状腺激素，刺激甲状腺增生肥大。

第2节　甲状旁腺

甲状旁腺（parathyroid gland）位于甲状腺侧叶背面，少数埋藏于甲状腺实质内，上、下各 1 对。呈扁椭圆形小体，大如黄豆，每个重 30～50mg（图 5-18-3）。

第3节　垂　体

垂体（hypophysis）位于颅中窝的垂体窝内，上端借漏斗与下丘脑相连。垂体为灰红色椭圆形小体，重约 0.5g。分为腺垂体和神经垂体两部分。腺垂体包括远侧部、结节部和中间部；神经垂体包括神经部和漏斗（包括漏斗柄和正中隆起）。远侧部又称为垂体前叶（腺垂体），神经部和中间部合称为垂体后叶（神经垂体）（图 5-18-4）。

垂体是机体内重要的内分泌腺，通过分泌多种激素调节其他内分泌腺，并借神经和血管与下丘脑相联系，在神经系统和内分泌系统的关系中居枢纽地位。

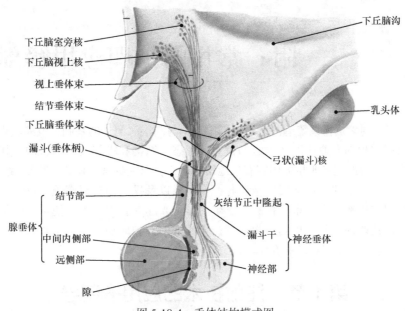

图 5-18-4　垂体结构模式图

第4节　肾　上　腺

肾上腺（adrenal gland）左、右各一，位于肾上方腹膜后间隙内，重约 7g。右肾上腺呈三角形，左侧呈半月形，略大于右侧。肾和肾上腺共同包于肾筋膜内，但有独立的纤维囊和脂肪囊，不会随肾下垂而下降（图 5-18-5）。

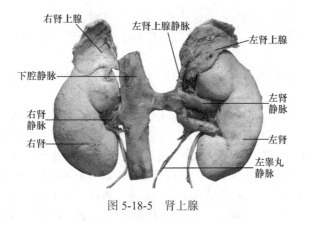

图 5-18-5　肾上腺

第5节　松　果　体

松果体（pineal body）位于背侧丘脑内后上方，附于第 3 脑室顶的后部，呈椭圆形，色灰红（图 5-18-1）。儿童时期松果体较发达，一般 7 岁后逐渐萎缩，腺细胞减少，结缔组织增生，成年后部分钙化形成钙斑。松果体分泌褪黑激素，参与调节生殖系统的发育及动情周期、月经周期的节律，并有抑制性成熟的作用。儿童期如果松果体病变引起功能不全，可出现性早熟或生殖器官发育过度。

（郑立宏）

附：常用的护理应用解剖学

护理应用解剖学是在系统解剖学、局部解剖学与断层解剖学的基础上发展起来的一门新兴学科。以研究护理专业所涉及器官的位置、形态、结构和毗邻关系为目的，其特点是将解剖学相关知识与护理专业相关内容有机地结合起来，研究器官的位置、形态、结构、毗邻，并阐述护理操作的定位、局部层次结构与操作关系以及操作的注意事项。将解剖学知识与临床具体应用有机地结合起来，提高了学生的学习兴趣和教学效果。使学生的基础理论知识和临床应用技能都得到了提高，为提高操作的准确性和成功率奠定了基础。本章仅就常用的护理应用解剖学知识作一些介绍。

第1节　注射技术的应用解剖学

一、肌内注射术

肌内注射术是临床上常用的注射技术。可用于不宜口服的药物或患者不能口服者，要求比皮下注射更迅速地产生疗效以及注射刺激性较强或药量较大的药物时。

（一）臀大肌注射术

1. 应用解剖学基础

（1）臀大肌：为臀肌中最厚且表浅的肌，近似四方形，几乎占据整个臀部皮下。起于髂前上棘至尾骨尖之间的深层结构，肌纤维向外下止于髂胫束和股骨的臀肌粗隆。小儿此肌不发达。

（2）臀大肌筋膜：该筋膜为臀区的固有筋膜，向深面发出许多纤维隔，使臀大肌与筋膜牢固结合。

（3）臀部的血管、神经：①臀上动、静脉和臀上神经：通过梨状肌上孔出盆腔，主要分布于臀中、小肌等，它们出梨状肌上孔的体表投影为髂后上棘至股骨大转子尖连线的上、中1/3交界处；②臀下动、静脉和臀下神经：通过梨状肌下孔出盆腔，三者相互伴行，分布于臀大肌等处，各主干穿出梨状肌下孔处的体表投影为髂后上棘至坐骨结节连线的中点；③阴部内动、静脉和阴部神经：通过梨状肌下孔出盆腔，再经坐骨小孔至会阴部，阴部内静脉位于阴部内动脉内侧；④坐骨神经：为全身最粗大的神经，起始部宽约2cm，经梨状肌下孔穿出至臀大肌中部深面，约在坐骨结节与股骨大转子连线的中点处下降至股后部。

（4）臀区皮肤和浅筋膜：臀区皮肤较厚，浅筋膜内含有大量脂肪组织，故该区浅筋膜较厚，中年女性此处厚度可达2～4cm。

2. 操作的解剖学要点

（1）部位选择：臀大肌注射区的定位方法有2种。①十字法：从臀裂顶点向外划一水平线，再经髂嵴最高点向下作一垂线，其外上1/4为注射区。②连线法：将髂前上棘至骶尾结合处作一连线，将此连线分为3等份，其外上1/3为注射区。

（2）体姿参考：患者多取侧卧位，下方的腿微弯曲，上方的腿自然伸直；或取俯卧位，足尖相对，足跟分开；亦可取坐位。

（3）穿经层次：注射针依次穿过皮肤、浅筋膜、臀肌筋膜达臀大肌。

（4）操作要点与失误防范：选准注射部位，术者左手绷紧注射区皮肤，右手持注射器，使针头与皮肤垂直，快速刺入 2.5～3.0cm 即达臀大肌。注射时注意以下几点：①用十字法或连线法选准注射区，注射处应无炎症、硬结和压痛。用十字法选区时，因臀外上 1/4 区内下角靠近臀下血管、神经和坐骨神经，故注射时应避开。为避免损伤坐骨神经，进针时针尖勿向内下倾斜。②因臀大肌发达，肌紧张时易发生折针，预防方法是在肌松弛情况下快速进针，针梗应垂直刺入，不可在肌内改变方向和撬动。针梗的 1/3 应保留在体外，以防针梗从根部焊接处折断。如果折断，应保持局部和肢体不动，迅速用止血钳夹住断端取出。③注射深度因人而异，因臀区皮下组织较厚，成人臀大肌注射时针梗不应短于 4.5cm，注射过浅针尖达不到肌内时，易引起皮下硬结和疼痛。④婴幼儿臀区较小，肌不发达，不宜作臀肌注射。⑤进针后应回抽活塞，无回血时方可注射。

（二）臀中、小肌注射术

1. 应用解剖学基础

（1）臀中肌：呈扇形，前上部位于皮下，后下部被臀大肌覆盖，前缘为阔筋膜张肌，下缘为梨状肌。肌纤维起于髂嵴背面，止于股骨大转子。

（2）臀小肌：位于臀中肌深面，其形态、起止、功能和血管神经分布同臀中肌，故可将此肌视为臀中肌的一部分。

（3）臀上血管：臀上动脉为臀中、小肌的供血动脉，起自髂内动脉后干，至臀部后即分为浅、深两支。浅支至臀大肌深面，营养该肌，深支位于臀中肌深部，分为上、下两支，上支沿臀小肌上缘行进，与旋髂深动脉和旋股外侧动脉升支吻合，下支在臀中、小肌之间向外行，分支营养该两肌。在髂结节下方，臀上动脉深上支与深下支相距约 5.9cm。臀上静脉与臀上动脉伴行注入髂内静脉。

2. 操作的解剖学要点

（1）部位选择：臀中、小肌注射部位的选择方法有以下 2 种。①髂前上棘后三角区：术者将示指指尖置于髂前上棘（由后向前，右侧用左手，左侧用右手），中指尽量与示指分开，中指尖紧按髂嵴下缘，此时，示指、中指及髂嵴围成的三角区为注射区。②髂前上棘后下 3 横指处。

（2）体姿参考：患者取侧卧位或俯卧位。

（3）穿经结构：注射针依次穿过皮肤、浅筋膜、臀肌筋膜至臀中肌或臀小肌。

（4）操作要点与失误防范：进针技术及失误防范基本同臀大肌注射术。注射深度略小于臀大肌注射术，此注射区皮下脂肪较薄，成人约 0.8cm，臀中肌和臀小肌平均厚度约 2.5cm，进针时不宜过深，以免针尖触及骨面。

（三）三角肌注射术

1. 应用解剖学基础

（1）三角肌：呈三角形，底朝上，起自锁骨外 1/3、肩峰、肩胛冈和肩胛筋膜，从前、外、后 3 方包绕肩关节，止于三角肌粗隆。

（2）三角肌的血管、神经：前外侧部由胸肩峰动脉的三角肌支供应，后部由旋肩胛动脉的分支供应，旋肱后动脉经四边孔至三角肌，为三角肌的主要分支。腋神经从臂丛后束分出，与旋肱后动脉伴行至三角肌。

（3）三角肌的分区：以两条水平线和两条垂线将三角肌分为 9 个区域。

（4）三角肌区皮肤：较厚，皮下组织较薄。

2. 操作的解剖学要点

（1）部位选择：三角肌九区法的中间区为注射区。

（2）体姿参考：患者取坐位。

（3）穿经结构：注射针依次经过皮肤、浅筋膜、深筋膜至三角肌。

（4）操作要点与失误防范：进针技术同臀大肌注射术。作三角肌注射时应注意以下几点：①三角肌不发达者不宜在此作肌内注射，以免刺至骨面，造成折针，必要时可提起三角肌斜刺进针；②三角肌区注射时，针尖勿向前内斜刺，以免伤及近腋窝内的血管、神经；③三角肌后区注射时，针头切勿向后下偏斜，以免损伤桡神经。

二、皮内注射术

皮内注射术是将药物注入表皮与真皮之间的注射技术。可用于药物过敏实验、抗毒血清测敏实验、接种卡介苗以及局部麻醉等。

（一）应用解剖学基础

皮肤由表皮和真皮构成，覆盖于人体表面，具有重要的保护作用。皮肤内含有丰富的感觉神经末梢，能感受多种理化刺激，并参与体温调节和排泄代谢产物。表皮位于皮肤浅层，厚 $0.07\sim0.12mm$，各处厚薄不一。表皮内一般无血管，但有丰富的感觉神经末梢，以疼痛刺激最为敏感。表皮由浅入深依次分为角质层、透明层、颗粒层、棘层和基底层。真皮由致密结缔组织构成，位于表皮深层，厚 $1\sim2mm$。按其结构特点分为乳头层和网状层。乳头层较薄，因向表皮底部凸出，形成许多嵴状或乳头状隆起而得名。乳头层内有丰富的血管、游离神经末梢和触觉小体；网状层较厚，位于乳头层深面，二者之间无明显分界。网状层含有较多的血管、淋巴管和神经。真皮内含有粗大的胶原纤维和弹性纤维，二者交织成网，使真皮具有弹性和韧性。

（二）操作的解剖学要点

1. 部位选择　用于药物过敏实验或抗毒血清测敏实验时，常选择在前臂前面下端正中；接种卡介苗时多选择在三角肌外下缘处。

2. 体姿参考　患者取坐位或仰卧位，操作者站在患者对面。

3. 穿经结构　由浅入深注射针斜行穿过表皮各层至表皮与真皮乳头层之间。

4. 操作要点与失误防范　左手绷紧皮肤，右手持注射器，针尖斜面朝上，与皮肤呈 $10°\sim15°$ 角刺入皮内，待针尖斜面全部进入皮内后放平注射器，针尖在皮内时可从皮肤表面透视到针尖斜面，如不能看见则提示穿刺过深。进针时注意掌握好刺入的角度和深度，刺入过浅易形成皮肤划痕且不能注入药物。皮肤内含有丰富的感觉神经末梢，故皮内注射时疼痛明显，应熟练操作，减少失误和缩短注射时间。

三、皮下注射术

皮下注射术是将药液注入皮下组织内。可用于疫苗和菌苗的预防接种、局部麻醉以及胰岛素和肾上腺素等的注射。

（一）应用解剖学基础

皮下组织即浅筋膜，由位于皮肤和深筋膜之间的疏松结缔组织和脂肪组织构成。皮下组织内含有丰富的血管、神经、淋巴管和纤维成分。皮下组织的厚度随年龄、性别和部位不同而有差别，如腹部皮下组织可达 3cm，而眼睑等处因不含脂肪，皮下组织较薄。

（二）操作的解剖学要点

1. 部位选择　注射点选择在臂外侧三角肌下缘中区处，亦可在前臂外侧、腹壁、背部和大腿外侧部等处。因为这些部位皮下组织疏松，便于注射。

2. 体姿参考　患者取坐位或仰卧位。

3. 穿经结构　注射针依次穿过表皮、真皮达皮下组织。

4. 操作要点与失误防范　术者左手绷紧注射部位皮肤，右手持注射器，针头斜面朝上，使注射针与皮肤呈30°～40°角，斜行刺入皮下组织，进针深度一般为针梗的2/3。皮下注射时应注意以下几点：①由于皮肤内含有丰富的感觉神经末梢，为减少疼痛，进针和拔针时动作应迅速；②浅筋膜内含有较大的静脉，为防止药液直接入血，进针后应回抽，无回血后方可注入药物；③注射不宜过浅，以免将药液注入皮内。

第2节　穿刺技术的应用解剖学

一、浅静脉穿刺术

浅静脉穿刺术主要用于采血、输血、补液和注射药物等。

（一）应用解剖学基础

浅静脉位于皮下组织内，又称为皮下静脉。浅静脉位置表浅，透过皮肤易于看见。浅静脉无动脉伴行，数量较多，多吻合成静脉网。浅静脉有静脉瓣，以四肢居多，下肢多于上肢。静脉管壁薄，平滑肌和弹性纤维较少，收缩性和弹性较差，故当血容量明显减少时，静脉管壁可发生塌陷。其内血流缓慢，尤以近心端受到压迫或压力增高时更甚，且常出现静脉充盈。

1. 头、颈部的静脉

（1）头皮静脉：位于颅外皮下组织内，数量多，在额区和颞区相互交通呈网状，表浅易见。静脉管壁被头皮内纤维隔固定，不易滑动，且头皮静脉没有瓣膜，正逆方向都能穿刺，只要操作方便即可，故特别适合于婴幼儿穿刺，也可用于成人。头皮内的主要静脉有：①颞浅静脉：起于颅顶和颞区软组织，在颞筋膜浅面，颧弓根部稍上方汇合成前、后两支。前支与眶上静脉交通，后支与枕静脉、耳后静脉吻合，且有交通支与颅顶导静脉相通。前、后支于颧弓根部处汇合成为颞浅静脉，下行至腮腺深面注入下颌后静脉。②滑车上静脉：起自冠状缝处的小静脉，沿额部浅层下行，与眶上静脉末端汇合，构成内眦静脉。③眶上静脉：自额结节处起始，斜向内下走行，于内眦处构成内眦静脉。

（2）颈外静脉：为颈部最粗大的浅静脉，收集颅外大部分静脉血和部分面部深层结构的静脉血。颈外静脉由前、后根组成，前根为下颌后静脉后支，后根由枕静脉与耳后静脉汇合而成，两根于下颌角处汇合，沿胸锁乳突肌浅面斜向后下，至该肌后缘、锁骨中点上方约2.5cm处穿颈部固有筋膜注入锁骨下静脉或静脉角。此静脉在锁骨中点上方2.5～5.0cm处有一对瓣膜，瓣膜下方常扩大形成静脉窦。颈外静脉的体表投影相当于同侧下颌角与锁骨中点的连线。由于颈外静脉仅被皮肤、浅筋膜和颈阔肌覆盖，位置表浅，管径较大，常被选作小儿穿刺抽血的静脉，尤其小儿啼哭或压迫该静脉近心端时，静脉怒张更加明显，更易于穿刺。颈部皮肤移动性大，不易固定，通常颈外静脉不作为穿刺输液的血管。

2. 上肢的浅静脉　上肢常用作穿刺的浅静脉主要有手背浅静脉和前臂浅静脉。手背浅静脉较为发达，数量多，相互吻合成静脉网，手背静脉网桡侧向上延续为头静脉，尺侧汇合成贵要静脉。头静脉起始后向上绕过前臂桡侧缘至前臂前面，于肘窝稍下方发出肘正中静脉后，沿肱二头肌外侧沟上行，至三角肌胸大肌间沟穿深筋膜，注入锁骨下静脉或腋静脉。贵要静脉沿前臂尺侧上行，于肘窝下方转向前面，接收肘正中静脉后，沿肱二头肌内侧沟上行至臂中部，穿深筋膜注入肱静脉或腋静脉。肘正中静脉在肘部连接头静脉与贵要静脉。前臂正中静脉起于手掌静脉丛，沿前臂前面上行，沿途接受一些属支，并通过交通支与头静脉和贵要静脉相连，末端注入肘正中静脉，如无肘正中静脉，则末端分为两支，分别注入贵要静脉和头静脉。

3. 下肢的浅静脉　下肢常用作穿刺的浅静脉主要有足背浅静脉和大隐静脉起始段。足背浅静脉多构成静脉弓或静脉网。弓外侧端延续为小隐静脉，经外踝后方转至跟腱后面上行，注入腘静脉。弓内侧端延续为大隐静脉，该静脉经内踝前方约1cm处沿小腿内侧上行，于腹股沟韧带中点下方3～4cm处穿隐静脉裂孔注入股静脉。

（二）操作的解剖学要点

1. 部位选择　根据年龄和病情可选择不同部位的静脉进行穿刺。婴幼儿多选用头皮静脉和颈外静脉，其次选用手背静脉网和足背静脉弓。成人常选用手背静脉网和足背静脉弓。

2. 穿经结构　虽选用的静脉部位不同，但穿过的层次基本相同，即皮肤、皮下组织和静脉壁。因年龄不同，静脉壁的厚薄、弹性和硬度有所不同。

3. 操作要点与失误防范　如选择四肢穿刺，通常在欲穿刺部位的近心端扎紧束带，使静脉充盈，便于穿刺。穿刺时固定好皮肤和静脉，针尖斜面朝上，与皮肤呈15°～30°角，在静脉表面或侧方刺入皮下，再沿静脉近心端方向潜行后刺入静脉，见回血后再顺静脉进针少许，将针头放平并固定，进行抽血或注入药物时要固定好静脉，尤其是老年病人，血管弹性较差，易于滑动。不可用力过猛，以免穿透静脉。如需长期静脉给药者，穿刺部位应先从小静脉开始，逐渐向近心端选择穿刺部位，以增加血管的使用次数。如为一次性抽血检查，则可选择易穿刺的肘正中静脉。穿刺部位应尽可能避开关节，以利于针头的固定。四肢浅静脉瓣膜较多，穿刺部位应避开瓣膜。颈外静脉穿刺时应让患儿取仰卧位，两臂贴附身旁，枕头垫于肩下，头偏向穿刺部位对侧，并尽量后仰，充分显露穿刺部位，以便穿刺时穿刺针与静脉平行，通常在该静脉的上、中1/3交界处刺入。由于头皮静脉被固定于皮下组织的纤维隔内，管壁回缩力差，故穿刺完毕后要压迫局部，以免出血形成皮下血肿。

二、深静脉穿刺术

深静脉穿刺术主要用于外周浅静脉穿刺困难，但需采集血液标本的病人；心导管检查；婴幼儿静脉采血；需要长期、反复静脉输液的病人，尤其是恶性肿瘤化疗患者需反复多次输注化疗药物及对血管有刺激性的药物，患者血管较脆不易刺入，对晚期肿瘤恶变质患者和危重病人抢救具有极其重要的实用价值。是临床上治疗抢救病人的重要环节之一。

（一）应用解剖学基础

1. 股静脉　为下肢的静脉主干，其上段位于股三角内，股三角上界为腹股沟韧带，外侧界为缝匠肌内侧缘，内侧界为长收肌内侧缘，前壁为阔筋膜，后壁凹陷，由髂腰肌、耻骨肌及其筋膜组成。股三角内自外向内依次是股神经、股动脉、股静脉和股管。

2. 锁骨下静脉　是腋静脉的延续，呈轻度向上的弓形，长3～4cm，直径为1～2cm，由第1肋外缘行至胸锁关节后方，在此与颈内静脉汇合形成头臂静脉，其汇合处向外上方开放的夹角称为静脉角。近胸骨角右侧，两条头臂静脉汇合成上腔静脉。其前上方有锁骨与锁骨下肌，后方则为锁骨下动脉，动、静脉之间由厚约5mm的前斜角肌隔开，下方为第1肋，内后方为胸膜顶。锁骨下静脉下后壁与胸膜仅相距5mm，该静脉管壁与颈固有筋膜、第1肋骨膜、斜角肌及锁骨下筋膜鞘等结构相愈着，因而位置恒定，不易发生移位，有利于穿刺，但管壁不易回缩，若术中不慎易进入空气导致空气栓塞。在锁骨近心端，锁骨下静脉有一对静脉瓣，可防止头臂静脉的血液逆流。

（二）操作的解剖学要点

1. 股静脉穿刺术

（1）部位选择：穿刺点选在髂前上棘与耻骨结节连线的中、内1/3交界处下方2～3cm，股动脉搏动内侧 0.5~1.0cm 处。

（2）体姿参考：患者仰卧位，膝关节微屈，臀部稍垫高，髋关节伸直并稍外展外旋。

（3）穿经结构：穿刺针依次穿经皮肤、浅筋膜、阔筋膜、股鞘、股静脉。

（4）操作要点与失误防范：在腹股沟韧带中点稍下方摸到股动脉搏动处，其内侧即为股静脉，左手固定股静脉，穿刺针垂直进入或与皮肤呈 30°~40° 角刺入。要注意刺入的方向和深度，以免刺入股动脉或穿透股静脉。边穿刺边回抽，如无回血，慢慢回退针头，稍改变进针方向和深度。穿刺点不可过低，以免穿透大隐静脉根部。

2. 锁骨下静脉穿刺术

（1）锁骨上入路操作的解剖学要点

1）部位选择：穿刺点选在胸锁乳突肌锁骨头外侧缘与锁骨上缘相交角尖部向外 0.5~1.0cm 处。从解剖角度上讲，以右侧锁骨下静脉穿刺为宜。

2）体姿参考：一般情况较好的病人取仰卧位，肩部垫枕，头后仰 15°，偏向对侧。穿刺侧肩部略上提外展，锁骨突出并使锁骨与第 1 肋之间的间隙扩大，静脉充盈，有利于穿刺。大出血、休克病人应采取头低足高位，心功能不全者可采取半卧位。

3）穿经结构：穿刺针穿经皮肤、浅筋膜即达锁骨下静脉。由于静脉壁是扩张的，故易于穿入。

4）操作要点：针尖应指向锁骨与胸锁乳突肌交角尖部方向，即指向胸锁关节处。进针深度通常为 2.5~4.0cm，应随病人胖瘦而定。操作者要边进针边抽吸，见回血后再稍插入少许即可。

5）失误防范：穿刺方向始终朝向胸锁关节，不可指向后下方，以免损伤胸膜及肺；与颈内静脉相同，锁骨下静脉离心较近，当右心房舒张时，其压力较低，操作与输液时要严防空气进入发生栓塞。

（2）锁骨下入路操作的解剖学要点

1）部位选择：在锁骨下方，锁骨中点内侧 1~2cm 处为穿刺点，也可在锁骨上入路穿刺点向下作垂线与锁骨下缘相交处作为穿刺点。多选择右侧。

2）体姿参考：采取肩部垫枕的仰卧头后垂位，头偏向对侧，也可将床尾抬高，以利于穿刺时血液向针内回流，避免空气进入静脉发生栓塞。穿刺侧上肢外展 45°，后伸 30° 便于向后牵拉锁骨。据解剖所见，锁骨上入路易损伤胸膜，而锁骨下入路一般不易损伤胸膜，操作方便，易穿刺，故锁骨下入路较上入路成功率高。

3）穿经层次：穿刺针穿经皮肤、浅筋膜、胸大肌及锁骨下肌达锁骨下静脉，其厚度为 3~4cm。

4）操作要点：针头与胸部纵轴角度为 45°，与胸壁平面角度呈 15° 进针，导管欲达上腔静脉，左侧需插入 15cm，右侧则插入 12cm。

5）失误防范：针尖不可过度向上向后，以免伤及胸膜；锁骨下静脉与颈内静脉相会处恰为针尖所对，继续进针的安全幅度不如锁骨上入路大，故不可大幅度进针；防止空气进入引起栓塞。

第 3 节　插管技术的应用解剖学

一、胃插管术

胃插管术多用于洗胃、鼻饲和放置三腔两囊管抽取胃液等。洗胃是将胃管由口腔或鼻腔，经咽、食管插入胃内，利用重力和虹吸作用原理，用适量的液体进行胃腔冲洗，常用于外科胃部手术前减少手术区污染、口服毒物中毒的抢救和胃肠减压、肝硬化食管静脉丛破裂出血放置三腔两囊管压迫止血等。根据病人的病情和病因不同，洗胃术可分为洗胃器灌注洗胃法和胃管冲吸洗胃法。前者将胃管经口腔插入胃中，后者则经鼻腔插入胃内。鼻饲法则是将胃管由鼻腔入路插入胃内以供给食物或药物，是维持病人营养和治疗的一种重要方法。经鼻腔入路患者不出现张口疲劳，也不刺激反射敏感的腭垂（悬雍垂），减少恶心感，临床上较常用。放置三腔两囊管则是肝硬化食管静脉丛破裂出血时，由鼻腔入路插入胃内以压迫止血、给饮食或药物、抽取胃液等。

（一）应用解剖学基础

1. 口腔　以上、下颌牙和牙槽弓为界将口腔分为口腔前庭和固有口腔两部分。当上、下颌牙咬合时，口腔前庭可借第2或第3磨牙后方的间隙与固有口腔相通，当病人牙关紧闭时可经此间隙插入胃管。固有口腔上壁为硬腭和软腭，下壁为口底和舌，前界和两侧界为上、下牙槽弓，后界为咽峡。

2. 鼻腔　插胃管时胃管通过总鼻道。总鼻道的形态受下鼻甲和鼻中隔形态的影响而改变，如鼻中隔偏曲可使一侧鼻腔狭窄。

3. 咽　为一前、后略扁的漏斗状肌性管道，是呼吸道和消化管的共同通道。咽上端附于颅底，下端于第6颈椎下缘处与食管相接，全长约12cm。咽后壁和两侧壁主要由三对咽缩肌围成，咽前壁不完整，分别与鼻腔、口腔和喉腔相通，因而咽腔相应地分为鼻咽、口咽和喉咽三部分。

4. 食管　为前、后略扁的肌性管道，上端在第6颈椎体下缘起于咽，下端约在第11胸椎体左侧连于胃，全长约25cm。食管沿脊柱前面下行，依其所在部位分为颈、胸、腹部三段。颈部长约5cm，居颈椎和气管之间；胸部长18～20cm，前面有气管、左主支气管和心包。主动脉胸部上段居食管左侧，至胸腔下部渐向右移位，食管于胸主动脉左前方穿过膈的食管裂孔，移行为食管腹部；腹部最短，长1～2cm，于膈下方连于胃的贲门。食管全长有3处狭窄：第1狭窄位于食管起始处，内径约1.3cm，距中切牙约15cm；第2狭窄位于食管与左主支气管相交处，距中切牙约25cm，第3狭窄在食管穿过膈处，距中切牙约40cm，深吸气时膈收缩，使之更为狭窄。这3处狭窄常是食管损伤、炎症、肿瘤的好发部位，异物也易于在此滞留。在插管时应记住3处狭窄距中切牙的距离。

5. 胃　是消化管的膨大部分，具有容纳食物、分泌胃液和初步消化食物的功能。成人胃容积为1000～2000ml，儿童的胃容积在1周岁时约为300ml，3岁时可达600ml。胃分为前、后壁和上、下缘。上缘较短且凹陷称胃小弯，该弯最低处为角切迹。下缘凸而长称胃大弯。胃的入口为贲门，出口为幽门，与十二指肠相连。胃可分为4部：贲门附近的部分为贲门部；自贲门向左上方膨出的部分，称为胃底；胃的中间广大的部分，称为胃体；近幽门的部分称为幽门部；幽门部紧接幽门而呈管状的部分，称幽门管；幽门管左侧稍膨大的部分，称为幽门窦。

（二）操作的解剖学要点

1. 体姿参考　患者取侧卧位、半卧位或仰卧位。

2. 插管长度　成人一般插入45～55cm，婴幼儿14～18cm。相当于患者鼻尖经耳垂到剑突的长度。

3. 操作要点与失误防范　①对意识不清或不合作的患者经口腔插管时，先用开口器将口张开，然后用舌钳将舌牵出，将胃管插入胃内后，放置牙垫固定于口旁。②经鼻腔插管时，其方向应先稍上，而后平行向后下，使胃管经鼻前庭沿总鼻道下壁靠内侧滑行。注意鼻中隔前下部的易出血区，避免损伤其黏膜。同时注意插管侧鼻孔有无狭窄、息肉等。胃管进入鼻道6～7cm时，立即向后下推进，避免刺激咽后壁的感受器引起恶心。③胃管进入咽部时，嘱病人作吞咽动作以免胃管进入喉内，吞咽时喉前移，使食管上口张开，有利于导管插入食管。若病人发生呛咳，提示导管误入喉内，应立即退出。④食管起始部至贲门处细而直，导管不易弯曲，可以快速通过，至50cm标记处即达胃内。⑤鉴别导管是否在胃内可将导管放入水中看有无气泡冒出，如无则导管已进入胃内。⑥拔管时要将导管开口处折叠，捏紧快速拔出，以防管内存留的液体在导管拔至喉咽部时流入喉内。

二、灌　肠　术

灌肠术是将一定量的液体经肛门逆行灌入大肠，促使排便，解除便秘，减轻腹胀，清洁肠道；采用结肠透析或借助肠道黏膜的吸收作用也可治疗某些疾病。根据不同的诊疗目的，导管插入深度不同，一般插入直肠或乙状结肠。

（一）应用解剖学基础

大肠为消化管下段，起自右髂窝内的回肠，下端终于肛门，全长约1.5m，可分为盲肠、阑尾、结肠、直肠和肛管五部分。大肠的主要功能是吸收水分，也能吸收无机盐和葡萄糖，另一功能是形成、储存和排出粪便。

1. 盲肠　为大肠的起始段，长6～8cm，多位于右髂窝内，内侧接回肠，向上续升结肠。回、盲肠交界处，回肠末端的环形肌突入盲肠内，表面覆盖黏膜，形成上、下两个唇样皱襞，称为回盲瓣。临床上通常将回肠末端、盲肠和阑尾合称为回盲部。由于此部恰是回肠与结肠连接处，二者的连接角接近90°，肠套叠常发生于此。

2. 结肠　呈方框形围绕于空、回肠周围，分为升结肠、横结肠、降结肠和乙状结肠四部分。升结肠位于腹腔右腰区，为盲肠的延续，上至肝右叶下方，向左弯曲形成结肠右曲，移行为横结肠。升结肠长12～20cm，为腹膜间位器官，其后面借疏松结缔组织与腹后壁相贴，位置较为固定。横结肠起自结肠右曲，横于腹腔中部，自右向左行至脾前下面弯成锐角，形成结肠左曲，向下接降结肠。横结肠长约50cm，为腹膜内位器官，其后方借横结肠系膜附于腹后壁，是结肠较活动的部分。当胃充盈时，横结肠除左、右曲较为固定外，中间部分下垂，甚至可降至盆腔。降结肠自结肠左曲开始，向下至左髂嵴水平续为乙状结肠，长约25cm。乙状结肠沿左髂窝经髂腰肌前面降入盆腔，至第3骶椎上缘续为直肠，全长40～45cm。乙状结肠呈"乙"字形弯曲，为腹膜内位器官，有较长的系膜，活动性较大。

3. 直肠　于第3骶椎水平上续乙状结肠，向下穿过盆膈延续为肛管，全长约12cm。直肠在矢状面上有两个弯曲，上部沿骶骨前面的曲度凸向后，称为直肠骶曲，下部绕尾骨尖前方凸向前，称为会阴曲。直肠在冠状位上也有向左、右侧凸的弯曲，但不甚恒定。直肠盆部下份管腔明显增大，称为直肠壶腹。直肠腔内面黏膜形成2～3个直肠横襞，呈半月形，上直肠横襞位于与乙状结肠移行部的左侧壁上，距肛门约13cm。中直肠横襞最大，位置较恒定，位于直肠右前侧壁，距肛门7～11cm，相当于直肠前面腹膜返折线的高度。下直肠横襞位置最不恒定，多位于直肠左后侧壁，距肛门约8cm。

4. 肛管　成人长3～4cm，上接直肠盆部，向前下方绕尾骨尖前方开口于肛门。肛管内面有6～10条纵向的黏膜皱襞，称为肛柱，连接相邻肛柱下端之间的半月形皱襞，称为肛瓣。肛瓣和相邻两个肛柱下端围成的小隐窝，称为肛窦。相邻肛柱基部和肛瓣边缘的连线，称为齿状线，又称肛皮线，是皮肤和黏膜的移行处。肛管黏膜和皮下静脉可因血流不畅、淤滞而曲张形成痔。发生于齿状线以上者称为内痔，以下者称为外痔，跨越齿状线者称为混合痔。直肠的环形平滑肌在肛管上 3/4 处增厚，形成肛门内括约肌，此肌只能协助排便而无明显括约肛门的作用。肛门内括约肌外周有肛门外括约肌，属于骨骼肌，环绕肛管周围，分为深部、浅部和皮下部三部分，有随意括约肛门的作用。肛门内、外括约肌，直肠下部纵行肌，连同肛提肌的部分肌束，在直肠下端围绕肛管和直肠共同形成肛直肠环，此环在括约肛管、控制排便方面有重要作用。

（二）操作的解剖学要点

1. 体姿参考　清洁灌肠的目的是清除下段结肠中滞留的粪便，以解除便秘或减轻腹胀，应采取左侧卧位，用重力作用将液体灌入肠内。结肠灌洗应取右侧卧位，使乙状结肠、降结肠在上方，有利于全部结肠内容物的清除。

2. 插管长度　清洁灌肠时插入肛门 10～12cm，保留灌肠时应插入 15～20cm，至直肠以上部位。作治疗灌肠时，根据病变部位不同，深度可达 30cm 以上。

3. 操作要点与失误防范　插管前应让病人排尿。插管应沿直肠弯曲缓慢插入直肠。插管时勿用强力，以免损伤直肠黏膜，特别是直肠横襞。如遇阻力可稍停片刻，待肛门括约肌松弛或将插管稍后退改变方向后再继续插入。

三、导　尿　术

导尿术是在无菌操作的原则下，将导尿管经尿道插入膀胱，导出尿液进行泌尿系统疾病的辅助诊断或治疗，也可用于排尿困难者。

（一）应用解剖学基础

1. 男性尿道的解剖学特点　成人男性尿道长 16～22cm，管径平均为 5～7mm。尿道全长可分为前列腺部、膜部和海绵体部。穿过前列腺的部分为前列腺部，此部长约 2.5cm，该部管腔中段膨大，是男性尿道管径较粗的部分。一些老年患者，因前列腺内结缔组织过度增生形成前列腺肥大而压迫尿道，造成该段狭窄而致排尿困难。尿道穿过尿生殖膈的部分为膜部，长约 1.2cm，该部被尿道括约肌环绕，管径最为狭窄。纵贯尿道海绵体的部分为海绵体部，长约 15cm，是尿道最长的一段，此部后端膨大称为尿道球部，前端至阴茎头处扩大为舟状窝。临床上将尿道前列腺部和膜部合称为后尿道，海绵体部称为前尿道。膜部与海绵体部相接处管壁最薄，尤其是前壁，只有结缔组织包绕，此处极易损伤。男性尿道的管径粗细不均匀，有 3 处狭窄，即尿道内口、尿道膜部和尿道外口。尿道结石常易嵌顿于这些狭窄部位。尿道有 2 个弯曲：耻骨前弯和耻骨下弯。其中将阴茎向前上提拉时，耻骨前弯消失变直，整个尿道形成一个凹向上的大弯曲，此即临床上通过尿道内插入导尿管时所采取的措施。

2. 女性尿道的解剖学特点　女性尿道长 2.5～5cm，直径为 6～8mm，易于扩张。自尿道内口向前下方穿过尿生殖膈，开口于阴道前庭阴道口的前上方，阴蒂后下方约 2.5cm 处。女性尿道较男性尿道短、宽，且无弯曲，易引起逆行性感染。

（二）操作的解剖学要点

1. 体姿参考　患者取仰卧位，两腿分开。

2. 操作要点

（1）男性患者导尿：将阴茎向上提起，使其与腹壁呈 60° 角，尿道耻骨前弯消失变直，将导尿管自尿道外口插入约 20cm，见有尿液流出，再继续插入 2cm，切勿插入过深，以免导尿管盘曲。

（2）女性患者导尿：分开大、小阴唇，仔细观察尿道外口，将导尿管自尿道外口插入尿道 4cm，见有尿液流出，再插入少许。

3. 操作要点与失误防范　插入导尿管时手法要轻柔，以免损伤尿道黏膜。尤其对男性患者导尿，需轻柔缓慢插管，使导尿管顺尿道耻骨下弯方向滑行。导尿管自尿道外口插入7～8cm时，相当于尿道海绵体部中段，由于这一部位的黏膜上有尿道球腺开口，开口处形成许多大小不等的尿道陷窝，如果导尿管前端顶住陷窝则出现阻力，这时可轻轻转动导尿管便可顺利通过。当导尿管进入到尿道膜部或尿道内口狭窄处时，因刺激而使括约肌痉挛导致进管困难，此时切勿强行插入，可稍待片刻，让患者深呼吸，使会阴部肌肉放松，再缓慢插入。女性尿道外口较小，经产妇和老年女性因会阴部肌肉松弛尿道回缩，使尿道外口变异，初次操作者常可因尿道外口辨认不清而误将导尿管插入阴道。女性尿道较短，导尿管容易脱出，有些患者需将导尿管较长时间保留在膀胱内不拔出，也应妥善固定。

第4节　急救技术的应用解剖学

一、人工呼吸术

人工呼吸术是用人工方法维持和恢复肺通气的复苏技术，以抢救失去自主呼吸功能的病人。

（一）应用解剖学基础

肺通气是指肺与外界环境之间的气体交换过程。实现肺通气的器官包括呼吸道、肺泡和胸廓等。

1. 呼吸道和肺泡　通常将呼吸道分为上、下两部分。鼻、咽、喉为上呼吸道；气管、主支气管及分支为下呼吸道。从气管到肺泡囊共有23级分支，气管为0级，主支气管为第1级，最后一级为肺泡囊。随着呼吸道不断分支，气道数量越来越多，管径越来越小，管壁越来越薄，总面积越来越大。0～16级的呼吸道因管壁较厚，不具备气体交换功能，称为导气部；17～19级呼吸道已开始具有气体交换作用，20～22级呼吸道为肺泡管，最后是肺泡囊，这些呼吸道壁有肺泡开口，为气体交换的场所，称为呼吸部。人体两肺共有约3亿个肺泡，总面积约为70m^2。

2. 胸廓　由胸椎、肋和胸骨连接而成，呈扁圆锥形，上窄下宽，其横径比前后径大。有上、下两口，上口呈肾形，由第1胸椎、第1肋和胸骨柄上缘共同围成，是颈部与胸腔的通道。下口大而不规整，由第12胸椎、第11和第12对肋、两侧肋弓及剑突围成，由膈封闭。胸廓是呼吸运动的主要装置。吸气时，在呼吸肌作用下，肋上举，胸骨前移，增大胸廓的前、后径和左、右径，胸腔容积增大，肺也随之增大；呼气时，肋与胸骨恢复原位，胸腔容积变小，肺也随之缩小。

3. 呼吸肌　为与呼吸运动有关的肌，主要有肋间肌和膈。肋间肌位于肋间隙内，分为肋间外肌和肋间内肌。肋间外肌起自上位肋下缘，肌纤维由后上斜向前下，止于下位肋上缘，收缩时，肋被上提并外翻，使胸廓扩大，助吸气；肋间内肌位于肋间外肌深面，起自下位肋上缘，肌纤维斜向前上方，止于上位肋下缘，收缩时，肋下降，使胸廓复原，助呼气。膈位于胸、腹腔之间，凸向上，呈穹隆状，膈为主要的呼吸肌，收缩时，膈穹隆下降，胸腔容积增大，助吸气；松弛时，膈穹隆上升，胸腔容积变小，助呼气。除了肋间肌和膈参与呼吸运动外，当用力深吸气时，还有前斜角肌、胸锁乳突肌、前锯肌和胸大肌等参加活动；深呼气时腹肌也参加活动。

（二）操作的解剖学要点

1. 人工呼吸方法和病人体位　①口对口人工呼吸法：患者仰卧，头后仰，托起下颌，将空气吹入患者口中到肺内，再利用肺的自动回缩，将气体排出。②举臂压胸法：患者仰卧，头偏向一侧。举臂使胸廓被动扩大，形成吸气；屈臂压胸，胸廓缩小，形成呼气。③仰卧或俯卧压胸法：患者仰卧或俯卧，术者借助身体重力挤压胸部，把肺内气体驱出，再放松压力，使胸廓复原，空气随之吸入，完成被动呼吸运动。

2. 操作要点与失误防范　①行口对口吹气时，左手应轻按甲状软骨，借以压迫食管，以防止空气进入胃内，胃胀气严重时，可放入胃减压管。②术者右手应捏住病人鼻孔，以防鼻漏气。③口对口呼吸法在吹气时，使患者上胸部轻度膨起即可，尤其对小儿吹气不可过高，以防肺泡破裂。④操作宜有节奏，压力不可过猛，以防胸骨骨折。⑤患者头部应尽量后仰，托起下颌，以免舌后坠造成呼吸道梗阻。

二、胸外心按压术

胸外心按压术主要是通过有节奏地将心挤压于胸骨与脊柱之间，使血液从左、右心室射出，放松时胸骨和两侧肋借助回缩弹性而恢复原来的位置，此时胸腔负压增加，静脉血向心回流，心充盈。如此反复按压以推动血液循环，借助此机械刺激使心恢复自动节律。胸外心按压术适用于各种创伤、电击、溺水、窒息、心疾病或药物过敏而引起的心搏骤停。此项技术是抢救心搏骤停病人的一项基本技术。

（一）应用解剖学基础

1. 胸廓　由胸骨、12个胸椎和12对肋借它们之间的连接装置共同组成。这种解剖学构造使胸廓具有一定的弹性和活动性，允许在外力作用下向后有一定幅度的移位而抵至心前壁，从而挤压心，这是胸外心按压术最基本的结构基础。

2. 心的体表投影　心的位置因年龄、性别、体型、体位、膈运动和本身搏动等诸多因素的影响而发生变化。不同体型的膈平面与心的位置相关，粗短体型的膈平面较高，心呈垂直位。在婴儿至成人的发育过程中，胸廓由圆桶状高位胸逐渐变为成人胸，心的体表投影也略有改变。心边界的体表投影可依下述4点及其连线确定。左上点：左侧第2肋软骨下缘，距胸骨左缘约1.2cm；右上点：右侧第3肋软骨上缘，距胸骨右缘约1cm；右下点：右侧第6胸肋关节处；左下点：左侧第5肋间隙，距前正中线7～9cm（或距锁骨中线内侧1～2cm），即心尖搏动处。左、右上点连线为心上界，左、右下点连线为心下界。左上、下点微凸向左侧的弧线为心左界，右上、下点间微凸向右的弧线为心右界。此外，由左侧第3胸肋关节与右侧第6胸肋关节的连线，标志心房和心室的分界线。

（二）操作的解剖学要点

1. 体姿参考　患者仰卧于硬板床或平地上，若是软床，应在患者背后垫一木板，以免按压时病人身体随压力向下，造成无效按压。

2. 按压部位　正确的按压部位应在胸骨下2/3部。

3. 操作要点　术者立于病人一侧，以一手掌近侧部放于患者胸骨下2/3部，伸直手指与肋骨平行，另一手掌压在该手背上，前臂与病人胸骨垂直，以上半身前倾之力，将胸骨、肋向脊柱方向作有节奏的冲击式按压。每次胸骨下陷程度以胸廓大小而定，一般成人每次按压使胸骨下陷3～4cm，随即放松，以利于心舒张。按压次数以每分钟60～80次为宜（小儿约100次）。按压同时必须配合人工呼吸，二者之比约4：1或5：1，直至心跳恢复。按压期间，应严密观察病人，如肤色转为红润、瞳孔缩小、自主呼吸恢复、可摸到大动脉搏动、伤口出血，则表示按压有效。若摸到心跳、脉搏或测到血压，说明心已恢复跳动，即可停止按压。

4. 失误防范

（1）按压部位要准确：胸外心按压的部位一定要在胸骨下2/3部。

（2）按压力量要适度：按压力量以既保证效果又防止并发症的出现为前提。力量过大或过猛会发生肋骨骨折，其中第5～7肋最易发生骨折，甚至造成气胸、心包出血、心挫伤或破裂等；若力量过轻则达不到目的。按压时还必须力量均匀，使心像正常一样收缩和舒张，使血液循环达到连续性和有效性。

（3）按压同时必须进行人工呼吸：心搏骤停的病人，往往都伴有呼吸骤停，因此对心跳和呼吸都已骤停的病人必须实行心肺复苏。

（4）掌握适应证：不是所有的心搏骤停病人都能使用胸外心按压术。如老年人、多发性骨折、胸壁开放性损伤、胸廓畸形、肋骨折或心脏压塞等。

（5）病人必须仰卧于硬板床上：进行胸外心脏按压时，若在野外，则病人必须平卧于地上；若在医院，病人不能卧软床，必须在背后垫一木板，才能将心挤压于胸骨与脊柱之间，而产生有效按压，达到抢救目的。

第5节　神经反射的应用解剖学

护理诊断程序的正确实施需要护理工作者更多地掌握多学科的基础知识和基本技能，其中掌握神经反射的基本知识对疾病的护理诊断无疑具有重要意义。神经反射是指机体在神经系统参与下对内、外界环境刺激所产生的反应，其生理意义在于维持机体内环境的相对稳定和使机体适应外环境的各种变化。

反射的分类方法有多种，按反射建立时间的早晚可将其分为条件反射和非条件反射；以感受器的位置可分为浅反射和深反射；按效应器的位置可分为躯体反射和内脏反射；按反射的性质可分为生理性反射和病理性反射；按中枢所在部位可分为脊髓反射、脑干反射等。

反射的解剖学基础是反射弧。简单的反射弧只有感觉和运动2级神经元构成，但一般都有3级或3级以上神经元构成。由3个环节组成，即感受器、传入神经、中枢、传出神经和效应器。反射过程按以下程序进行：①某一刺激被特异的感受器所接受，感受器将刺激转化为神经冲动；②冲动经传入神经传向中枢；③通过中枢的活动产生兴奋；④中枢的兴奋通过传出神经到达效应器，使其发生相应的活动。在自然条件下，任何反射都要经过完整的反射弧才能实现，如果其中任何一个环节中断，反射就不能完成。

神经系统病变所致的反射异常主要有3种：①反射减弱或丧失；②反射活跃或亢进；③病理反射。机体的状况（正常或异常）每时每刻都不同程度地通过神经反射反映出来，因此熟悉各种反射的意义和反射弧的组成，可在一定程度上对疾病的发展和预后作出判断。反射是否异常，两侧反射是否对称，检查方法和病人姿势是否正确等都要注意，还要考虑病人的局部和全身因素，外界环境的影响，以便作出正确判断。

一、瞳孔对光反射

用强光突然照射眼时，出现两侧瞳孔缩小（缩瞳），光线突然减弱或移开，瞳孔立即散大（散瞳），瞳孔随光照强度变化而出现缩瞳和散瞳的现象称为瞳孔对光反射。瞳孔对光反射的意义在于使眼尽快地适应光线变化。被照侧瞳孔缩小称直接对光反射，另一侧瞳孔缩小称为间接对光反射或互感对光反射。

（一）应用解剖学基础

瞳孔位于虹膜中央，其前方为角膜，后方为晶状体。虹膜内有2种平滑肌，其中围绕瞳孔呈环形排列的为瞳孔括约肌，呈放射状排列的为瞳孔开大肌，分别受副交感神经和交感神经支配，使瞳孔缩小与开大，以调节进入眼内的光线量。正常成人瞳孔直径约4mm，其变化范围为 1.5～7mm，最大直径与最小直径使进入眼内的光线量相差 30 倍左右。

　　瞳孔对光反射的感受器为视网膜。视网膜的视细胞有视锥细胞和视杆细胞。视细胞与双极细胞构成突触，双极细胞又与节细胞构成突触。节细胞的轴突构成视神经，经视交叉、视束和上丘臂到达中脑背部的顶盖前区。顶盖前区为瞳孔对光反射中枢。由顶盖前区发出的纤维，一部分止于同侧动眼神经副核，另一部分则越过中线至对侧动眼神经副核。动眼神经副核发出的节前纤维随动眼神经入眶，与睫状神经节内的节后神经元构成突触。睫状神经节发出的节后纤维经睫状短神经分布于瞳孔括约肌。当光线照射视网膜的视细胞时，视细胞将光刺激转化为神经冲动，经双极细胞、节细胞、视神经、视交叉、视束、上丘臂、顶盖前区、两侧动眼神经副核、动眼神经、睫状神经节、睫状神经、瞳孔括约肌，该肌收缩瞳孔缩小。由于视神经在视交叉处有部分纤维交叉和顶盖前区发出的纤维止于两侧的动眼神经副核，所以光照一侧瞳孔时能引起两侧瞳孔缩小。

（二）反射异常在护理诊断中的意义

　　正确的瞳孔对光反射检查方法是，用聚光较强的手电筒对准视轴照射，同时观察两侧瞳孔的变化，比较是否有异常。人在觉醒状态下瞳孔的直径随周围光线强弱、注视物体远近、情绪紧张与否、恐惧和疼痛等而改变。正常足月儿即有瞳孔对光反射，但其瞳孔较小，对光反应较弱。婴幼儿的瞳孔对光反射呈动摇性，即强光照射时瞳孔缩小，但不论照射持续与否瞳孔却又随即散大，检查时要认真鉴别，同时还要注意瞳孔本身有无畸形。临床上，若瞳孔直径小于 2mm 则定为瞳孔缩小，大于 5mm 即定为瞳孔散大。以上谈到的瞳孔大小改变并非瞳孔对光反射的反射弧病变所致。下面着重分析反射弧病变造成的瞳孔对光反射改变。

　　1. 视网膜、视神经病变　当光照病侧瞳孔时，其直接对光反射和健侧的间接对光反射均消失。这是由于光刺激不能使视网膜产生神经冲动或产生的冲动不能传至反射中枢的结果。光照健侧眼时，直接对光反射和患侧间接对光反射均存在。

　　2. 顶盖前区病变　此区如有肿瘤、外伤和脑疝等病变时，两侧瞳孔对光反射均消失。由于瞳孔调节反射的反射弧不经过顶盖前区，故调节反射仍存在。瞳孔变化的这种特点称为对光反射与调节反射分离，这种分离现象是诊断顶盖前区病变的依据之一。

　　3. 动眼神经损伤　破坏了瞳孔对光反射的传出通路。由于传入通路仍然完好，所以光照患侧眼时，直接对光反射消失，而健侧眼的间接对光反射存在。光照健侧眼时，直接对光反射存在，患侧眼的间接对光反射消失。总之，无论光照哪侧眼，患侧眼的瞳孔均无反应。

　　4. 其他　如脑室出血、催眠药物中毒等可使瞳孔缩小，昏迷、阿托品类药物中毒可使瞳孔散大。

二、呕 吐 反 射

　　当舌根、咽部、胃和小肠等处受到机械性或化学性刺激时，先出现恶心、流涎、呼吸急迫、心跳加快，继而胃内容物和一部分小肠内容物通过食管、咽逆流出口腔，这种现象称为呕吐反射。是一种常见的保护性反射，通过反射活动排出胃内刺激性物质和毒物。

（一）应用解剖学基础

　　呕吐反射的感受器位于舌根、咽部、胃和小肠等处。传入神经为舌咽神经、迷走神经的感觉纤维。呕吐中枢位于延髓外侧网状结构内，与迷走神经背核、疑核、脊髓前角运动神经元和交感神经元之间有广泛联系。传出神经为迷走神经的副交感纤维、交感神经、膈神经以及支配腹肌的神经。效应器位于胃、十二指肠、膈和腹肌等处。当上述感受器受到刺激时，兴奋沿舌咽神经或迷走神经的传入纤维传至呕吐中枢。呕吐中枢同呼吸中枢、心血管中枢以及植物神经之间均有密切联系，以协调这些邻近结构的活动，从而产生复杂反应。呕吐中枢首先兴奋交感神经和副交感神经，出现恶心、流涎、呼吸急迫和心跳快而不规律的现象，继而深吸气，声门紧闭。随后，胃和食管下端舒张，膈和腹肌剧烈收缩，挤压胃内容物通过食管、咽经口腔吐出。呕吐时十二指肠和空肠上段的运动也相当剧烈，蠕动加速并可转为痉挛。由于胃舒张而十二指肠收缩，平时的压力差倒转，使十二指肠内容物倒流入胃，所以呕吐物中常混有胆汁和小肠液。强烈的震动、旋转头部或因脑膜炎等引起的颅内压增高，均可直接刺激呕吐中枢而引起呕吐，且呕吐反射更为强烈，出现喷射样呕吐。呕吐反射也可因视觉和内耳前庭病变而引起。在呕吐中枢附近，有一个特殊的化学感受区，某些中枢性催吐药可直接刺激该感觉区，通过它与呕吐中枢间的联系达到催吐的目的。

（二）反射异常在护理诊断中的意义

呕吐反射对人体具有双重意义。一方面可把胃内有害物质排出体外，因此，可把该反射看作是一种具有保护意义的防御反射。但呕吐对人体也有不利的一面，如频繁剧烈呕吐，可影响进食，并使大量消化液丢失，造成体内水、电解质平衡紊乱。临床上为了达到治疗目的，可利用机械或药物作用促进或终止呕吐。

第 6 节　体位的应用解剖学

体位是指病人在床上休息的体姿，可直接影响病人健康和疾病转归。正确体位符合人体解剖和生理要求，既可提高病人生活自理能力，促进疾病痊愈和康复，避免或减少并发症，又有利于诊断、治疗及其护理措施的实施。

一、去枕平卧位

（一）适应证

主要适用于：①查体病人；②硬膜外麻醉或腰椎穿刺术后病人，以避免颅内压降低；③全麻术后尚未清醒病人，防止分泌物流入气管内；④休克病人，有利于脑部血液循环。

（二）姿势要点

病人去枕平卧，保持正常解剖学姿势，根据需要手放于躯干侧面或置于腹部。昏迷病人可将头偏向一侧，以利于唾液流出，避免舌后坠所致的呼吸不畅。根据需要可采用屈膝平卧位，如检查腹部。

（三）解剖学意义

去枕平卧位时肌肉、关节较为松弛，病人早期颇感舒适，但这种姿势时间不宜过长。对肥胖病人来说，由于腹部大量脂肪组织堆积，连同腹腔器官拥至上腹部，推举膈，因而影响病人呼吸。对于肺和心脏病的病人，平卧位可加重呼吸困难，甚至会促使冠状动脉粥样硬化性心脏病的急性发作。

（四）注意事项

长期卧床病人，平卧位易致下列骨性突起受压：枕外隆突、第 7 颈椎棘突、肩胛冈、尺骨鹰嘴、上部和中部胸椎棘突、骶正中嵴和跟骨结节。应经常变换卧位和按摩局部，以预防压疮。平卧位易受压的神经为尺神经，该神经从肱骨内上髁后方的尺神经沟通过，肘关节伸直时，神经被拉紧，正好进入尺神经沟内，不易受压。肘关节屈曲呈 90° 或小于 90° 时，尺神经由沟中逸出，肘部贴于床面极易受压，应予注意。

二、侧　卧　位

（一）适应证

包括左侧卧位和右侧卧位，适用于胸部、肾和输尿管手术，腰椎穿刺和硬膜外麻醉，洗胃，肛门检查和灌肠术等病人。

（二）姿势要点

病人侧卧时，头一侧贴枕，肩部贴床，同侧上肢屈肘置于枕上，另一侧上肢随意放置。下方下肢伸直，上方下肢屈曲；或两下肢屈曲，在膝部垫一软枕。也可根据需要改变侧卧位姿势，如腰椎穿刺时应尽可能使脊柱腰段前屈，以增宽腰椎棘突和椎板间的间隙，利于穿刺。

（三）解剖学意义

吞服毒物需插管洗胃的病人应取左侧卧位。因为中等充盈的胃约3/4位于左季肋区，左侧卧位可使胃的位置和形态相对恒定。正常情况下，胃贲门平第11胸椎与食管相连，幽门平第1腰椎与十二指肠相续，由于胃出口处较入口处低，故侧卧位时应将床尾和病人臀部各垫高10cm，使胃底、胃体的位置低于幽门，以延缓或减少胃内毒物向十二指肠内排放。灌肠时采用不同的侧卧位以达到不同目的：病人取左侧卧位时，乙状结肠和降结肠在下方，这样灌肠液进入直肠后由于重力作用可使液体顺利内流。右侧卧位时，乙状结肠、降结肠在上方，升结肠在下方，这种卧位有利于灌肠液与结肠全程相接触。胸腔积液病人要采用患侧侧卧位，这样可使健侧肺功能补偿患侧肺功能障碍所致的供气不足。

（四）注意事项

长期保持侧卧位可使下方的肩峰、髂嵴、股骨大转子、腓骨头、外踝和上方足的内踝受压，应垫软枕或适当变换卧位。

三、俯　卧　位

（一）适应证

适用于躯干背侧查体或手术病人、溺水者或某些疾病的特殊体位（如肠系膜上血管压迫十二指肠水平部所致的肠梗阻患者）。

（二）姿势要点

病人俯卧，头转向一侧，双臂屈曲置于头侧或双手垫在肩下，小腿下垫一软枕。

（三）解剖学意义

俯卧位是人类本能的需要，胸、腹腔器官可得到有效保护，病人有安全感和舒适感。病人在饱食后不宜立即俯卧，以免体重对胃的压迫。严重呼吸困难的肺心病病人，俯卧位会加重呼吸困难。对于无严重呼吸困难的肺心病病人来讲，采取俯卧位颇感舒适，其原因可能是俯卧位减少了心室对心房（尤其是左心房）的压迫，有利于肺部血液返回左心房之故。俯卧位对肠系膜上血管压迫所致的肠梗阻具有良好的治疗作用。肠系膜上血管恰在十二指肠水平部前方经过，如其张力过大，可压迫十二指肠水平部形成急性肠梗阻，目前无特殊治疗方法，选用俯卧位是缓解症状的主要方法之一。俯卧位受压较重的骨性结构有肋弓和剑突（老年人剑突有骨化倾向）、胸骨角、耻骨联合、髂前上棘和髌骨。

（四）注意事项

采取俯卧位后，如病人有突然不适或呼吸困难，应立即调整体位。对于肠系膜上血管压迫所致的急性肠梗阻，采用俯卧位症状缓解后不宜立即起床活动，应逐渐转为左侧卧位、平卧屈膝位，然后下床活动。

四、半卧位

（一）适应证

主要适用于：①腹部手术后病人，以减轻切口缝合处的张力，利于炎性渗出物向盆腔引流；②腹膜腔感染病人，有利于脓液引流，防止并发症的发生；③轻度呼吸困难病人，利用重力作用使膈下降，扩大胸腔容量，以缓解症状；④肺叶切除术后的病人，有利于呼吸，引流通畅；⑤急性心力衰竭病人半卧位并两腿下垂，使下半身回流至右心房的血量减少，从而减轻右心的负担。

（二）姿势要点

半卧位既是一种自由卧位，又是一种治疗体位。以髋关节为轴心，病人在半卧位的基础上，抬高床头30°（低坡卧位）～45°（高坡卧位），躯干背面紧靠支架，膝关节屈曲15°～30°（膝下垫枕或摇起膝部支架），两肘自由屈曲，肘下各垫一软枕。由于半卧位支撑点较多，病人体重被分散，重心较低，所以这种卧位比较稳定，肌肉、关节放松，患者感到省力、舒适。

（三）解剖学意义

半卧位的适用范围较大，不同病情下采用这一卧位所涉及的器官不同。胃、空、回肠、横结肠和乙状结肠都有较长系膜，肝、脾也有韧带悬吊，半卧位时，由于重力作用及器官本身质地较软等因素，上述器官均有不同程度下垂。这些器官和膈下降，扩大了胸腔容积，减轻了对心、肺的压迫，对于缓解呼吸困难病人的症状非常有利。半卧位有利于腹膜腔内液体的引流。

五、坐　位

（一）适应证

①疾病康复期病人；②极度呼吸困难病人；③胸膜腔穿刺的病人。

（二）姿势要点

病人坐于凳上，或摇起靠背支架，病人靠于背架上，亦可以棉被靠于病人背部。

（三）解剖学意义

坐位只适用于疾病恢复而体力又能支持的病人，这种姿势自然而舒适。身体重力落于臀部和坐骨结节处，腰部加垫软枕会使病人更加舒适。坐于凳上，双下肢着地而不要悬垂。坐于床上时，双下肢屈膝盘坐，病人才感舒适，若伸直下肢会增加腰部负荷。但盘坐时间过长易压迫坐骨神经而使下肢麻木不适。

（四）注意事项

长期卧床病人，坐起时宜缓慢，不宜时间过长，猛然坐起会使病人头昏眼花或致晕厥。若有下肢血液循环不良者，可加垫脚踏板稍微垫高。随时观察病人的面色、呼吸、脉搏等情况。

六、膝胸卧位

（一）适应证

适用于肛门、直肠和乙状结肠镜检查、前列腺检查、胎位矫正和子宫后倾后屈位矫正等。

（二）姿势要点

病人膝部和胸部贴于床面，并尽量接近，俯跪状，膝关节屈呈90°，臀部高抬，面部偏向一侧，两臂置于头侧。

（三）解剖学意义

膝胸卧位是极不舒适的体位，腹腔器官的下坠重力拥抵膈，限制了腹式呼吸，而胸部又贴于床面，病人处于呼吸困难的状态之中。膈上举时，心也受到压迫而移位。

（四）注意事项

有严重心肺疾病的人不宜采取这种体位，即使平时无明显心肺异常症状的病人，选用该体位后，一旦有不适感，应立即停止，改为半卧位，呼吸和脉搏恢复正常后，再让病人活动。当胸部抵贴床面时，双臂要支撑躯干，切勿使重力落到颈部和头部，免致颈椎损伤。这种体位不宜维持太久。

七、头低足高位

（一）适应证

适用于调整麻醉平面、体位引流或某些手术的特殊需要体位（如咽后壁脓肿切开引流）。股骨干骨折病人接受持续牵引治疗时采用此体位，以利于上半身体重所产生的反牵引力作对抗牵引，达到治疗目的。

（二）姿势要点

病人头置于枕上，平卧，垫高床尾即成此体位。其足高度依需要而定。

（三）解剖学意义

颅脑损伤病人禁用头低足高位。较重的心肺疾病病人慎用为宜，因为腹部器官直抵膈而影响心肺活动。

（四）注意事项

头顶于床栏处用软枕垫住，以免头部直抵床栏而受压损伤。在手术台上采用此姿势，要防止滑动落地。

八、截 石 位

（一）适应证

适用于肛门、直肠检查和手术、产妇分娩、妇产科手术、膀胱和前列腺手术等。

（二）姿势要点

病人仰卧于床上，髋关节与膝关节均屈曲呈 90°，两侧小腿悬于腿托架上，双大腿分开（即髋关节外展 45°左右），臀部靠近床沿。

（三）解剖学意义

肛门和外阴部可以充分暴露。若为加强截石位，两大腿向腹部屈曲，则对腹部部分器官产生压迫令病人不适。

（四）注意事项

腿托架要加厚棉垫，以免压迫腓总神经而致麻痹。勿使髋关节过度外展，以免发生脱位或骨折等意外。

（董　博）

实验指导

　　《解剖组胚学》（上册）是一门形态学科，直观性强，名词多、描述多是其特点。主要学习方法是听讲和实验。《解剖组胚学》（上册）的实验是在老师指导下，学生通过对人体形态结构进行独立的观察、辨认、分析、对比、描述、记忆和归纳总结，从而获得比较全面、系统的《解剖组胚学》（上册）知识的教学活动。其主要任务是观察尸体标本、教学模型和移动数字化互动教学平台。在学习中，要学会将教材、标本、模型、教材图谱和移动数字化互动教学平台有机地结合起来，以达到全面、正确地认识和记忆人体形态结构，学好《解剖组胚学》（上册）的目的。因此，同学们应从以下几方面严格要求自己。

　　1. 学会配合使用教材、实验指导、教材图谱、移动数字化互动教学平台和直观教具（包括模型、标本），独立地进行观察。

　　2. 熟练掌握《解剖组胚学》（上册）的常用方位术语和各系统的常用名词，熟悉《解剖组胚学》（上册）的描述方法和各系统的特点。

　　3. 善于利用各种直观教具（包括教材图谱、标本、模型、切片）和移动数字化互动教学平台，帮助自己理解教材中的文字描述和辨认各结构。

　　4. 注意老师的课前讲解、提问、示教和小结，不仅要掌握所学知识，更重要的是掌握学习方法，培养自己独立观察和分析问题的能力。

　　5. 要集中注意力，使自己的思维始终处于积极状态，争取做到三勤：①勤动脑，多思考、多分析；②勤动手，多接触标本、勤做笔记、勤小结；③勤动口，勤读、善问、互相讨论。

　　6. 自觉遵守实验室的规章制度，爱惜实验器材，培养严谨的科学态度，养成良好的学风。

实验 1　骨与骨连结

【实验目的】

　　1. 能辨认骨的形态、分类和构造；各部椎骨的主要特征；脊柱、胸廓的组成和特点；上、下肢骨的组成和各骨的位置、形态；颅的组成，翼点的位置；全身的骨性标志。

　　2. 会正确辨认关节的基本结构；肩关节、肘关节、桡腕关节、髋关节、膝关节、距小腿关节的组成、结构特点和运动；骨盆的组成和分部，男、女性骨盆的差异。

【实验材料】

　　1. 人体骨骼标本及模型；全身散骨标本及模型；股骨剖面标本、脱钙骨及煅烧骨标本。

　　2. 脊柱标本及模型；椎骨连结标本及模型；胸廓标本及模型。

　　3. 已被打开关节囊的肩关节、肘关节、髋关节、膝关节、桡腕关节、距小腿关节标本及模型。

　　4. 男、女性骨盆标本及模型。

　　5. 整颅标本、模型；分离颅骨标本、模型。

　　6. 颅的水平切面及矢状切面标本、模型。

【实验内容及方法】

　　1. 骨与骨连结的概述

　　（1）骨的分类和构造：在人体骨骼标本及模型上，辨认各类骨的形态及构造。取股骨纵切面标本辨认长骨的骨干和两端以及骨髓腔、关节面。

（2）骨连结的分类和构造

1）直接连结：取脊柱腰段矢状面切面标本辨认椎间盘。

2）关节：①基本结构：取肩关节标本观察关节的组成、关节面的形状、关节囊的构造和特性、关节腔的构成；②辅助结构：取膝关节标本观察韧带的外形、纤维排列及与关节囊的关系；观察膝关节两块半月板的位置、形态。

2. 躯干骨及其连结

（1）脊柱：在人体骨架标本上观察脊柱的外形和组成。①椎骨：取各部位椎骨观察椎骨的组成及形态特点；②椎骨的连结：取切除1～3个椎弓的脊柱腰段标本，观察椎间盘及各韧带的外形、位置和结构。

（2）胸廓：在人体骨架标本上观察胸廓的外形和组成。①胸骨：取胸骨标本观察其组成和形态特点；②肋：取肋标本观察其形态特点。

（3）在活体上触摸躯干的重要体表标志（如第7颈椎棘突、胸骨角、肋弓等）。

3. 上肢骨及其连结

（1）上肢骨：取肩胛骨、锁骨、肱骨、桡骨、尺骨、手骨标本，观察各骨的重要形态特点。在活体上触摸上肢的重要体表标志（如肩峰、肩胛下角、尺骨鹰嘴和肱骨内、外上髁及桡骨茎突等）。

（2）上肢骨的连结：取肩关节、肘关节、桡腕关节切开标本，观察各关节的组成和结构特点，并在活体上验证各关节的运动。

4. 下肢骨及其连结

（1）下肢骨：取髋骨、股骨、髌骨、胫骨、腓骨、足骨标本，观察各骨的重要形态特点。在活体上触摸下肢的重要体表标志（如髂嵴、髂前上棘、坐骨结节、内踝、外踝等）。

（2）下肢骨的连结：取骨盆、髋关节、膝关节、距小腿关节切开标本，观察骨盆及各关节的组成和结构特点，在活体上验证各关节的运动；注意女性骨盆的特点。

5. 颅

（1）颅的组成：取整颅和分离颅骨标本观察颅的组成及重要颅骨的形态和位置。

（2）颅的整体观：取整颅和颅的水平切面、正中矢状切面标本分别观察颅的顶面、颅底内面、颅底外面、颅的侧面、颅的前面等重要结构。区分颅底内面各主要的孔裂。

（3）颞下颌关节：取已切除关节囊外侧壁的颞下颌关节标本，观察颞下颌关节的组成及结构特点。

（4）在活体上触摸颅的重要体表标志（如翼点、下颌角、乳突、颧弓等）。

实验 2 骨 骼 肌

【实验目的】

1. 能辨认膈的位置、形态和功能；胸锁乳突肌、斜方肌、背阔肌、竖脊肌、胸大肌、肋间肌的位置和功能；三角肌、肱二头肌、肱三头肌、臀大肌、梨状肌、股四头肌、缝匠肌、小腿三头肌的位置和功能。

2. 会辨认腋窝、肘窝和腘窝的位置及境界，股三角的位置、境界和内容。

【实验材料】

1. 已解剖好的全身肌标本。

2. 游离的四肢肌标本。

【实验内容及方法】

1. 肌的分类和构造　在全身肌标本上观察长肌、短肌、扁肌和轮匝肌的形态，辨认肌腹、肌腱和腱膜。

2. 全身重要肌的辨认　在尸体上辨认胸锁乳突肌、斜方肌、背阔肌、竖脊肌、胸大肌、前锯肌、肋间肌、三角肌、肱二头肌、肱三头肌、臀大肌、梨状肌、股四头肌、缝匠肌、小腿三头肌的位置和起止点，并在活体上验证其功能。

3. 膈　观察膈的位置及中心腱，各个裂孔的位置和通过的结构。

4. 腹肌　观察各腹肌的位置和肌束走行方向，辨认腹直肌鞘，并检查其组成情况，辨认腹股沟管的位置、形态及内、外口的位置。

实验3　消 化 系 统

【实验目的】

1. 能辨认各段消化管的位置、形态结构；肝和胰的位置、形态、结构。

2. 会在自身上确认消化系统各器官的位置。

【实验材料】

1. 消化系统概观标本或模型，人体半身模型，显示腹腔器官整体观解剖标本，头颈部正中矢状切面标本或模型，各类牙的模型或标本，胃、十二指肠模型或标本，小肠、结肠、盲肠和阑尾、直肠模型或标本。

2. 肝、胰模型或标本。

【实验内容和方法】

1. 消化系统的组成　在消化系统概观模型和人体半身模型上，观察消化系统的组成及消化管各段的连接关系。

2. 消化管

（1）口腔：对照口腔模型，在活体上采取对镜自查，观察口腔结构。

1）口唇和颊：辨认人中和鼻唇沟，在颊黏膜上寻找腮腺导管的开口。

2）腭：区分硬腭和软腭，辨认腭垂、腭舌弓、腭咽弓等结构，指出腭扁桃体的位置，观察咽峡的组成。

3）舌：观察舌的形态和分部，指出舌乳头、舌系带、舌下阜和舌下襞。

4）牙：在活体上观察牙的排列、牙冠及牙龈。对照牙模型，辨认牙的形态、构造和牙周组织。

（2）咽：在头颈部正中矢状切面标本或模型上，确认咽的位置、形态和分部，观察咽腔各部的结构。

（3）食管：在消化系统概观标本或模型上，观察食管的位置和分部及3处狭窄的位置。

（4）胃：在腹腔解剖标本上，确认胃的位置和毗邻；在胃的离体标本上，观察胃的形态、分部；在切开胃的标本上，辨认胃的黏膜皱襞、胃小凹和幽门括约肌等结构。

（5）小肠：在腹腔解剖标本上，观察小肠的位置和分部。

1）十二指肠：观察十二指肠的分部及各部的位置，确认十二指肠与胰头的关系；在十二指肠切开的解剖标本上，辨认十二指肠大乳头和胆总管的开口。

2）空肠和回肠：观察小肠袢的分布，空、回肠的位置；在空肠和回肠切开的解剖标本上，区别二者的黏膜皱襞和管腔的形态。

（6）大肠：在腹腔解剖标本上，观察大肠的位置和分部。

1）盲肠和阑尾：观察盲肠和阑尾的位置、形态；在活体上确认阑尾根部体表投影的位置。

2）结肠：观察结肠的位置、形态；观察结肠表面的特征性结构，即结肠带、结肠袋和肠脂垂。

3）直肠和肛管：在盆腔正中矢状切面标本或模型上，观察直肠的位置和弯曲；在直肠、肛管切开标本或模型上，观察直肠横襞、肛柱、肛瓣、肛窦、齿状线和肛门内、外括约肌的位置。

3. 消化腺

（1）肝：在消化系统概观标本、模型或腹腔解剖标本上，观察肝的位置。在肝的离体标本上，观察肝的形态、结构和分叶，辨认出入肝门的结构；观察胆囊的位置、形态和分部以及输胆管道的组成。对照标本，在活体上确认肝和胆囊底的体表投影。

（2）胰：在腹膜后间隙器官标本上，观察胰的位置、形态和分部。观察胰头与十二指肠的关系；胰管与胆总管的关系。

实验 4　呼 吸 系 统

【实验目的】

1. 能正确辨认鼻旁窦、气管、主支气管、肺的形态；纵隔的位置和内容。

2. 会观察喉的构成；胸膜的分布、胸膜腔的形成。

【实验材料】

1. 鼻腔标本和模型，喉软骨和喉腔标本或模型，气管和主支气管的标本与模型，胸腔标本或半身人模型。

2. 左、右肺标本或模型，胸腔标本。

【实验内容和方法】

1. 取鼻腔标本或模型，观察鼻腔外侧壁，主要是 3 个鼻甲和鼻道的形态以及鼻旁窦的开口部位，然后观察各个鼻旁窦的位置、形态。

2. 取喉标本或模型，观察喉软骨和喉腔的结构，包括喉软骨的形态、位置，喉黏膜形成的结构以及喉腔三部分的划分。

3. 取气管和主支气管标本或模型，观察气管和主支气管的形态与管壁的结构，重点观察气管软骨环的形态，然后比较左、右主支气管的区别，主要从管径、长度和走行方向上进行比较。

4. 在胸腔标本或半身人模型上观察左、右在胸腔的位置，以及与心之间的关系。

5. 取肺标本或模型，观察肺的形态和分叶，重点观察肺门的形态和出入肺门的结构，然后比较左、右的形态区别。

6. 在胸腔标本上观察肋胸膜、膈胸膜、纵隔胸膜和胸膜顶的位置及胸膜腔的形态。

7. 在胸腔标本上观察肋膈隐窝的位置，深度与肺下缘之间的关系。

8. 在胸腔标本上观察纵隔的位置和纵隔内的主要结构，主要是心、心包、气管与主支气管、食管、胸主动脉以及脂肪组织等。

实验 5　泌 尿 系 统

【实验目的】

1. 能辨认肾的位置；输尿管的狭窄；女性尿道的特点和开口部位。

2. 会辨认肾的形态、剖面结构、被膜；输尿管的行程；膀胱的形态、位置和毗邻。

【实验材料】

1. 男、女泌尿生殖系统概观标本和模型，腹膜后间隙的器官标本及模型，离体肾及肾的剖面标本和模型。

2. 离体膀胱标本和模型，人体半身模型，男、女骨盆正中矢状切面标本及模型。

【实验内容和方法】

1. 取男、女泌尿生殖系统概观标本和模型，观察泌尿系统的组成和各器官的连续关系。

2. 肾　在腹膜后间隙器官标本及模型、离体肾及肾的剖面标本和模型、人体半身模型上观察：①肾的位置：注意比较左、右肾的位置差异和与第12肋的关系；②肾的形态：观察肾门的位置，辨认出入肾门的肾动脉、肾静脉和肾盂等结构；③肾的剖面结构：观察肾皮质和肾髓质的位置，辨认肾锥体、肾乳头和肾柱。注意观察肾窦内肾小盏、肾大盏、肾盂及三者的连续关系。

3. 输尿管　在腹膜后间隙的器官标本及模型上观察输尿管的行程和3处狭窄的部位。

4. 膀胱　取离体膀胱标本及模型、男女骨盆正中矢状切面标本及模型，观察膀胱的形态、位置和毗邻关系，注意观察膀胱三角的位置和黏膜特点。

5. 女性尿道　在女性骨盆正中矢状切面标本及模型上观察女性尿道的行程、毗邻、特点和尿道外口的位置，注意尿道外口与阴道口的位置关系。

实验6　生殖系统

【实验目的】

1. 能正确辨认男、女生殖系统的组成，各器官的位置及形态结构。

2. 会辨认精囊腺、尿道球的位置，阴茎的构造；阴道、乳房的位置、形态和结构；会阴的分部及通过的结构。

【实验材料】

1. 男、女性生殖系统全貌标本，男、女性盆腔正中矢状切面标本，阴茎的解剖标本及横切面标本。

2. 女性内生殖器解剖标本，女阴标本，女性乳房解剖标本，男、女性会阴肌标本。

【实验内容与方法】

1. 男性生殖系统　取男性生殖系统全貌标本和男性盆腔正中矢状切面标本，观察以下内容。

（1）观察睾丸和附睾的位置与形态。

（2）观察睾丸鞘膜脏、壁两层以及鞘膜腔的形态结构。

（3）观察输精管的起始、行程，并结合活体，触摸输精管的硬度。辨识精索的位置和构成。

（4）观察精囊腺、前列腺、尿道球腺的位置及形态。

（5）观察阴茎的外形及构造；3条海绵体的形态和位置关系；尿道外口的位置和形态；查看阴茎包皮及包皮系带的位置和构成；观察阴囊的构造和内容。

（6）观察尿道的走行和分部；2个弯曲和3个狭窄的形态与位置。

2. 女性生殖系统　取女性盆腔标本、内生殖器解剖标本和盆腔矢状切面标本，观察以下内容。

（1）观察卵巢的位置形态以及它与子宫阔韧带的关系。

（2）在子宫阔韧带上缘内寻认输卵管，观察它的分部及各部的形态特征。

（3）观察子宫的位置以及子宫与膀胱、阴道和直肠的位置关系；子宫的形态和分部；子宫腔和子宫颈管的形态；子宫各韧带的位置、附着和构成。

（4）观察阴道的位置和毗邻；查看阴道穹的构成，以及阴道穹后部与直肠子宫陷凹的位置关系。

（5）观察阴阜、大阴唇、小阴唇、阴道前庭、阴蒂的位置和形态，注意阴道口和尿道外口的位置关系。

（6）观察乳头、乳晕、输乳管的排列方向和乳房悬韧带的形态特点。

（7）观察会阴的范围；区分尿生殖区和肛区以及通过该二区的结构；观察狭义会阴的位置。

实验 7　腹　　膜

【实验目的】

1. 能辨认腹腔和腹膜腔的位置。

2. 会观察腹膜腔的组成、腹膜与脏器的关系、腹膜形成的主要结构。

【实验材料】

腹膜模型，男、女盆腔正中矢状切面模型或标本。

【实验内容和方法】

在腹膜标本或模型上，观察脏、壁腹膜的配布和腹膜腔的形成；观察肝镰状韧带的位置；观察大、小网膜的位置、形态及网膜孔、网膜囊的位置；观察各肠系膜的位置、结构。分别在男、女盆腔正中矢状切面标本或模型上，确认直肠膀胱陷凹、直肠子宫陷凹和膀胱子宫陷凹。

实验 8　心血管系统

【实验目的】

1. 能在标本和模型上辨认心的位置、外形和心腔的内部结构，心的血管和心包腔；在自身上触摸全身浅动脉的搏动部位和止血点；在标本和模型上辨认颈内静脉、颈外静脉、奇静脉及上、下肢浅静脉的行程、注入部位，归纳静脉穿刺的部位。

2. 会归纳血液循环的途径、体循环和肺循环的特点与功能；辨认肝门静脉主要属支的名称和收集范围，肝门静脉系与上、下腔静脉系间的吻合；在标本和模型上辨认全身的主要动脉配布。

【实践材料】

1. 胸腔纵隔标本（十字形切开心包），完整的心脏离体新标本。

2. 切开心房、心室的离体心标本，示心传导系统的心模型，心的血管铸造标本。

3. 头颈、上肢、胸部、腹部、盆部、下肢的血管标本。

4. 肝门静脉与上腔静脉系、下腔静脉系的吻合模型。

【实践内容和方法】

1. 血液循环　在血液循环模型上观察血液的流动方向，描述血液循环、体循环和肺循环。注意观察体循环动脉和静脉的血液颜色与肺循环动脉和静脉的血液颜色有什么不同。

2. 心

（1）心的位置、外形和心包

1）在胸腔纵隔标本上，观察心的位置、外形及与周围器官的毗邻关系。结合标本描述心的位置、外形，观察心包。

2）在完整的心脏离体标本和心模型上，分别观察心尖、心底、胸肋面和膈面，右缘、下缘、左缘，冠状沟、前室间沟、后室间沟及沟内心的血管。

（2）在心的模型和切开心房、心室的离体标本上，仔细观察心腔内各结构及相互间的关系。

1）右心房：辨认右心耳，上腔静脉口、下腔静脉口和冠状窦口，右房室口，房间隔在右心房处的凹陷是卵圆窝。

2）右心室：观察右房室口边缘三尖瓣的形态和开口方向，三尖瓣与腱索、乳头肌的关系，识别肉柱与乳头肌。观察肺动脉口，肺动脉瓣的形态和开口方向，识别肺动脉瓣和三尖瓣。左、右心室之间的室间隔，识别肌部和膜部的位置与结构特点。

3）左心房：观察左心耳，肺静脉口（每侧两个）和左房室口。

4）左心室：观察左房室口周缘的二尖瓣的形态和开口方向，瓣膜、腱索与乳头肌的关系。观察主动脉口、主动脉瓣的形态和开口方向，在左瓣和右瓣处的主动脉壁各有一开口，是左、右冠状动脉的起始处。

（3）在示心传导系统的心模型上观察窦房结和房室结的位置、形态及房室束、左右束支的走行。

（4）在心的铸造标本上，观察心的动脉和静脉。

1）动脉：在升主动脉起始部的前壁和左后壁上，分别辨认右冠状动脉和左冠状动脉，并寻认其行径以及分支分布。

2）静脉：在冠状沟的后部辨认冠状窦，观察其形态、开口部位和主要属支。

3. 动脉

（1）在胸腔解剖标本和全身血管铸造标本上，观察肺动脉干的起始、行程，在肺动脉干分叉处与主动脉弓下缘之间观察动脉韧带。

（2）主动脉：在全身血管铸造标本上观察主动脉的起始、行径、分支分布，辨认主动脉弓上的分支。

（3）头颈部的动脉：在全身血管铸造标本和头颈部的标本上观察颈总动脉的分支和分布，在下颌支的深面辨认上颌动脉，观察其分支脑膜中动脉的走行。请同学们在自身或同学相互触摸头颈部的颈总动脉、面动脉、颞浅动脉的搏动，它们分别是确认头颈部的止血点。

（4）上肢的动脉：在全身铸造标本和上肢的标本上观察锁骨下动脉、腋动脉、肱动脉的起始、走行、分支分布，观察椎动脉的起始、走行、与颈椎横突孔的关系，观察胸廓内动脉的走行、分支和分布，辨认掌浅弓和掌深弓。请同学们在自体或相互触摸肱动脉、桡动脉、尺动脉的搏动，确认上肢止血点的位置、测量血压的肱动脉和触摸脉搏的桡动脉。

（5）胸部的动脉：在全身铸造标本和胸腔标本上观察肋间后动脉的走行，在后方肋沟内，经肋角处分为上、下两支，走行在相邻肋的下缘、上缘，与胸廓内动脉发出的分支吻合。

（6）腹部的动脉：在全身铸造标本和腹腔血管标本上观察腹主动脉发出的壁支和脏支，观察腹主动脉发出的成对脏支：肾动脉、睾丸动脉的起始、走行。不成对分支：腹腔干、肠系膜上动脉、肠系膜下动脉的起始、行径和分支分布。

1）腹腔干：在主动脉裂孔的下方，辨认腹腔干，并按以下要求辨认其分支。①在胃小弯侧近贲门处辨认胃左动脉，观察其分布；②在幽门的上方辨认肝总动脉，观察其分支肝固有动脉和胃十二指肠动脉的分布；③在胰体上缘辨认脾动脉，观察其分布。

2）肠系膜上动脉：在肠系膜根内寻认肠系膜上动脉，观察其走行和分支分布。

3）肠系膜下动脉：肠系膜上动脉起点的下方，寻找肠系膜下动脉，观察其走行和分支分布。

（7）盆部的动脉：在全身铸造标本和盆腔血管标本上观察髂总动脉、髂外动脉、髂内动脉的起始、走行、分支分布。

（8）下肢的动脉：在全身铸造标本和下肢血管标本上观察股动脉、腘动脉、胫前动脉、胫后动脉的行径、分支分布。在自体或同学相互之间触摸股动脉的搏动，在下肢血管标本的股三角内确认股动脉的位置，识别股动脉与股静脉、股神经的位置关系。在自体或同学相互之间触摸足背动脉的搏动。

4. 静脉

（1）上腔静脉系：观察全身血管铸造标本和胸部解剖标本，找寻上腔静脉，观察左、右头臂静脉汇合成上腔静脉，比较两侧头臂静脉的长短、走行方向。观察奇静脉注入上腔静脉的位置。

1）头颈部的静脉：观察全身血管铸造标本和头颈部的静脉标本，观察以下静脉。①颈内静脉：在颈总动脉和颈内动脉的外侧寻找颈内静脉，确认其与锁骨下静脉共同行程的静脉角。在面部辨认与面动脉伴行的面静脉，并观察其注入部位。②颈外静脉：在胸锁乳突肌的表面寻找颈外静脉，观察其合成、行程和注入部位。同学相互之间观察颈外静脉。③锁骨下静脉：在胸锁关节的后方辨认锁骨下静脉，注意其与锁骨下动脉之间的位置关系及其与腋静脉间的延续关系。

2）上肢静脉：观察全身血管铸造标本和上肢静脉标本，深静脉与同名动脉伴行，一般是两条静脉伴行一条动脉，最后合成腋静脉。腋静脉在第1肋的外缘延续为锁骨下静脉。浅静脉，观察自体浅静脉的流动方向。确认手背静脉网、头静脉、贵要静脉和肘正中静脉，在自体确认手背静脉网及其流注关系。

3）胸部的静脉：观察全身血管铸造标本和胸部静脉标本，观察位于胸椎体右侧的奇静脉、位于胸椎体左侧上部的副半奇静脉和下部的半奇静脉，观察其行程、注入部位和收集范围，注意奇静脉与右肺根之间的位置关系。

（2）下腔静脉系：取躯干后壁的静脉标本，在腹主动脉的右侧寻找下腔静脉，观察左右髂总静脉汇合成下腔静脉。穿膈腔静脉孔进入胸腔后很快注入右心房。

1）下肢的静脉：观察全身血管铸造标本和盆部、下肢的静脉标本。下肢的深静脉：与同名动脉伴行，最后汇合成股静脉，股静脉在腹股沟韧带的深面延续为髂外静脉。注意股静脉与股动脉之间的位置关系。下肢的浅静脉：观察辨认大隐静脉和小隐静脉的起始、行程和注入部位。同学之间或自体辨认内踝前面位置固定的大隐静脉，在标本上观察大隐静脉的属支。

2）盆部的静脉：观察全身血管铸造标本、盆部和下肢的静脉标本，观察髂内静脉及其属支、髂外静脉及其属支。注意其与周围结构之间的位置关系。

3）腹部的静脉：观察全身血管铸造标本、腹部的静脉标本。观察腹部的静脉，成对的腹腔脏器静脉：肾静脉、睾丸静脉、肝静脉的走行、汇入部位和汇入角度，左、右肾静脉的长、短比较及其注入部位。左、右睾丸静脉的注入部位和注入处的角度差异，理解临床上左睾丸静脉容易发生曲张的原因。肝门静脉系：在肝十二指肠韧带内，肝固有动脉和胆总管的后方，辨认肝门静脉，注意三者之间的位置关系，在胰头和胰体交界处的后方观察肝门静脉的合成和各属支，其中肠系膜下静脉注入左肾静脉。肝门静脉与上、下腔静脉系之间的吻合：观察肝门静脉与上、下腔静脉系吻合的模型，辨认食管静脉丛、直肠静脉丛、脐周静脉网，观察肝门静脉高压时侧支循环的途径，理解肝门静脉高压时呕血和便血的原因。

实验9　淋巴系统

【实验目的】

1. 能在标本和模型上辨认全身各浅表淋巴结的位置与收集范围；脾的形态和位置。
2. 会在自己身上确认脾的位置。

【实践材料】

淋巴结形态、结构模型，全身浅淋巴结的模型，胸导管和右淋巴导管标本、模型，小儿胸腺解剖标本。

【实践内容和方法】

1. 淋巴结成群分布，请同学相互触摸，看能否触及淋巴结，了解淋巴收集的范围。
2. 胸导管　在第1腰椎的前方寻找注入乳糜池的左、右腰干和单一的肠干，观察胸导管的行程和其在行程中与周围结构的位置关系、注入部位。在胸导管注入左静脉角时，仔细寻找左颈干、左支气管纵隔干和左锁骨下干。
3. 脾　在血管铸造标本和腹部的解剖标本上，观察脾的位置，注意其与左肋弓的位置关系及其与胰、胃及肾之间的位置关系。取离体的脾标本，辨认其脏面的脾门和其上缘的脾切迹，注意进出脾门的结构间的位置关系。
4. 胸腺　在小儿的胸腺解剖标本上，仔细观察胸腺的形态和位置。

实验10　感　觉　器

【实验目的】

1. 能辨认眼球壁和眼球内容物的结构、眼球屈光系统的组成；外耳、中耳、内耳的组成；皮肤的构造。
2. 会分析房水的产生、循环途径；声波的传导途径。

【实验材料】

1. 眼球标本或模型，新鲜猪或牛眼球冠状切面标本和矢状切面标本，眼副器标本或模型。
2. 耳的标本及模型，听小骨标本及模型，内耳模型。

【实验内容和方法】

1. 眼

（1）眼球

1）取眼球标本，观察其外形，寻认视神经的附着部位。

2）取眼球冠状切面的前半部标本，由后向前观察，可见充满于眼球内的透明胶状物为玻璃体。移除玻璃体，可见透明的晶状体。晶状体周围的眼球壁呈环形增厚的黑色突出部分为睫状体。用镊子轻轻提起晶状体，见到连于晶状体与睫状突之间的细丝状纤维，即睫状小带。移除晶状体，观察其前方的虹膜和瞳孔。眼球壁外层前部的透明薄膜是角膜，角膜与晶状体之间的间隙被虹膜分为前、后两部分，即眼球的前房和后房。

3）取眼球冠状切面的后半部标本，透过玻璃体，可见乳白色的视网膜（活体上呈棕红色）。视网膜后部偏鼻侧有一白色圆盘状隆起为视神经盘，其与视神经附着处相对。自视神经盘向四周有呈分支状走行于视网膜中的视网膜小动、静脉。视网膜易从眼球壁剥离，移除玻璃体和视网膜，可见到一层呈黑褐色的脉络膜，它的外层为乳白色的巩膜。

4）取眼球的矢状切面标本，先观察眼球的前房、后房、晶状体和玻璃体，再由前向后观察眼球壁各层结构。

5）在活体上辨认角膜、巩膜、虹膜和瞳孔等结构。

（2）眼副器

1）在活体上观察睑缘、内眦、外眦、泪点、球结膜和睑结膜等结构。

2）在泪器、眼球外肌标本和模型上观察泪腺、泪小管、泪囊和鼻泪管以及各眼球外肌的位置。

2. 前庭蜗器

（1）外耳：利用标本、模型并结合活体观察耳郭形态、外耳道的分部和弯曲、鼓膜的位置及形态。

（2）中耳：观察鼓室的位置与形态，辨认前庭窗、蜗窗及各听小骨的位置，乳突小房和咽鼓管与鼓室的连通关系。

（3）内耳

1）骨迷路：辨认骨半规管、前庭和耳蜗。观察3个半规管上膨大的骨壶腹及前庭外侧壁上的前庭窗和蜗窗，观察蜗轴、蜗螺旋管和骨螺旋板的形态。

2）膜迷路：观察膜半规管、椭圆囊、球囊和蜗管，寻认壶腹嵴、椭圆囊斑、球囊斑、螺旋器、前庭阶和鼓阶的位置。

实验 11   中枢神经系统

【实验目的】

1. 能辨认脊髓的位置和外形；脑的组成。

2. 会辨认脑的分部、脑干、小脑、间脑和端脑的外形。

【实验器材】

1. 离体脊髓标本、切除椎管后壁的脊髓标本、脊髓横切面标本和模型。

2. 整脑和脑正中矢状切面标本、脑干和间脑标本及模型、小脑和大脑半球标本、基底核模型、脑室标本或模型。

3. 硬脑膜标本、脑和脊髓血管色素灌注标本。

【实验内容与方法】

1. 脊髓   取切除椎管后壁的脊髓标本，观察脊髓的位置与外形，用镊子向两侧拉开脊髓表面的被膜，观察脊髓的上、下界和脊神经根的走向及马尾。再观察颈膨大和腰骶膨大。辨认脊髓表面的纵沟。

2. 脑   取整脑和脑正中矢状切面标本，观察脑干（延髓、脑桥、中脑）、间脑、小脑和端脑的连接和位置关系。

（1）脑干：取脑干标本和模型进行观察。自下而上依次观察延髓、脑桥、中脑的结构和相连的脑神经。可用透明脑干观察神经核。

（2）小脑：在离体小脑标本上观察小脑蚓、小脑半球及小脑扁桃体及第四脑室。

（3）间脑：取间脑脑干标本或模型，观察间脑的位置、形态和分部；观察背侧丘脑内卵圆形的灰质团块、第三脑室；内、外侧膝状体；观察视交叉、漏斗及其末端连接的垂体，乳头体。

（4）端脑：在整脑标本上观察大脑纵裂、胼胝体及大脑横裂。取大脑半球标本，辨认外侧沟、中央沟和顶枕沟，在标本上辨认大脑半球的五叶和大脑半球各面的主要沟回、基底核、内囊和侧脑室。

实验 12　脑和脊髓的被膜、血管、脑脊液

【实验目的】

1. 能辨认脑和脊髓的被膜、脑的血液供应。
2. 会归纳脑脊液的循环途径。

【实验器材】

硬脑膜标本、脑和脊髓血管色素灌注标本。

【实验内容与方法】

1. 脑和脊髓的被膜　取切除椎管后壁的脊髓标本，逐层观察脊髓的被膜及硬膜外隙和蛛网膜下隙的位置。

2. 脑和脊髓的血管　利用脑血管色纱灌注标本，观察大脑中动脉、大脑前动脉、椎动脉、大脑后动脉和大脑动脉环。

实验 13　周围神经系统

【实验目的】

1. 能辨认脊神经的数目、组成和分布概况；颈丛、臂丛、腰丛、骶丛的位置、主要分支及分布。

2. 会辨认脑神经的名称和连脑的部位，各脑神经的主要分支及分布；交感神经、副交感神经低级中枢的位置；内脏神经节的位置、交感神经、副交感神经节后纤维的分布概况。

【实验器材】

1. 切除椎管后壁的脊髓标本和模型、颈丛皮支及膈神经的标本和模型、上肢血管、神经标本和模型、胸神经标本和模型、腹后壁及下肢的血管和神经标本。

2. 脑标本、眶内结构标本、三叉神经标本和模型、面神经的标本和模型、颈部深层血管、神经标本、迷走神经标本和模型。

3. 保留脊神经和内脏大、小神经的部分胸腹腔标本。

【实验内容与方法】

1. 脊神经　在切除椎管后壁的脊髓标本或模型上观察脊神经的组成、脊神经根出入椎管的部位、脊神经的分支及神经丛的组成；观察头颈部的标本，在胸锁乳突肌后缘中点寻找颈丛皮支，观察膈神经的行程和分布；在头颈及上肢标本或模型上观察臂丛的组成、位置及主要分支；确认肌皮神经、尺神经、正中神经、桡神经和腋神经的分布范围；结合胸神经标本或模型观察肋间神经和肋下神经的行程和分布范围；取腹后壁及下肢的血管和神经标本或模型观察腰丛、骶丛的组成、位置和主要分支；确认股神经、坐骨神经的行程、分支和分布。

2. 脑神经　结合脑标本和去除脑保留脑神经根的颅底标本，观察脑神经的连脑部位和出入颅的部位；在眶内结构标本或模型上辨认动眼神经、滑车神经、展神经、视神经、上颌神经的走行和分布；观察三叉神经标本或模型，辨认三叉神经节的位置，三叉神经的分支、走行及分布；取面神经标本或模型观察面神经的走行、分支及分布。在颈部深层的血管、神经标本及迷走神经标本和模型上观察舌咽神经、副神经、迷走神经、舌下神经的走行、分支及分布。

3. 内脏神经　在内脏神经标本或模型上观察交感神经、副交感神经低级中枢的位置；

内脏神经节的位置；交感干的位置及组成；内脏大、小神经行程及分布；交感神经、副交感神经节后纤维的分布概况。

实验 14　神经系统的传导通路

【实验目的】

1. 能分析躯干四肢的痛、温、粗触觉、压觉传导通路及本体感觉和皮肤精细触觉传导通路、头面部的浅感觉传导通路和视觉的传导通路的组成及损伤后的临床表现。

2. 会分析锥体系的组成及损伤后的临床表现。

【实验器材】

1. 脑干神经核模型。

2. 电传导通路模型——铁丝传导通路模型。

【实验内容与方法】

1. 躯体、四肢的深、浅感觉传导通路　利用铁丝传导通路模型，指导学生观察躯体与四肢的深、浅感觉传导通路的三级神经元所在的部位及交叉的部位和通过内囊的部位，再让学生观察电动传导通路模型的传导运行途径。

2. 头面部浅感觉传导通路　利用铁丝传导通路模型，指导学生观察头面部浅感觉传导通路的三级神经元所在的部位及其纤维行程和通过内囊的部位。

3. 视觉传导通路　利用铁丝传导通路模型，指导学生观察视觉传导通路神经元所在的部位，鼻侧纤维交叉的部位，再让学生分小组继续观察到熟悉为止。

4. 运动传导通路　利用铁丝传导通路模型，指导学生观察皮质脊髓束、皮质核束的二级神经元所在部位及锥体交叉的部位和通过内囊的部位，再利用脑干神经核模型观察皮质核束通过内囊膝部及纤维交叉与终止脑神经运动核的情况。

实验 15　内分泌系统

【实验目的】

1. 能辨认各内分泌腺的位置和形态。

2. 会在自己身上确认各甲状腺的位置。

【实验材料】

1. 内分泌系统概观标本。

2. 垂体、松果体、甲状腺、甲状旁腺、肾上腺标本和模型。

【实验内容及方法】

1. 内分泌系统各器官的位置和形态　检查同学的甲状腺，证实甲状腺可随吞咽而上下移动。

2. 学生在模型和标本上确认甲状腺、甲状旁腺、肾上腺和垂体的形态。

（董　博）

解剖组胚学（上册）教学大纲

一、课程性质

《解剖组胚学》（上册）是高等卫生职业教育护理、临床医学专业的一门重要专业基础课。本课程的主要内容包括人体各系统器官的正常形态结构和位置毗邻关系。本课程的主要任务是让学生熟悉和掌握人体各系统器官的正常形态结构和位置毗邻关系，为学习其他基础医学和临床医学课程奠定必要的形态学基础。

二、课程目标

通过本课程的学习，学生能够达到以下要求。

（一）专业知识目标

1. 掌握正常人体各系统的组成和主要器官的位置。
2. 熟悉正常人体各主要器官的形态结构。
3. 了解正常人体各主要器官的毗邻关系。

（二）实践技能目标

1. 能辨认人体各主要器官的形态、位置和毗邻关系。
2. 会用所学的解剖组胚学基本知识去分析和解决临床实际问题。
3. 能规范、熟练地进行基本实践操作。

（三）职业素养目标

1. 具有良好的职业道德修养、人际沟通能力和团结协作精神。
2. 具有严谨的学习态度、科学的思维能力和勇于创新的精神。

三、学时安排

教学内容	学时数			教学内容	学时数		
	理论	实验	合计		理论	实验	合计
绪论	1		1	第10章　淋巴系统	2	0.5	
第1篇　运动系统	3	12	15	第4篇　感觉器	4	2	6
第1章　骨和骨连结	2	8		第11章　视器	2	1	
第2章　骨骼肌	1	4		第12章　前庭蜗器	2	1	
第2篇　内脏学	16	9	25	第5篇　神经内分泌系统	16.5	8.5	25
第3章　内脏学总论	0.5			第13章　神经系统总论	1		
第4章　消化系统	6	4		第14章　中枢神经系统	6	4	
第5章　呼吸系统	2.5	1		第15章　脊髓和脑的被膜、	2	1	
第6章　泌尿系统	2	1		血管与脑脊液			
第7章　生殖系统	4	2		第16章　周围神经系统	5	2	
第8章　腹膜	1	1		第17章　神经系统的传导通路	2	1	
第3篇　脉管系统	12	6	18	第18章　内分泌系统	0.5	0.5	
第9章　心血管系统	10	5.5		合计	52.5	37.5	90

四、课程内容和要求

教学内容	教学要求			教学活动参考	教学内容	教学要求			教学活动参考
	了解	理解	掌握			了解	理解	掌握	
绪论				1. 理论讲授：多媒体演示讲授。	（四）颅底内面观			√	
一、解剖组胚学的概念和在医学中的地位	√				（五）颅底外面观			√	
二、学习解剖组胚学的方法		√			三、新生儿颅的特征			√	
三、人体器官的构成和系统的划分	√				四、颅的连结			√	
四、常用的解剖学术语		√			第2章 骨骼肌				
第1篇 运动系统				2. 实验操作：标本、模型、实物观察，实际操作，移动互动教学平台。	第1节 概述				
第1章 骨和骨连结					一、肌的形态和构造	√			
第1节 概述					二、肌的起止、配布和作用			√	
一、骨的分类和构造					三、肌的辅助结构	√			
（一）骨的分类	√				（一）筋膜		√		
（二）骨的构造	√				（二）滑膜囊			√	
（三）骨的化学成分和物理特性			√		（三）腱鞘			√	
二、骨连结的概念和分类					第2节 头颈肌				
（一）直接连结		√			一、头肌				
（二）间接连结	√				（一）面肌	√			
第2节 躯干骨及其连结				3. 互动教学：案例分析与讨论。	（二）咀嚼肌			√	
一、躯干骨					二、颈肌				
（一）椎骨		√			（一）颈浅肌群	√			
（二）胸骨	√				（二）舌骨上、下肌群			√	
（三）肋	√				（三）颈深肌群			√	
二、躯干骨的连结					第3节 躯干肌				
（一）脊柱	√				一、背肌				
（二）胸廓	√				（一）斜方肌			√	
第3节 上肢骨及其连结					（二）背阔肌			√	
一、上肢骨					（三）竖脊肌			√	
（一）上肢带骨	√				二、胸肌				
（二）自由上肢骨	√				（一）胸上肢肌	√			
二、上肢骨的连结					（二）胸固有肌			√	
（一）上肢带骨的连结			√		三、膈			√	
（二）自由上肢骨的连结	√				四、腹肌				
第4节 下肢骨及其连结					（一）腹肌前外侧群			√	
一、下肢骨					（二）腹肌形成的结构			√	
（一）下肢带骨	√				第4节 上肢肌				
（二）自由下肢骨	√				一、肩肌	√			
二、下肢骨的连结					二、臂肌				
（一）下肢带骨的连结	√				（一）前群			√	
（二）自由下肢骨的连结	√				（二）后群			√	
第5节 颅骨及其连结					三、前臂肌				
一、颅骨					（一）前群			√	
（一）脑颅骨			√		（二）后群			√	
（二）面颅骨			√		四、手肌			√	
二、颅的整体观					第5节 下肢肌				
（一）颅顶面观			√		一、髋肌				
（二）颅侧面观	√				（一）前群			√	
					（二）后群			√	
					二、大腿肌				

续表

教学内容	了解	理解	掌握	教学活动参考
（二）内侧群		✓		
（三）后群			✓	
三、小腿肌				
（一）前群			✓	
（二）外侧群			✓	
（三）后群			✓	
四、足肌			✓	
第2篇　内脏学				
第3章　内脏学总论				
一、内脏器官的一般结构		✓		
二、胸部标志线和腹部分区	✓			
第4章　消化系统				
第1节　消化管				
一、口腔				
（一）唇		✓		
（二）颊		✓		
（三）腭		✓		
（四）舌	✓			
（五）牙	✓			
二、咽		✓		
三、食管				
（一）食管的位置和形态		✓		
（二）食管的狭窄	✓			
四、胃				
（一）胃的形态和分部	✓			
（二）胃的位置和毗邻	✓			
五、小肠				
（一）十二指肠		✓		
（二）空肠和回肠			✓	
六、大肠				
（一）盲肠	✓			
（二）阑尾	✓			
（三）结肠			✓	
（四）直肠		✓		
（五）肛管		✓		
第2节　消化腺				
一、口腔腺				
二、肝				
（一）肝的形态		✓		
（二）肝的位置和体表投影	✓			
（三）肝外胆道系统	✓			
三、胰				
（一）胰的位置		✓		
（二）胰的形态			✓	
第5章　呼吸系统				
第1节　呼吸道				
一、鼻		✓		

教学内容	了解	理解	掌握	教学活动参考
三、喉	✓			
四、气管与主支气管				
（一）气管	✓			
（二）主支气管	✓			
第2节　肺				
一、肺的位置和形态	✓			
二、肺段支气管与支气管肺段			✓	
第3节　胸膜				
一、胸膜、胸膜腔与胸腔的概念		✓		
二、肺与胸膜的体表投影		✓		
第4节　纵隔				
一、上纵隔		✓		
二、下纵隔		✓		
第6章　泌尿系统				
第1节　肾				
一、肾的形态		✓		
二、肾的位置	✓			
三、肾的剖面构造		✓		
四、肾的被膜				
（一）纤维		✓		
（二）脂肪囊		✓		
（三）肾筋囊		✓		
第2节　输尿管				
一、输尿管的位置和分布		✓		
二、输尿管的狭窄	✓			
第3节　膀胱				
一、膀胱的形态		✓		
二、膀胱的内部结构		✓		
三、膀胱的位置和毗邻		✓		
第4节　尿道		✓		
第7章　生殖系统				
第1节　男性生殖系统				
一、男性内生殖器				
（一）睾丸		✓		
（二）附睾		✓		
（三）输精管和射精管	✓			
（四）附属腺			✓	
二、男性外生殖器			✓	
三、男性尿道	✓			
第2节　女性生殖系统				
一、女性内生殖器				
（一）卵巢		✓		
（二）输卵管	✓			
（三）子宫	✓			
（四）阴道		✓		

续表

教学内容	了解	理解	掌握	教学活动参考	教学内容	了解	理解	掌握	教学活动参考
附：乳房和会阴					二、脾				
一、乳房	✓				（一）脾的位置和形态	✓			
二、会阴		✓			（二）脾的功能	✓			
第8章　腹膜					三、胸腺			✓	
一、腹膜、腹膜腔与腹腔的概念	✓				第4篇　感觉器				
二、腹膜与腹、盆腔器官的关系		✓			第11章　视器				
三、腹膜形成的结构					第1节　眼球				
（一）网膜			✓		一、眼球壁		✓		
（二）系膜			✓		二、眼球内容物	✓			
（三）韧带			✓		第2节　眼副器			✓	
（四）腹膜隐窝和陷凹	✓				第3节　眼的血管和神经			✓	
第3篇　脉管系统					第12章　前庭蜗器				
第9章　心血管系统					第1节　外耳				
第1节　概述					一、耳郭		✓		
一、心血管系统的组成	✓				二、外耳道	✓			
二、血液循环	✓				三、鼓膜	✓			
三、血管吻合与侧支循环			✓		第2节　中耳				
第2节　心					一、鼓室			✓	
一、心的位置、外形和毗邻					二、咽鼓管	✓			
（一）心的位置与毗邻	✓				三、乳突小房和乳突窦			✓	
（二）心的外形			✓		第3节　内耳				
二、心腔的结构	✓				一、骨迷路		✓		
三、心的构造					二、膜迷路	✓			
（一）心壁			✓		第5篇　神经内分泌系统				
（二）心瓣膜和心纤维支架			✓		第13章　神经系统总论				
（三）心间隔		✓			一、神经系统的区分	✓			
四、心传导系	✓				二、神经系统的活动方式	✓			
五、心的血管	✓				三、神经系统的常用术语		✓		
六、心包			✓		第14章　中枢神经系统				
七、心的体表投影		✓			第1节　脊髓				
第3节　动脉					一、脊髓的位置和外形			✓	
一、肺循环的动脉			✓		二、脊髓的内部结构		✓		
二、体循环的动脉	✓				三、脊髓的功能		✓		
第4节　静脉					第2节　脑				
一、肺循环的静脉			✓		一、脑干				
二、体循环的静脉	✓				（一）脑干的外形			✓	
第10章　淋巴系统					（二）脑干的内部结构		✓		
第1节　淋巴管道					（三）脑干的功能		✓		
一、毛细淋巴管			✓		二、小脑			✓	
二、淋巴管			✓		三、间脑		✓		
三、淋巴干		✓			四、端脑				
四、淋巴导管	✓				（一）大脑半球的外形和分叶		✓		
第2节　淋巴器官					（二）大脑皮质的功能定位	✓			
一、淋巴结					（三）大脑半球的内部结构		✓		
（一）淋巴结的功能			✓		第15章　脊髓和脑的被膜、血管与脑脊液				
					第1节　脊髓和脑的被膜				

续表

教学内容	了解	理解	掌握	教学活动参考	教学内容	了解	理解	掌握	教学活动参考
二、蛛网膜	✓				十一、副神经			✓	
三、软膜			✓		第3节　内脏神经				
第2节　脊髓和脑的血管					一、内脏运动神经			✓	
一、脊髓的血管			✓		二、内脏感觉神经			✓	
二、脑的血管	✓				第17章　神经系统的传导通路				
第3节　脑脊液及其循环		✓			第1节　感觉传导通路				
第16章　周围神经系统					一、躯干、四肢本体感觉和皮肤精细触觉传导通路		✓		
第1节　脊神经					二、躯干、四肢皮肤痛觉、温度觉、粗触觉和压觉传导通路		✓		
一、颈丛		✓			三、头面部皮肤痛觉、温度觉、粗触觉和压觉传导通路			✓	
二、臂丛	✓				四、视觉传导通路			✓	
三、胸神经前支		✓			第2节　运动传导通路				
四、腰丛		✓			一、锥体系		✓		
五、骶丛	✓				二、锥体外系			✓	
第2节　脑神经					第18章　内分泌系统				
一、嗅神经			✓		第1节　甲状腺		✓		
二、视神经			✓		第2节　甲状旁腺		✓		
三、动眼神经			✓		第3节　垂体		✓		
四、滑车神经			✓		第4节　肾上腺		✓		
五、三叉神经	✓				第5节　松果体		✓		
六、展神经			✓						
七、面神经	✓								
八、前庭蜗神经		✓							
九、舌咽神经		✓							
十、迷走神经	✓								

五、说　明

（一）教学安排

本课程标准供高等卫生职业教育护理、临床医学专业教学使用，第1学期开设，总学时为90学时，其中理论教学52.5学时，实验教学37.5学时。学分为5学分。

（二）教学要求

1. 本课程对知识部分教学目标分为掌握、熟悉、了解3个层次。掌握：指对基本知识、基本理论具有深刻认识，并能综合、灵活地运用所学知识解决实际问题。熟悉：指能够领会概念、原理的基本含义，解释现象。了解：指对基本知识、基本理论有一定认识，能够记忆所学知识。

2. 本课程重点突出以岗位胜任能力为导向的教学理念，在技能目标上分为能和会两个层次。能：指能独立、规范地解决实践技能问题，完成实践技能操作。会：指在教师的指导下能够初步实施实践技能操作。

（三）教学建议

1. 本课程依据医师、护士岗位的工作任务、职业能力要求，强化理论实践一体化，突出"做中学、学中做"的职业教育特色，根据培养目标、教学内容和学生的学习特点以及执业资格考试要求，提倡项目教学、案例教学、任务教学、角色扮演、情境教学等方法，利用校内外实训基地，将学生的自主学习、合作学习和教师引导教学等教学组织形式有机结合。

2. 教学过程中，可通过测验、观察记录、技能考核和理论考试等多种形式对学生的职业素养、专业知识和技能进行综合考评。应体现评价主体的多元化，评价过程的多元化，评价方式的多元化。评价内容不仅关注学生对知识理解和技能的掌握，更要关注知识在临床实践中运用和解决实际问题的能力水平，重视职业素养的形成。

（董　博）

主要参考文献

窦肇华，吴建清. 2014. 人体解剖学与组织胚胎学. 第 7 版. 北京：人民卫生出版社.

傅文学，桂勤，胡小和. 2013. 人体解剖学与组织胚胎学. 北京：科学出版社.

李一忠，苏传怀. 2012. 人体解剖学与组织胚胎学. 西安：第四军医大学出版社.

李振华，武玉玲. 2012. 英汉人体解剖与组织胚胎学名词. 第 2 版. 北京：科学出版社.

刘荣志，曾永鸿. 2014. 人体解剖学与组织胚胎学. 郑州：郑州大学出版社.

罗建文，谭毅，史铀. 2014. 人体解剖学与组织胚胎学. 第 2 版. 北京：科学出版社.

牟兆新，申社林. 2014. 人体解剖学与组织胚胎学. 第 2 版. 北京：高等教育出版社.

庞传武. 2013. 人体解剖与组织胚胎学. 北京：中国医药科技出版社.

闫文升，刘扬. 2012. 人体解剖学与组织胚胎学. 北京：中国科学技术出版社.

叶维建，范真. 2012. 人体解剖. 北京：人民卫生出版社.

张立平，曹庆景. 2012. 解剖组胚学（上册）. 第 3 版. 北京：科学出版社.